YIXUE TONGJIXUE XUEXI ZHIDAO

医学统计学
学习指导

主　编：王　珍　冯文明

副主编：王霄一　钱　莉

李柯然　孟祥勇

秘　书：易燕锋

ZHEJIANG UNIVERSITY PRESS

浙江大学出版社

·杭州·

图书在版编目（CIP）数据

医学统计学学习指导 / 王珍，冯文明主编；王霄一
等副主编. —杭州：浙江大学出版社，2023.3
　　ISBN 978-7-308-24206-6

　　Ⅰ.①医… Ⅱ.①王… ②冯… ③王… Ⅲ.①医学统
计—统计学—医学院校—教学参考资料 Ⅳ.①R195.1

中国国家版本馆 CIP 数据核字（2023）第 176027 号

医学统计学学习指导

王　珍　冯文明　主编　　王霄一　等　副主编

责任编辑	许艺涛
责任校对	张凌静
封面设计	十木米
出版发行	浙江大学出版社
	（杭州市天目山路 148 号　邮政编码 310007）
	（网址：http://www.zjupress.com）
排　　版	杭州青翊图文设计有限公司
印　　刷	浙江新华数码印务有限公司
开　　本	787mm×1092mm　1/16
印　　张	19.25
字　　数	492 千
版 印 次	2023 年 3 月第 1 版　2023 年 3 月第 1 次印刷
书　　号	ISBN 978-7-308-24206-6
定　　价	88.00 元

前　言

　　医学统计学是医学教育的公共必修课,其理论体系和学习方法都有别于其他课程。这门课程概念抽象,逻辑性强,需要一定的高等数学功底以及医学相关的背景知识作为基础,是一门学生难学、教师难教的课程。为了帮助学生从理论和实践应用上理解和掌握一些重要的知识点,编者根据自己多年的教学经历和积累编写了这本适合医学生的学习指导书,供学生学习时参考。

　　本书共分为三个部分。第一部分为习题及答案,每章的主要内容包括教学大纲的各项要求(教学目的与要求、学习内容、重难点和复习思考题)、单项选择题、多项选择题、简答题、论述题、分析讨论题和重难点问题解析。在出题的时候尽量做到重点突出,重难点把握准确,各种题型的题目不重复,在重难点知识上从不同的角度和侧面出题帮助学生理解和掌握相应知识点。

　　第二部分为实践内容。医学统计学是应用性很强的学科,实践教学是医学统计学教学的重要环节,尤其是采用软件进行实践教学,对于医学生的理论知识的掌握和培养医学生的实践技能具有重要作用。因此,在设计每个实践内容时,充分地将理论知识与实践相结合,在教学内容、学时设置、教学方法以及考核方式等方面也从培养医学生的综合素质出发。

　　第三部分为历年考试题及分析。在该部分精选了 3 套近 2 年临床医学专业学生"医学统计学"考试题,以帮助学生在听课、作业和复习时做到有的放矢,减轻学生学习和考试准备的负担。

　　尽管作者在编写本书的过程中,查阅了大量的文献资料、网络资料以及同类相关书籍,但是仍有可能会出现一些错误或表述不当之处,诚恳希望各院校老师和同学提出宝贵意见,共同促进医学教辅资料的改进与提高。

目　录

第一部分　习题及答案

第二部分　SPSS 实践及案例讨论

第三部分　考试题型及分析

第一部分

习题及答案

第一章 绪 论

一、教学大纲要求

(一)教学目的与要求

1. 了解医学统计学的定义和内容
2. 熟悉统计工作的基本步骤
3. 掌握
(1)医学统计学中的几个基本概念(总体与样本、参数与统计量、同质与变异)
(2)变量与数据类型
(3)几种常见误差(系统误差、随机误差和抽样误差)的区别

(二)学习内容

1. 医学统计学在医学科研中的地位和作用
2. 医学统计学的基本内容和统计工作的基本步骤
3. 医学统计学的几个基本概念
4. 变量与数据类型
5. 几种常见误差(系统误差、随机误差和抽样误差)的区别

(三)本章重点

1. 医学统计学中的几个基本概念(总体与样本、参数与统计量、同质与变异)
2. 变量与数据类型
3. 几种常见误差(系统误差、随机误差和抽样误差)的区别

(四)本章难点

1. 总体的概念
2. 变量与数据类型
3. 几种常见误差(系统误差、随机误差和抽样误差)的区别

（五）复习思考题

1. 统计工作的基本步骤
2. 总体与样本、参数与统计量、同质与变异的基本概念
3. 统计资料的类型及其特点
4. 几种常见误差（系统误差、随机误差和抽样误差）的区别

二、单项选择题

1. 医学统计学研究的对象是（　　）
A. 医学中某结局事件发生的概率大小
B. 各种类型数据的转化
C. 通过偶然现象探讨客观事物的规律
D. 研究数据的收集和分析的原则和方法
E. 医学中具有不确定性结果的事物

2. 医学统计学的主要作用是（　　）
A. 医学中某结局事件发生的概率大小
B. 各种类型数据的转化
C. 通过偶然现象探讨客观事物的规律
D. 有变异的医学事物
E. 医学中具有不确定性结果的事物

3. 下列哪项不是统计设计的主要内容？（　　）
A. 如何进行实验分组以及选择抽样方法
B. 样本含量估计
C. 根据研究的目的确定研究对象
D. 数据管理与质量控制
E. 确定采用何种统计分析方法

4. 下列哪项不是专业设计的主要内容？（　　）
A. 合理地选择研究课题
B. 根据研究的目的确定研究对象
C. 如何进行实验分组以及选择抽样方法
D. 确定处理因素的个数及水平数
E. 确定实验研究方法或者调查研究方法

5. 下列哪项不是专业设计的主要内容？（　　）
A. 合理地选择研究课题
B. 根据研究的目的确定研究对象
C. 样本含量的估计
D. 确定处理因素的个数及水平数
E. 确定实验效应或观察指标

6. 下列关于数据整理的描述错误的是(　　)

A. 数据整理主要是对数据质量进行的检查

B. 检查数据分布是否符合特定的统计分析方法要求

C. 有效数字使用同一形式表达有助于使数据的精密度始终保持一致

D. 当观察到的数据的偏差超出合理预期很多时,如果没有充分的理由认为其不合理,就应当予以保留

E. 为了使数据能够按照自己确定的方法进行分析,可考虑将"过大或过小"影响分析的数据舍弃

7. 下列关于数据整理的描述错误的是(　　)

A. 统计描述是用来描述及总结一组数据的分布特征

B. 统计描述的目的是使实验或观察数据有助于进一步分析

C. 统计结果的描述方法包括统计指标、统计表和统计图

D. 统计指标的作用是将大量的数据的特征用简单的数字进行表达

E. 如果一组数据是整个总体的观察结果,那么既需要对该组数据进行统计描述又要对数据进行统计推断

8. 用样本推论总体,具有代表性的样本指的是(　　)

A. 总体中最容易获得的部分个体

B. 在总体中随意抽取的任意个体

C. 挑选总体中的有代表性的部分个体

D. 用配对方法抽取的部分个体

E. 依照随机原则从同质的总体中随机抽取的部分观察单位组成的样本

9. 在对某市某年居民糖尿病患病率的调查研究中,总体是(　　)

A. 所有糖尿病患者

B. 某市所有居民

C. 某年某市所有居民

D. 某年某市居民中的糖尿病患者

E. 某年某市居民中的非糖尿病患者

10. 美国在 1954 年实施了旨在评价 Salk 疫苗预防小儿麻痹或死于脊髓灰质炎效果的临床试验,有 180 万儿童参与,这 180 万儿童是(　　)

A. 目标总体　　　　　　　　B. 研究总体　　　　　　　　C. 1 份样本

D. 1 份随机样本　　　　　　E. 180 万份样本

11. 统计量(　　)

A. 是统计总体数据得到的量

B. 是反映总体统计特征的量

C. 是根据总体中的全部数据计算出的统计指标

D. 是用参数估计出来的

E. 是由样本数据计算出的统计指标

12. 下列观测结果属于等级资料的是(　　)

A. 收缩压测量值　　　　　　B. 脉搏数　　　　　　　　　C. 住院天数

D. 疾病病情程度　　　　　　　E. 四种血型

13. 家庭人口数属于什么类型的资料？（　　　）

　　A. 连续型数值变量资料　　　　B. 离散型数值变量资料　　　　C. 计数资料

　　D. 分类资料　　　　　　　　　E. 定性资料

14. 某人记录了 50 名病人体重的测定结果：小于 50kg 的 13 人，介于 50kg 和 70kg 的 20 人，大于 70kg 的 17 人，此种资料属于（　　　）

　　A. 定量资料　　　　　　　　　B. 无序分类资料　　　　　　　C. 有序分类资料

　　D. 二分类资料　　　　　　　　E. 名义变量资料

15. 某人记录了 50 名病人的贫血情况：正常 15 人、轻度贫血 5 人、中度贫血 15 人、重度贫血 15 人。此资料可以进一步转换为（　　　）

　　A. 定量资料　　　　　　　　　B. 正态分布资料　　　　　　　C. 计量资料

　　D. 二分类资料　　　　　　　　E. 偏态分布资料

16. 下列关于随机误差的描述，正确的是（　　　）

　　A. 由测量不准引起的误差

　　B. 由操作失误引起的误差

　　C. 由选择样本不当引起的误差

　　D. 由选择总体不当引起的误差

　　E. 由偶然因素引起的误差

17. 关于抽样误差的叙述，正确的是（　　　）

　　A. 抽样误差可以避免

　　B. 抽样误差大小可以估计

　　C. 不同样本间不存在抽样误差

　　D. 抽样误差就是一种系统误差

　　E. 抽样误差是指个体差异

18. 收集资料不可避免的误差是（　　　）

　　A. 随机误差　　　　　　　　　B. 系统误差　　　　　　　　　C. 过失误差

　　D. 记录误差　　　　　　　　　E. 仪器故障误差

19. 下面关于变量的描述，哪种说法是错误的？（　　　）

　　A. 变量是观察单位的某种特征或属性

　　B. 变量的观测值就是所谓的变量值，有时也称为数据或资料

　　C. 数据或资料是由若干个变量值组成的集合

　　D. 有些问题的答案可表示为具体的数值，这种类型的变量称为定量变量；而有些问题的答案是用语言来描述的，这种类型的变量称为定性变量

　　E. 变量类型的区分与分析的基本单位无关

20. 下面关于变量的描述，哪种说法是正确的？（　　　）

　　A. 一个定性变量可被分为等级变量或（数值）变量

　　B. 一个有序分类变量在进行统计学分析时不可以看作数值变量资料或定量变量资料来处理

　　C. 年龄分组变量，比如可分为"青年""中年"和"老年"三个类别，该变量可看作是一个

名义分类变量

　　D. 血压可被转化为等级分类变量

　　E. 当等级变量可分为多个类别时,难以与连续型数值变量进行区别

　　21. 下列关于概率的说法,错误的是( )

　　A. 通常用 P 表示

　　B. 大小在 0 到 1 之间

　　C. 某事件发生的频率即概率

　　D. 在实际工作中,概率是难以获得的

　　E. 某事件发生的概率 $P \leqslant 0.05$,称为小概率事件

　　22. 统计工作中最首要最关键的步骤是( )

　　A. 统计设计　　　　　　B. 原始资料的收集　　　　　C. 资料的详细分析

　　D. 结果准确汇报　　　　E. 选择合适的统计分析方法

　　答案:1. E　　2. C　　3. C　　4. C　　5. C　　6. E　　7. E　　8. E　　9. C

10. C　　11. E　　12. D　　13. B　　14. C　　15. D　　16. E　　17. B　　18. A

19. E　　20. D　　21. C　　22. A

三、多项选择题

　　1. 下列关于随机误差的描述,正确的是( )

　　A. 由各种偶然因素引起的误差

　　B. 在操作正确的情况下,对同一对象多次测量的结果不完全相同,这种情况属于随机误差

　　C. 随机误差是由于生物体的自然变异和各种不可预知因素产生的误差

　　D. 随机误差没有固定的大小和方向,但是具有统计规律性

　　E. 随机误差不可避免,但是如果对同一对象的多次测量数据误差服从正态分布,可以通过计算均数对真实值进行准确的估计

　　2. 下列关于系统误差的描述,正确的是( )

　　A. 系统误差也称为统计偏倚

　　B. 是由一些固定因素引起的误差

　　C. 仪器未调零、试剂未校准可产生系统误差

　　D. 系统误差的大小通常较为恒定或者按照一定规律在变化

　　E. 系统误差具有明确的方向性

　　3. 下列关于系统误差的描述,正确的是( )

　　A. 实验过程中研究对象的选择不合适可产生系统误差

　　B. 医生对疗效标准掌握得过高或过低可产生系统误差

　　C. 仪器未调零可产生系统误差

　　D. 试剂未校准可产生系统误差

　　E. 系统误差可以通过周密的研究设计和测量过程标准化等措施加以消除或控制

　　4. 下列关于抽样误差的描述,正确的是( )

　　A. 产生抽样误差最本质的原因就是生物和个体的变异

B. 抽样误差指的是由抽样造成的样本统计量与其所属的总体参数间的差异

C. 如果没有个体变异就没有抽样误差

D. 抽样误差可以用统计方法进行分析

E. 一般而言,样本量越大,抽样误差越小,样本统计量与总体参数越接近

答案:1. ABCDE　　2. ABCDE　　3. ABCDE　　4. ABCDE

四、简答题

1. 研究设计包括专业设计和统计设计,简述两者的区别和联系。

参考答案:

(1)专业设计的主要内容:①研究选题;②根据研究的目的确定研究对象;③确定处理因素及水平;④确定实验方法或者观察研究方法;⑤确定实验材料和实验设备;⑥确定实验效应或观察指标。

(2)统计设计的主要内容:①确定抽样方法;②确定实验分组;③样本含量估计;④数据管理与质量控制;⑤拟采用的统计方法。

2. 如何理解抽样研究中样本的代表性、随机性和可靠性?

参考答案:

(1)代表性:要求样本中的每个个体必须符合总体的规定。

(2)随机性:要保证总体中的每个个体均有相同的概率被抽作样本。

(3)可靠性:指实验结果的可重复性,即由抽样研究得到的结果推及总体有较大的信度。一般情况下,抽样研究的样本量越大,可靠性越强,但是要考虑样本量增加所导致的其他问题(比如人力、物力等),所以应以"足够"为准,进行样本量的估计。

3. 解释同质的概念,举例说明同质在医学研究中的重要性。

参考答案:

(1)同质:指根据研究目的所确定的观察单位,其性质应大致相同,也指被研究指标的可控制影响因素相同或基本相同。

(2)同质在医学研究中的重要性体现在比较组间非处理因素的可比性,亦称组间均衡性。组间均衡可比是指在进行组间比较时,除研究因素(对比因素)外,其他特征(干扰因素)基本相同。比如,要比较两种治疗措施的疗效,要求两组除了比较因素(两种治疗措施)外,其余可能对研究结果产生影响的因素(比如年龄、性别、病程、病情等)基本相同。组间均衡,差异有统计学意义的结果可解释为对比因素(研究因素或处理因素)的作用。否则,差异有统计学意义的结果不能解释为对比因素的作用,因为其他因素也可能造成组间差异。

4. 很多基层医院发现,多数质量较高的临床研究成果应用到自己的患者身上时往往取得的疗效和大医院的不一样,为什么?

参考答案:

这主要与三甲医院研究对象的代表性有关。通常情况下,三甲医院里收治的患者往往病情都比较重,更多的患者来自城市,经济水平相对比较高。虽然都患同一种疾病,但是三甲医院的患者和基层医院的患者,在一些与疾病相关的其他影响因素方面可能是不完全相同的。因此在基层医院照搬基于三甲医院患者群所得的研究成果时,需要慎重考虑研究对

象的代表性问题。

5.简述参数与统计量的区别。

参考答案：

(1)参数：统计学中把总体的指标统称为参数,总体指标,如总体均数、总体率,一般用希腊字母表示。参数一般是确定但未知的,为一个常量。

(2)统计量：统计学中把由样本算得的指标称为统计量,如样本均数、样本率,一般用拉丁字母表示。统计量是变化而且可知的,即为变量,表现为在所估计的参数附近波动的随机变量。

五、论述题

1.统计描述与统计推断的主要特点是什么?

参考答案：

统计描述：采用统计表、统计图和统计指标使实验或观察到的数据表达清楚并便于分析。统计指标的作用是把大量数据的特征用简单的数字表达,比如用算术平均数、几何均数和中位数表达数据的集中趋势,用极差、四分位间距表达数据的离散趋势,这些指标可以帮助形成对总体的看法。统计表是撰写科学统计分析报告和科研论文必不可少的表达形式,统计图能够更生动、形象地表达结果,让人印象深刻,对科研论文的质量有很大的影响。

统计推断：由样本的信息推断总体的特征,包括参数估计和假设检验。参数估计分为点值估计和区间估计。点值估计直接用样本统计量估计总体参数,没有考虑抽样误差的作用。区间估计是指按预先给定的概率,计算出一个区间,使它能够包含未知的总体参数。区间估计的重要性在于可以得出由样本统计量估计总体参数准或不准的概率。假设检验的作用是比较总体参数之间有无差别。假设检验的实质是判断由样本观察到的"差别"是由抽样误差引起还是总体上的不同,目的是评价两种或多种不同处理引起效应不同的证据有多强,这种证据的强度用概率 P 度量和表示。

2.论述医学研究中的同质性问题。

参考答案：

(1)研究对象的同质性问题

研究对象的同质性往往是决定临床资料同质性的第一个要素。以高血压为例,如果要研究某新药治疗高血压是否有效,怎样选择合适的研究对象? 因为我们知道临床上的高血压患者病情有轻重程度的差异以及存在是否有并发症的差异,高血压药物可能针对临床上不同病情或是否存在并发症的患者来选择,另外高血压药物可能根据高血压的不同病理机制或不同的治疗靶点开发,还要考虑医学伦理学等问题,这些情况意味着研究对象的同质性要考虑的问题比较多。据此认为,在研究对象的选择方面,入选标准设计越严格,限制条件越多,研究对象的同质性就越好。但限制条件越多,研究对象的选择就越难,得花费大量人力、物力、财力和时间,而且还可能离临床实际应用越来越远。因此,临床上研究对象的选择要在科学性和临床需求之间找平衡点,要掌握好"度"。

(2)干预措施的同质性问题

临床医学研究中绝大多数属于干预性研究。如果是单种药物或者单种操作技术的干预研究,规范或标准的制定相对较为容易。但是很多情况下,尤其是在慢性病管理方面的干预性研究,往往是涉及一系列操作的综合性干预,具有内在复杂性,且采用的理论模型各异,因此干预措施的规范化本身就成为研究的重点和难点。总之,在考虑干预措施的同质性问题时需要注意三个维度,即强度、频率和持续时间。

(3)结局指标的同质性问题

临床实验性研究设计三要素包括研究对象、干预措施和实验结局。结局指标是临床研究最终落地的"点",决定了研究结果的临床意义和价值。结局指标的临床意义包括两方面,结局指标本身的特性(涉及灵敏度、特异度、阳/阴性似然比、阳/阴性预测值等)和结局指标测量的时间结点。结局指标同质性受主客观的影响。客观指标的评价相对比较容易,但主观性测量指标(如头疼/痛)就比较麻烦,因此,头痛疗效评价结局指标的选择和设计有一定难度。客观指标受到的干扰相对比较少,同质性较好;主观指标的测量受多种因素影响,保证同质性的难度较大。另外,结局指标的同质性还与患者(如是否知道在研究中的分组)和研究者(如是否知道受试对象的干预分组)相关,针对这类问题,临床研究中往往采用盲法以保证结局指标的同质性。结局指标的测量时间点也非常重要,比如针对同一问题研究的 Meta 分析,研究观察时间是 1 个月、3 个月、6 个月等,这些研究在观察时点上具有不同质性,一般情况下需要进行亚组分析。

(4)观察指标的同质性问题

临床研究指标除了结局指标,还有观察指标。观察指标主要指的是研究对象的人口学特征资料、临床症状体征、实验室或影像学辅助检查资料、工具量表等,种类繁多,变量类型各异,测量手段不同,也是影响同质性的重要因素,需要在临床研究中重点考虑。

(5)Meta 分析的同质性问题

Meta 分析是将多种类似研究的数据用统计学方法合并,通过扩大样本量得出明确结论,其统计学基础是数据的同质性。因此,数据的同质性是合并数据分析的基本要求。Meta 分析中数据同质性涉及临床研究方案(主要是指设计类型)、研究对象、干预措施、终点结局指标和观察指标等多个维度。

3. 阐述变量与数据类型的概念。

参考答案:

(1)变量:反映实验或观察对象生理、生化、解剖等特征的指标。

(2)数据:变量的观测值。

(3)数据类型:数据具体可分为定量数据、定性数据和有序数据。

①定量数据,也称为计量资料。定量数据的特点是能够用数值的大小衡量其水平的高低,一般有度量衡单位。根据变量的取值特征可分为连续型定量数据和离散型定量数据。连续型定量数据是指某变量在一定的取值范围内具有无限可能的取值,比如身高、体重等。离散型定量数据是指某变量在一定的取值范围内通常可取有限个值,而且通常只能取整数,比如家庭成员数、脉搏数、白细胞计数等。

②定性数据,也称为分类数据或计数数据。定性数据的特点为变量的观测值是定性的,表现为互不相容的类别或属性,这些类别或属性之间没有程度或顺序上的差别,可进一步分为二分类和多分类。比如性别可分为男和女,为二分类变量;又比如血型可分为 A、B、O、AB 等。

③有序数据,也称半定量数据或等级资料。有序数据的特点为变量的观测值是定性的,但各类别(属性)之间具有程度或顺序上的差别。比如药物的疗效可分为显效、有效、好

转和无效等。

　　根据分析需要,数据类型之间可以进行转换,但一般情况是将定量数据转为定性或有序数据,而定性数据不能转为定量数据。

　　4.简述常见的三类误差的产生原因、特点及其控制措施。

　　参考答案:见表1-1。

表1-1　常见的三类误差的产生原因、特点及其控制措施

	系统误差	随机误差	抽样误差
原因	测量过程中的某些恒定因素(比如仪器初始状态未调整到零、标准试剂未经校正、医生掌握疗效标准偏高或偏低等)	测量过程中各种随机因素的微小变化的共同作用(比如实验操作员操作技术不稳定,不同实验操作员之间的操作差异,电压不稳及环境温度差异等因素造成测量结果的误差等)	个体间存在差异,抽样研究仅抽取部分样本进行研究
特点	多次测量时绝对值和符号保持恒定,或测量条件变化时测量值按规律变化	多次测量时,误差的绝对值和符号的变化时大时小,时正时负,没有统计规律性	与个体间的变异和样本量有关
可控制性及其控制措施	可校正和消除	应控制在一定的误差范围内。一般可以用技术培训、指定固定实验操作员、加强责任感教育及购置一定精度的仪器或装置等措施控制	增大样本量可减少但不能避免抽样误差

六、分析讨论题

　　心肌梗死是由冠状动脉粥样硬化引起的病症。心肌梗死对人体的危害很大,因此患者应该马上进行治疗。治疗心肌梗死的药物主要分为溶栓药物、硝酸酯类药物、抗心律失常药物、调血脂类药物、强心利尿药、中成药等六类。某研究欲探讨某中成药治疗心肌梗死的疗效,以尿激酶原治疗作为对照,请问该研究涉及哪几个研究总体?

　　思路分析:

　　该研究涉及三个研究总体:

　　(1)所有的心肌梗死患者;

　　(2)所有采用尿激酶原治疗的心肌梗死患者;

　　(3)所有采用中成药治疗的心肌梗死患者。

七、重难点问题解析

　　1.下面的系列题考查对"总体"概念的理解,请根据描述做出正确的选择。

　　　　A.有限总体　　B.无限总体　　C.目标总体　　D.可及总体

　　(1)确定的时间、空间范围内所有观察单位构成的总体。(　　)

(2)调查某地1999年正常成年男子的红细胞数。（　　）

(3)无时间和空间范围限制的、抽象的总体。（　　）

(4)研究用某药治疗缺铁性贫血的疗效。（　　）

(5)研究者的研究结果最想推论的真正的群体,常常不可得,是研究者理想上的选择。（　　）

(6)研究者真正能将研究结果推论到的群体,是研究者实际拥有的选择。（　　）

参考答案:(1)A　　(2)A　　(3)B　　(4)B　　(5)C　　(6)D

思路分析:

总体是根据研究目的确定全部同质个体,这些个体的某项变量值的集合。总体有三大特点:同质性、大量性、差异性。有限总体指的是在确定的时间、空间范围内有限个观察单位的总体。比如,调查某地1999年正常成年男子的红细胞数。无限总体指的是在确定的时间、空间范围内无限个观察单位的总体。目标总体指的是研究者的研究结果最想推论的真正的群体,常常不可得,是研究者理想上的选择。可及总体指的是研究者真正能将研究结果推论到的群体,是研究者实际拥有的选择。

2.下面的系列题是考查对"误差"概念的理解,请根据描述做出正确的选择。

A.系统误差　　B.随机误差　　C.抽样误差

(1)在收集资料过程中,由于仪器初始状态未调整到零、标准试剂未经校正等原因产生的误差。（　　）

(2)在收集原始资料过程中,即使仪器初始状态及标准试剂已经校正,但是,由于各种偶然因素的影响也会造成同一对象多次测定的结果不完全一致,比如,实验操作员操作技术不稳定,不同实验操作员之间的操作差异,电压不稳及环境温度差异等因素造成测量结果的误差。（　　）

(3)即使消除了系统误差,并把随机测量误差控制在允许范围内,样本均数(或其他统计量)与总体均数(或其他参数)之间仍可能有差异。（　　）

(4)观察结果呈倾(方)向性的偏大或偏小的误差。（　　）

(5)观察结果无倾(方)向性,但一般服从正态分布,可通过统计学方法进行分析的误差。（　　）

(6)在重复测量中按不可预见方式变化,其参考值可以通过多次重复测量取平均值。（　　）

(7)通过增加样本量可以降低的误差。（　　）

(8)可通过技术培训、指定固定实验操作员、加强责任感教育及购置一定精度的稳压器、恒温装置等措施从而达到控制目的的误差。（　　）

(9)在重复测量中保持不变或者按可预见的方式变化。（　　）

(10)一组重复测量的误差形成的分布可用期望和方差描述,期望值通常假设为0。（　　）

答案:(1)A　　(2)B　　(3)C　　(4)A　　(5)C　　(6)B　　(7)C　　(8)B

(9)A　　(10)B

思路分析:

误差泛指实测值与真实值之间的差异。常见的三类误差包括系统误差、随机误差和抽样误差。

系统误差是指在收集资料过程中,仪器初始状态未调整到零、标准试剂未经校正、医生掌握疗效标准偏高或偏低等原因,可造成观察结果倾向性的偏大或偏小,这叫系统误差。要尽量查明其原因,必须克服。

随机误差是指在收集原始资料的过程中,即使仪器初始状态及标准试剂已经校正,但是,由于各种偶然因素的影响也会造成同一对象多次测定的结果不完全一致。比如,实验操作员操作技术不稳定,不同实验操作员之间的操作差异,电压不稳及环境温度差异等因素造成测量结果的误差。对于这种误差应采取相应的措施加以控制,至少应控制在一定允许范围内。一般可以用技术培训、指定固定实验操作员、加强责任感教育及购置一定精度的稳压器、恒温装置等措施,从而达到控制的目的。

抽样误差是指即使消除了系统误差,并把随机误差控制在允许范围内,样本均数(或其他统计量)与总体均数(或其他参数)之间仍可能有差异。这种差异是由个体差异引起的,观察结果无倾(方)向性,但一般服从正态分布,可通过统计学方法进行分析的误差。

3. 研究者为了收集个体体适能方面的信息,测定了 6 个与体适能相关的指标(变量),每个指标(变量)考核应答者体适能某一方面的能力,设置了三个选项,分别为:在完成某项任务时"没有问题(得分为 0 分)"、"有些问题(得分为 1 分)"以及"问题比较大(得分为 2 分)"。将这 6 个指标(变量)的得分相加,得分在 0～12 分。请判断下列哪个描述是正确的?

(1)变量最好描述为连续型数值变量。

(2)当记录应答者的得分情况时,仅仅需要记录应答者 6 个变量的总分。

(3)尽管这 6 个变量属于严格意义上的等级变量,为了分析和解释的方便,可将这些变量作为数值变量来进行处理。

(4)最适合描述这些变量集中趋势的指标为众数。

(5)为了分析方便起见,最好将这些变量最后的得分分为三个类别:体适能好(得分为 0～4 分)、体适能一般(得分为 5～8 分)和体适能差(得分为 9～12 分)。

思路分析:

(1)错误:因为这些变量仅仅取值为整数,所以最好描述为离散型数值变量资料。

(2)错误:如果仅仅记录应答者 6 个变量得分情况的总分,可能会损失应答者某些方面的主要信息,最好记录每一个变量的得分信息,总分可根据对这些变量得分情况计算得到。

(3)正确:尽管这 6 个变量属于严格意义上的等级变量,为了分析和解释的方便,可将这些变量作为数值变量来进行处理。

(4)错误:尽管可以将这些变量的集中趋势用众数来描述,但最佳描述方法是将这些变量视为数值变量,根据变量的分布情况(正态分布或偏态分布),用算数平均数(正态分布)和中位数(偏态分布)来描述。

(5)错误:尽管这种处理变量值的方法在某些情况下比较适合,但将最后的总得分从数值变量的资料转化为分类变量资料需要进行多方面考虑,比如如何进行分类才有意义,将数值变量的资料转化为分类变量资料是否损失了一些潜在有用的信息等。

(王珍、钱莉)

第二章　计量资料的统计描述

一、教学大纲要求

(一)教学目的与要求

1. 了解计量资料统计描述方法
2. 熟悉
(1)频数分布表的编制方法
(2)频数分布表的主要用途
3. 掌握
(1)算术均数、几何均数、中位数的计算方法
(2)算术均数、几何均数、中位数的适用条件
(3)极差与四分位间距、方差与标准差、变异系数的计算方法
(4)极差与四分位间距、方差与标准差、变异系数的适用条件

(二)学习内容

1. 频数分布表和频数分布图
2. 集中趋势的统计指标
3. 离散趋势的统计指标

(三)本章重点

1. 算术均数、几何均数、中位数的计算方法
2. 算术均数、几何均数、中位数的适用条件
3. 极差与四分位间距、方差与标准差、变异系数的计算方法
4. 极差与四分位间距、方差与标准差、变异系数的适用条件

(四)本章难点

1. 利用频数表资料计算百分位数和中位数
2. 正态分布资料集中趋势和离散趋势的描述

3.偏态分布资料集中趋势和离散趋势的描述

（五）复习思考题

1.资料频数分布的基本特征
2.计量资料分析中常用的集中趋势和离散趋势指标及适用条件
3.正态分布资料集中趋势和离散趋势的描述
4.偏态分布资料集中趋势和离散趋势的描述
5.变异系数的计算及适用

二、单项选择题

1.某医学资料数据大的一端没有确定数值,描述其集中趋势适用的统计指标是(　　)
A. 中位数　　　　　　　　B. 几何均数　　　　　　　　C. 均数
D. 百分位数　　　　　　　E. 频数分布

2.测量了某地 152 人接种某疫苗后的抗体滴度,可以选用下列哪项指标描述其平均水平?(　　)
A. 标准差　　　　　　　　B. 算数均数　　　　　　　　C. 中位数
D. 几何均数　　　　　　　E. 方差

3.6 人接种流感疫苗 1 个月后测定抗体滴度为 1：20、1：40、1：80、1：80、1：160、1：320,求平均滴度应选用的指标是(　　)
A. 均数　　　　　　　　　B. 几何均数　　　　　　　　C. 中位数
D. 百分位数　　　　　　　E. 倒数的均数

4.正常成年男子的血铅含量系偏态分布资料,对数变换后呈正态分布,欲描述血铅的平均水平宜用(　　)
A. 原始数据的算术均数　　B. 原始数据的几何均数　　　C. 原始数据的中位数
D. 原始数据的标准差　　　E. 原始数据的标准误

5.一组原始数据呈正偏态分布,其数据的特点是(　　)
A. 数值离散度较小
B. 数值离散度较大
C. 数值分布偏向较大一侧
D. 数值分布偏向较小一侧
E. 数值分布不均匀

6.算术均数与中位数相比,其特点是(　　)
A. 不易受极端值的影响　　B. 能充分利用数据的信息　　C. 抽样误差较大
D. 更适用于偏态分布资料　E. 更适用于分布不明确资料

7.原始数据同减去一个不等于零的常数后(　　)
A. $\bar{X}$ 不变,S 变　　　　B. $\bar{X}$ 变,S 不变　　　　C. $\bar{X}$ 和 S 都不变
D. $\bar{X}$ 和 S 都变　　　　E. 以上均不对

8.各观察值同乘以一个不等于0的常数后,哪个指标不变?( )

　　A.算术均数　　　　　　　　B.标准差　　　　　　　　C.中位数

　　D.四分位间距　　　　　　　E.变异系数

9.将一组计量资料整理成频数表的主要目的是( )

　　A.化为计数资料

　　B.便于计算

　　C.形象描述数据的特点

　　D.为了能够更精确地检验

　　E.提供数据和描述数据的分布特征

10.已知动脉硬化患者载脂蛋白 B 的含量(mg/dl)呈明显偏态分布,描述其个体差异的统计指标应使用( )

　　A.全距　　　　　　　　　　B.标准差　　　　　　　　C.变异系数

　　D.方差　　　　　　　　　　E.四分位间距

11.关于标准差,哪项是错误的?( )

　　A.反映全部观察值的离散程度

　　B.度量了一组数据偏离平均数的大小

　　C.反映了均数代表性的好坏

　　D.不会小于算术均数

　　E.适用于对称分布资料

12.变异系数主要用于( )

　　A.比较不同计量指标的变异程度

　　B.衡量正态分布的变异程度

　　C.衡量测量的准确度

　　D.衡量偏态分布的变异程度

　　E.衡量样本抽样误差的大小

13.变异系数(CV)( )

　　A.表示 X 的绝对离散度

　　B.表示 X 的相对离散度

　　C.表示的绝对离散度

　　D.表示的相对离散度

　　E.以上均不对

14.变异系数(CV)的数值( )

　　A.一定大于1　　　　　　　B.一定小于1　　　　　　C.可大于1,也可小于1

　　D.一定比标准差小　　　　　E.不能判定

15.用均数和标准差可以全面描述什么分布资料的特征?( )

　　A.正偏态分布

　　B.负偏态分布

　　C.正态分布和近似正态分布

　　D.分布不知

E. 对数正态分布

16. 哪种类型分布的资料,均数等于中位数?（　　）

A. 对称　　　　　　　　　　　B. 左偏态　　　　　　　　　C. 右偏态

D. 偏态　　　　　　　　　　　E. 以上均不对

答案:1. A　　2. D　　3. B　　4. B　　5. D　　6. B　　7. B　　8. E　　9. E

10. E　　11. D　　12. A　　13. B　　14. E　　15. C　　16. A

三、多项选择题

1. 下列关于定量资料的统计描述方法正确的是(　　)

A. 频数分布表　　　　　　　B. 直方图　　　　　　　　　C. 直条图

D. 算术平均数　　　　　　　E. 四分位间距

2. 下列关于定量资料的统计描述方法正确的是(　　)

A. 频数分布表　　　　　　　B. 相对数　　　　　　　　　C. 几何平均数

D. 算术平均数　　　　　　　E. 四分位间距

3. 下列关于定量资料集中趋势的统计描述方法正确的是(　　)

A. 算术平均数　　　　　　　B. 众数　　　　　　　　　　C. 几何平均数

D. 中位数　　　　　　　　　E. 调和均数

4. 下列关于定量资料离散趋势的统计描述方法正确的是(　　)

A. 极差　　　　　　　　　　B. 四分位间距　　　　　　　C. 方差

D. 标准差　　　　　　　　　E. 变异系数

5. 下列关于数据分布的描述正确的是(　　)

A. 一组原始数据的分布呈正偏态,其数据的特点是数值偏向较小的方向

B. 一组原始数据的分布呈负偏态,其数据的特点是数值偏向较大的方向

C. 对于正偏态分布的总体,均数大于中位数

D. 对于负偏态分布的总体,均数小于中位数

E. 对于正态分布的总体,算术平均数等于中位数

答案:1. ABDE　　2. ACDE　　3. ABCDE　　4. ABCDE　　5. ABCDE

四、简答题

1. 简述频数分布表的用途。

参考答案:

(1)陈述原始资料的一种形式,可以大致看出观察资料的形态和特征,可以代替原始资料,便于进一步采用统计指标进行分析。

(2)便于观察数据的分布类型。医学研究中常见的数据分布的类型包括正态分布和偏态分布。正态分布的主要特点为位于中间组段的频数最多,两侧的频数分布对称,即中间高、两头低、左右对称,呈钟形分布。偏态分布又进一步分为正偏态分布和负偏态分布。正偏态分布的主要特征为高峰向左偏移,长尾向右延伸;负偏态分布的主要特征为高峰向右

偏移,长尾向左延伸。

（3）便于发现资料中某些远离群体的特大值和特小值。

（4）当样本量比较大时,可用各组段的频率作为概率的估计值。

2. 如何理解计量资料频数分布的两个基本特征?

参考答案:

计量资料频数分布有集中趋势和离散趋势两个主要特征。

集中趋势:又称"数据的中心位置",是指一组数据向某一中心值靠拢的程度,它反映了一组数据中心点的位置所在,是一组数据的代表值。描述一组数据的集中趋势在统计学上就是求平均数。平均数有多种,常用的是算术平均数、几何平均数和中位数。

离散趋势:在统计学上描述观测值偏离中心位置的趋势,反映了所有观测值偏离中心的分布情况。

3. 简述算术平均数、几何均数、中位数的联系与区别。

参考答案:

联系:算术平均数、几何均数、中位数的作用相同,都能用来反映一组数据的集中趋势或平均水平。当变量对称分布时,理论上中位数与几何均数相同。

区别:(1)算术平均数适用于对称分布,尤其是正态分布资料;(2)几何均数适用于等比资料、对数正态分布资料;(3)中位数适用于偏态分布、末端无确定值资料、未知分布的资料。

4. 简述各种离散趋势指标的联系与区别。

参考答案:

联系:衡量离散程度大小的指标有两类,一类是计算间距,有极差和四分位间距;另一类是按平均差距计算,有方差、标准差和变异系数。

区别:(1)全距适用于任何分布的资料;(2)四分位间距适用于偏态分布资料;(3)方差与标准差适用于对称分布尤其是正态分布资料;(4)变异系数适用于单位不同或均数相差悬殊的多组资料变异度的比较。

5. 如何看出平均数对一组数据的代表性好坏?

参考答案:

要看平均数对一组数据的代表性好坏,仅仅用集中趋势来描述数据的分布特征是不够的,还需要与离散程度结合起来考虑,即需要考虑计量资料频数分布的集中趋势和离散趋势两个主要特征。比如,平均数相同的两组数据其离散程度可以是不同的。一组数据的分布可能比较集中、差异较小,则平均数的代表性较好。另一组数据可能比较分散、差异较大,则平均数的代表性就较差。

五、论述题

1. 如何描述一组正态分布数据的集中趋势和离散趋势?

参考答案:

一组数据呈正态分布时,描述集中趋势一般采用算术平均数,描述离散趋势一般采用方差、标准差和变异系数。

算术平均数的计算有直接法和加权法(频数表资料),主要适用于对称分布或偏度不大的资料,尤其适用于正态分布资料。

方差、标准差和变异系数是衡量正态分布的离散趋势或变异程度的重要指标。

方差的计算公式可表述为 $S^2 = \dfrac{\sum (X - \bar{X})^2}{n-1}$,式中的分子部分称为离均差平方和,为每个观察值相对于集中位置 $\bar{X}$ 的分散程度,分母部分为自由度,表示在所有的 n 个离均差平方和中,由于样本均数 $\bar{X}$ 的限制,只有 $n-1$ 个离均差平方和是独立的。S^2 越大,说明数据的变异越大。

标准差为方差的平方根,与方差相比,标准差的单位与原始观察值的单位相同,而方差的单位为原始观察值单位的平方。

标准差与正态分布密切相关,与算术平均数结合起来描述一个正态分布的特征。

标准差能够直接用于代数运算,比如,根据来自同一个总体的几个样本的标准差,可以直接求得合并样本的标准差,而不必根据合并样本重新计算。

需要注意的是,由于在计算算术平均数和标准差的时候用到了每一个观察值,容易受到频数分布尾部极大值和极小值的影响,当出现这种情况时,算术平均数不能真正地反映分布的集中趋势,标准差也不能真正反映分布的离散趋势,需要考虑其他的统计指标,比如,中位数和四分位间距。

变异系数也用于描述观察值的离散趋势,使用上有些特殊,常用于两种情况:一种情况是在比较两组或多组样本的变异程度的时候,如果两组或多组样本的均数相差悬殊,不能用标准差直接进行比较;另一种情况是当两组或多组样本资料的单位不同时,也不能用标准差直接进行比较,需要转换成变异系数以消除均数相差悬殊或单位不同所产生的影响。

2.如何描述一组偏态分布数据的集中趋势和离散趋势?

参考答案:

当一组数据呈偏态分布时,描述集中趋势一般采用中位数,描述离散趋势一般采用四分位间距。

中位数是一组观察值的中间点,也就是将一组观察值从小到大排列,位置居中的一个数据(观察值的个数为奇数)或两个数据的平均值(观察值的个数为偶数)。当观察值的个数为奇数时,中位数就是排序后位于正中间的一个观察值,即位于第 $(n+1)/2$ 位置上的数(假定观察值的个数为 n)。当观察值的个数为偶数时,中位数就是排序后位于正中间的两个观察值的平均值,即位于第 $n/2$ 位置上的数和第 $(n/2+1)$ 位置上的数的平均(假定观察值的个数为 n)。

四分位间距是将所有的观察值从小到大排序后,分成四个相等的部分,每个部分的观察值数目占总例数的 25%,去掉两端的 25%,取中间 50% 观察值的数据范围即四分位间距(Q),可以通过计算百分位数 P_{75} 和 P_{25} 得到,即 $Q = P_{75} - P_{25}$。

四分位间距越大,说明数据的变异度越大,反之,四分位间距越小,说明数据的变异度越小。四分位间距作为说明个体观察值的指标,与极差相比,不易受到极端值的影响,但与标准差相比,未用到每一个具体的观察值。

实际上,要描述一组数据的整体分布,仅通过中位数和四分位间距描述其集中趋势和离散趋势还不充分,还需要考虑两侧的数据,即可以用"五数概括"和"箱式图"的形式描述。"五数概括"从小到大依次为:最小值、P_{25}、中位数、P_{75}、最大值。

六、分析讨论题

表 2-1 为 10 例垂体催乳素微腺瘤的病人手术前后的血催乳素浓度,试说明用何种指标比较手术前后数据的变异情况较为合适,为什么?

表 2-1　手术前后患者血催乳素浓度 (ng/mL)

编号	1	2	3	4	5	6	7	8	9	10
术前	276	880	1600	324	398	266	500	1760	500	220
术后	41	110	280	61	105	43	25	300	215	92

思路分析:

血催乳素浓度术前均值＝672.4ng/mL,术后均值＝127.2ng/mL。手术前后两组均值相差较大,故选择变异系数作为比较手术前后数据变异情况的指标比较合适。

术前:$\overline{X}=672.4,S=564.65$

$$CV=\frac{564.65}{672.4}\times100\%=83.98\%$$

术后:$\overline{X}=127.2,S=101.27$

$$CV=\frac{101.27}{127.2}\times100\%=79.61\%$$

可以看出:以标准差作为比较两组变异情况的指标,易夸大手术前血催乳素浓度的变异。

七、重难点问题解析

1. 研究者欲了解青少年蛋的摄入量与晚年心血管事件发生的相关性,计划采用抽样的方法和自制的问卷收集部分年龄在 14～17 周岁青少年每周蛋的消费量。请判断下列哪种方法是最佳的收集相关信息的方法?

(1)要求应答者回答过去 1 周蛋的摄入数量(个),如果不清楚则要求将该选项空着。

(2)研究者将过去 1 周蛋的摄入情况设为 5 个选项:"0 个""1～3 个""4～7 个"">7"或"不知道",要求应答者选择最合适的一个选项。

(3)要求应答者直接给出过去 1 周摄入蛋的数量(个),如果不知道答案则记为"9"。

(4)研究者将过去 1 周蛋的摄入情况设为 5 个选项:"0 个""1～3 个""4～7 个"">7"或"不知道",要求应答者选择最合适的一个。如果不知道如何回答,则将该题空着。

(5)要求应答者直接给出过去 1 周蛋的摄入数量(个),如果不知道答案则记为"999"。

思路分析：

(1)错误：尽管一些软件程序包将空选项处理为"缺失值"，但并非所有的软件程序包都是这样处理的。而且，很难区分一个空选项属于一个"缺失值（信息不可获得）"还是应答者在答题过程中出现遗漏的情况。因此，无论是何种情况，最佳的处理方式是在研究设计阶段就将"缺失值"赋予一个编码。

(2)错误：将连续性数值变量属性的资料按分类变量属性资料进行设计，可能损失有关青少年每周蛋的摄入量的重要信息。

(3)错误：有些青少年每周蛋的实际摄入量可能为"9"个，因此如果将"缺失值"编码为"9"则很难将青少年每周蛋的实际摄入量与"缺失值"区分开来。

(4)错误：将连续性数值变量属性的资料按分类变量属性资料进行设计，可能损失有关青少年每周蛋的摄入量的重要信息。另外，无编码赋给"缺失值"，则很难将真正意义上的"缺失值"与数据录入过程中的简单错误区分开来。

(5)正确：这种处理方法不仅能充分捕获青少年每周蛋摄入的实际情况，而且有助于将真正意义上的"缺失值"与实际值或录入错误区别开来。

2.研究者收集了40个年龄在14~17周岁青少年每周蛋摄入的实际数量（个）以估计该年龄段青少年每周蛋的平均摄入量，关于每周蛋摄入量的信息中有2个缺失值，其余38个数据如下：0,0,0,0,0,0,0,0,0,0,1,1,1,1,1,1,1,1,2,2,2,2,2,3,3,4,5,7,7,7,8,11,14,15,21,25,27和71，下面哪个描述是正确的？

(1)71是个离群值，但是很可能是每周蛋摄入量的实际情况。

(2)一般情况下，一个人每天蛋的摄入量往往不超过3个，研究者在分析前应该剔除每周蛋摄入量大于21的值。

(3)一般情况下，一个人每天蛋的摄入量往往不超过3个，研究者在分析前应该将每周蛋摄入量大于21的值用"21"代替。

(4)作者怀疑数值"71"属于录入错误，因此考虑将该值用"9"代替。

(5)作者认为数值"71"是个录入错误，因此在分析数据时考虑纳入和排除两种情况进行数据分析。

思路分析：

(1)错误：将数值"71"考虑为一个离群值没错，但是一般情况下，一个人每周蛋的实际摄入量不可能为71，因此研究者需要进一步调查。

(2)错误：研究者在采取合适的方法处理离群值之前应该分析所有可能的离群值，比如采用一些不受离群值影响的分析方法：变量转换或非参数检验，或者考虑在分析数据时考虑纳入和排除两种情况进行数据分析以评估剔除对结果的影响。总之，离群值一般不应该武断地排除，有必要进一步地核实。

(3)错误：研究者在采取合适的方法处理离群值之前应该分析所有可能的离群值，比如采用一些不受离群值影响的分析方法：变量转换或非参数检验，或者考虑在分析数据时考虑纳入和排除两种情况进行数据分析以评估剔除对结果的影响。一般情况下，采用与"预期值"相近的值代替离群值也不是一种值得推荐的方法。

(4)错误：即使数值"71"可能是一个错误，但研究者在没有详细调查潜在的错误之前自行替换该值也是一种错误的做法。

(5)正确:采用一些不受离群值影响的分析方法,比如变量转换或非参数检验,或者考虑在分析数据时考虑纳入和排除两种情况进行数据分析以评估剔除对结果的影响是处理离群值的合适方法之一。

3.研究者收集了 40 个年龄在 14~17 周岁青少年每周蛋摄入的实际数量(个)以估计该年龄段青少年每周蛋的平均摄入量,关于每周蛋摄入量的信息中有 2 个缺失值,其余 38 个数据如下:0,0,0,0,0,0,0,0,0,0,0,1,1,1,1,1,1,1,1,2,2,2,2,2,3,3,4,5,7,7,7,8,11,14,15,21,25,27 和 71,根据目测,下面对变量分布特征的描述哪个是正确的?

(1)偏向右侧

(2)正态分布

(3)偏向左侧

(4)均匀分布

(5)负偏态分布

思路分析:

(1)正确:通过对数据的目测,我们可以发现数值的分布绝大多数数据集中在左侧,有一个长长的尾巴偏向右侧,称为正偏态分布。正偏态分布的特征是曲线的最高点偏向 X 轴的左边,位于左半部分的曲线比正态分布的曲线更陡峭,而右半部分的曲线比较平缓,并且其尾部比起左半部分的曲线更长,无限延伸到接近 X 轴。

(2)错误:通过对数据的目测,我们可以发现数值的分布绝大多数数据集中在左侧,有一个长长的尾巴偏向右侧而非正态分布。

(3)错误:通过对数据的目测,我们可以发现数值的分布绝大多数数据集中在左侧,有一个长长的尾巴偏向右侧而非偏向左侧。

(4)错误:均匀分布又称为矩形分布,是最简单的连续随机变量,表示在区间 $[a,b]$ 内任意等长度区间内事件出现的概率相同。

(5)错误:负偏态分布也是相对于正态分布而言的。负偏态分布的特征是曲线的最高点偏向 X 轴的右边,位于右半部分的曲线比正态分布的曲线更陡峭,而左半部分的曲线比较平缓,并且其尾部比起右半部分的曲线更长,无限延伸到接近 X 轴。

4.下列关于离群值的处理,哪种说法是正确的?

(1)处理数据集中离群值的方法是将离群值纳入分析和剔除后分析,比较两种分析结果是否类似。

(2)将数据进行变量变换以达到偏态分布的资料正态化而达到参数检验或估计的目的,通常难以解释且也毫无意义。

(3)数据集中的离群值应在分析时将其剔除,因为其可能对结果造成扭曲。

(4)数据集中的离群值是一种极端值,与主体数据不一致,往往大于数据集中的其他值。

(5)处理数据集中离群值的唯一方式是将离群值纳入分析和剔除后分析,以确定忽略离群值对结果的影响。

思路分析:

(1)正确:处理数据集中离群值的方法之一是将离群值纳入分析和剔除后分析,比较两种分析结果是否一致。

（2）错误：在大多数条件下，将数据进行变量变换以达到偏态分布的资料正态化的目的以满足假设检验或参数估计的条件是有意义的。尽管很多情况下根据转换后的数据对参数进行估计或假设检验解释起来较为困难，但是如果能根据数据或资料的性质进行合理的转换，利用转换后的数据对参数进行估计或假设检验解释起来可能更加直接。

（3）错误：将离群值从分析中自动剔除是不合理的，即使对研究结果产生扭曲。根据事先制定的分析策略或方法，一般有几种方法用于处理离群值，比如进行数据转换或变量变换、采用非参数检验等。大多数情况下是将离群值纳入分析和剔除后分析，比较两种分析结果是否一致。

（4）错误：数据集中的离群值是一种极端值，与主体数据不一致，可能大于或小于数据集中的其他值。

（5）错误：一般有三种方法用于处理离群值，主要包括进行数据转换或变量变换、采用非参数检验以及将离群值纳入分析和剔除后分析，比较两种分析结果是否一致。

（王珍、王霄一）

第三章 正态分布与医学参考值范围

一、教学大纲要求

(一)教学目的与要求

1. 了解
(1)正态曲线(如何从直方图演变为正态曲线)
(2)正态分布的概率密度函数和概率分布函数
2. 熟悉
(1)正态分布和标准正态分布曲线下面积的分布规律性
(2)医学参考值范围的概念
(3)医学参考值范围制定的基本步骤
(4)医学参考值范围制定的注意事项
3. 掌握
(1)正态分布的几个主要特征
(2)医学参考值范围制定的基本方法

(二)学习内容

1. 正态分布
2. 医学参考值范围的制定

(三)本章重点

1. 正态分布的几个主要特征
2. 医学参考值范围制定的基本步骤和注意事项
3. 医学参考值范围制定的基本方法

(四)本章难点

1. 正态分布和标准正态分布曲线下面积的分布规律性
2. 医学参考值范围制定的基本步骤和基本方法

（五）复习思考题

1. 正态分布的几个主要特征
2. 正态分布和标准正态分布曲线下面积的计算
3. 制定医学参考值范围需要考虑的问题

二、单项选择题

1. 正态分布有两个参数 μ 与 σ，哪种情况下对应的正态曲线的形状越扁平？（ ）

    A. μ 越大   B. μ 越小   C. σ 越大

    D. σ 越小   E. 以上四个都不对

2. 正态曲线下、横轴上，从均数到 $+\infty$ 的面积为（ ）

    A. 95%   B. 50%   C. 97.5%

    D. 95.5%   E. 不能确定（与标准差的大小有关）

3. 正态曲线下，横轴上，从 $-1.96S$ 到均数的面积为（ ）

    A. 95%   B. 45%   C. 97.5%

    D. 47.5%   E. 94.5%

4. 标准正态分布的均数与标准差分别为（ ）

    A. 0 与 1   B. 1 与 0   C. 0 与 0

    D. 1 与 1   E. 以上答案都不对

5. 下列关于医学参考值范围的说法中正确的是（ ）

    A. 医学参考值范围是根据大部分"健康人"的某项指标制定的

    B. 医学参考值范围的制定方法不受分布资料类型的限制

    C. 在制定医学参考值范围时，最好用95%范围，因为这个范围最能说明医学问题

    D. 在制定医学参考值范围时，最好用95%范围，因为这样比较好计算

    E. 以上说法均不正确

6. 确定正常人的某项指标的正常范围时，调查对象是（ ）

    A. 从未患过病的人

    B. 排除影响被研究指标的疾病和因素的人

    C. 只患过小病，但不影响被研究指标的人

    D. 排除了患过某病或接触过某因素的人

    E. 以上答案都不对

7. 某次研究进行随机抽样，测量得到该市110名健康成年男子的血清总胆固醇值，则研究的总体是（ ）

    A. 所有成年男子的血清总胆固醇值

    B. 该市所有成年男子的血清总胆固醇值

    C. 该市所有健康成年男子的血清总胆固醇值

    D. 110名健康成年男子的血清总胆固醇值

    E. 所有男子的血清总胆固醇值

8.某项指标 95％ 医学参考值范围表示的是(　　　)

A.检测指标在此范围,判断"异常"正确的概率大于或等于 95％

B.检测指标在此范围,判断"正常"正确的概率大于或等于 95％

C.在"异常"总体中有 95％ 的人在此范围之外

D.在"正常"总体中有 95％ 的人在此范围之内

E.检测指标若超出此范围,则有 95％ 的把握说明诊断对象为"异常"

9.以下方法中,确定医学参考值范围的最好方法是(　　　)

A.百分位数法

B.正态分布法

C.对数正态分布法

D.标准化法

E.结合原始数据分布类型选择相应的方法

10.应用百分位数法估计参考值范围的条件是(　　　)

A.数据服从正态分布　　　　B.数据服从偏态分布　　　　C.有大样本数据

D.数据服从对称分布　　　　E.数据变异不能太大

11.为了制定尿铅的参考值范围,测定了一批正常人的尿铅含量,下列说法正确的是(　　　)

A.无法制定,要制定参考值范围必须测定健康人的尿铅含量

B.可以制定,应为单侧上限

C.可以制定,应为单侧下限

D.可以制定,但是无法确定是上侧范围还是下侧范围

E.可以制定双侧 95％ 的参考值范围

12.下列对于正态分布曲线的描述,正确的是(　　　)

A.当 σ 不变时,随着 μ 增大,曲线向右移

B.当 σ 不变时,随着 μ 增大,曲线向左移

C.当 μ 不变时,随着 σ 增大,曲线向右移

D.当 μ 不变时,随着 σ 增大,曲线将没有变化

E.以上说法均不正确

13.在正态曲线,下列关于 $\mu-1.96\sigma$ 的说法正确的是(　　　)

A.$\mu-1.96\sigma$ 到曲线对称轴的面积为 90％

B.$\mu-1.96\sigma$ 到曲线对称轴的面积为 10％

C.$\mu-1.96\sigma$ 到曲线对称轴的面积为 5％

D.$\mu-1.96\sigma$ 到曲线对称轴的面积为 45％

E.$\mu-1.96\sigma$ 到曲线对称轴的面积为 47.5％

14.标准正态曲线下,中间 95％ 的面积所对应的横轴范围是(　　　)

A.$-\infty$ 到 $+1.96$　　　　B.-1.96 到 $+1.96$　　　　C.$-\infty$ 到 $+2.58$

D.-2.58 到 $+2.58$　　　　E.-1.64 到 $+1.64$

15.确定某指标正常值范围时应考虑(　　　)

A.80％ 的范围

B. 90％的范围

C. 95％的范围

D. 99％的范围

E. 在考虑到误诊率和漏诊率后的范围

16. 要评价某市一名 5 岁男孩的身高是否偏高或偏矮,其统计方法是(　　)

A. 用该市 5 岁男孩身高的 95％或 99％正常值范围来评价

B. 做身高差别的显著性检验来评价

C. 用身高均数的 95％或 99％可信区间来评价

D. 不能作评价

E. 以上答案均不对

17. 根据 500 例正常人的发铅值原始数据(偏态分布),计算其 95％医学参考值范围应采用(　　)

A. 双侧正态分布法　　　　　B. 双侧百分位数法　　　　　C. 单上侧正态分布法

D. 单下侧百分位数法　　　　E. 单上侧百分位数法

18. 下列关于标准正态分布的说法中错误的是(　　)

A. 标准正态分布曲线下总面积为 1

B. 标准正态分布是 $\mu=0$ 并且 $\sigma=1$ 的正态分布

C. 任何一种资料只要通过 Z 变换均能变成标准正态分布

D. 标准正态分布的曲线是唯一的

E. 因为标准正态分布是对称分布,所以 $Z\geqslant-1.96$ 与 $Z\leqslant1.96$ 所对应的曲线下面积相等

答案:1. C　　2. B　　3. D　　4. A　　5. A　　6. B　　7. C　　8. D　　9. E

10. B　　11. B　　12. A　　13. E　　14. B　　15. E　　16. A　　17. E　　18. C

三、多项选择题

1. 下列关于标准正态分布的说法正确的是(　　)

A. 标准正态分布曲线下总面积为 1

B. 标准正态分布是 $\mu=0$ 并且 $\sigma=1$ 的正态分布

C. 任何一种资料只要通过 Z 变换均能变成标准正态分布

D. 标准正态分布的曲线是唯一的

E. 因为标准正态分布是对称分布,所以 $Z\geqslant-1.96$ 与 $Z\leqslant1.96$ 所对应的曲线下面积相等

2. 某研究制定某地年龄在 50～60 岁正常女性的血清甘油三酯的正常值范围,选取了 50 人,考虑到样本量比较小且服从偏态分布,采用百分位数法制定 95％的参考值范围($P_{95}=2.098\text{mmol/L}$),关于采用百分位数制定医学参考值范围的说法正确的是(　　)

A. 百分位数制定医学参考值范围的适用条件是数据满足偏态分布

B. 当分析指标例数较大时分布趋于稳定,若不满足正态分布可采用百分位数法计算参考值范围

C. 据此可认为该地年龄在 50～60 岁正常女性的血清甘油三酯的正常值范围为小于

2.098mmol/L

　　D.据此可认为该地年龄在50～60岁正常女性的血清甘油三酯的异常值范围为大于2.098mmol/L

　　E.采用百分位数制定该地年龄在50～60岁正常女性的血清甘油三酯的异常值范围的做法是不正确的

　　3.下列关于标准正态分布的说法正确的是(　　　　)

　　A.参考值范围中所说的"绝大多数"应结合专业知识,根据研究目的、研究性质和数据分布特征等情况综合考虑百分数范围的选择,可以取80％、90％、95％或99％等

　　B.如果研究的主要目的是减少假阳性(用于确诊病人或选定科研病例),参考值的百分数范围要取大一些(比如95％或90％)

　　C.如果研究的主要目的是减少假阴性(用于初筛病人),参考值范围的百分数范围可小一些(比如90％或80％)

　　D.当观察值近似服从正态分布或转换为正态分布的资料,可选用正态近似法

　　E.当观察值不服从正态分布的资料,可选用百分位数或曲线拟合法等进行计算

答案:1. ABDE　　　2. ABCD　　　3. ABCDE

四、简答题

1.简述正态分布的几个主要特征。

参考答案:

(1)正态曲线在横轴上方,且均数所在处最高;

(2)正态分布以均数为中心,左右对称;

(3)正态分布有两个参数,即均数与标准差(μ 与 σ),标准正态分布的均数和标准差分别为0和1;

(4)正态曲线在 $\pm 1.96\sigma$,标准正态分布在 ± 1 处各有一个拐点;

(5)正态分布曲线下的面积分布有一定的规律性。

2.简述正态分布曲线下的面积的分布规律。

参考答案:

(1)曲线下的面积即为概率,服从正态分布的随机变量在某一区间上的曲线下面积与该随机变量在同一区间上的概率相等;

(2)曲线下的总面积为1或100％,以 μ 为中心左右两侧面积各占50％,越靠近 μ 处曲线下面积越大,两边逐渐减少;

(3)所有正态曲线,在 μ 左右的任意相同标准差倍数的范围内面积相同。

五、论述题

1.谈谈你对医学参考值范围概念的理解。

参考答案:

医学参考值指包括绝大多数"正常人"的人体形态、功能和代谢产物等各种生理及生化

指标常数,也称正常值。由于个体存在差异,生物医学数据,并不是常数,而是在一定范围内波动,故采用医学参考值范围作为判定正常还是异常的参考标准。

这里的"正常人"并不意味着机体任何器官、组织形态和功能都正常的人,而是指符合特定健康水平的人。每个个体都可能存在某种程度的病理状态,在制定某个临床指标的医学参考值范围时,对"正常人"的健康水平有明确的界定,主要是排除了对研究指标有影响的疾病或有关因素的同质人群。

确定医学参考值范围有两方面的意义:一是基于临床实践,从个体出发,作为判断正常与异常的参考标准;二是从预防医学的实践出发,从人群的角度,判断某个特定群体某指标的等级水平。

当某个体的指标值超出参考值范围可能见于以下几种情况:①可能该个体不属于制定该医学参考值范围的同质总体之列,比如黄种人和黑种人的参考值范围肯定是不同的,因为人种差异;②可能是该个体一过性的或者是因为身体应激发生的,没有实际意义,比如晚上睡眠不好空腹血糖为 8.5mmol/L,此时不代表就有糖尿病,而是由于身体应激导致的血糖升高,是一过性的,可能是正常的;③由于疾病原因导致的超出参考值范围;④一般来讲,略低于或高于参考值范围,参考意义不大,但不排除疾病的可能,过多地高于或低于正常值,才有较大的参考意义。

2.论述制定医学参考值的基本步骤。

参考答案:

(1)确定总体。总体是指由所有的同质的观察单位或个体组成的研究对象的全体。这里的同质指的是观察单位或个体具有相同或相近的性质,通常是指对需要制定医学参考值范围的某个指标的影响相同或基本相同。比如在制定"正常人"谷草转氨酶(AST)的参考值范围时,对"正常人"范围的界定是:①无肝硬化、肝癌、肝淤血、胆道梗阻、肾脏、心脏、脑、肌肉和肺部等疾患;②近期未服用对肝脏有损伤的药物;③检测前未做剧烈运动;④在划分同质对象时还要注意地区、民族、性别、年龄、检测时间、妊娠等因素对指标的影响。

(2)选择足够例数的样本。样本含量的确定没有统一的规则,但与总体分布有关。若观察值的分布接近正态分布,个体间的变异度不是很大,需要的样本量可适当少一些,反之,若观察值的分布呈明显偏态或数据比较分散,需要的样本含量就相应地多一些。通常情况下,确定参考值范围需要的样本量比较大,例数过少,误差较大。

(3)控制检测误差。为保证原始数据准确可靠,在整个过程中要严格控制随机误差,避免系统误差,尽量减少抽样误差。

(4)选择单、双侧界值。单、双侧界值的确定应该根据专业知识确定。比如有些指标过高或过低均属异常,其参考值范围需要分别确定下限和上限,某些指标仅过大或过小为异常,便只需要确定下限或上限。

(5)选择适当的百分数范围。参考值范围是指绝大多数"正常人"的测量值所在的范围。这里的"绝大多数"应结合专业知识,根据研究目的、研究性质和数据分布特征等情况综合考虑百分数范围的选择,可以取 80%、90%、95% 或 99% 等。另外,在制定具体指标的参考值范围时,还需要权衡敏感度和特异度,尽量减少假阳性率和假阴性率等问题。如果研究的主要目的是减少假阳性(用于确诊病人或选定科研病例),参考值的百分数范围要取大一些(比如 95% 或 90%);如果研究的主要目的是减少假阴性(用于初筛病人),参考值范围的百分数范围可小一些(比如90%或80%)。

(6)选择计算参考值范围的方法。根据资料的分布类型,样本含量的多少和研究目的等,选用适当的方法确定参考值范围。当观察值近似服从正态分布或转换为正态分布的资料,可选用正态近似法,不服从正态分布的资料,可选用百分位数或曲线拟合法等进行计算。

六、分析讨论题

1.某地 144 例 30~45 岁正常成年男子的血清总胆固醇测量值近似服从均数为 4.95mmol/L,标准差为 0.85mmol/L 的正态分布。(1)试估计该地 30~45 岁成年男子血清总胆固醇的 95%参考值范围;(2)血清总胆固醇大于 5.72mmol/L 的正常成年男子约占其总体的百分之多少?

思路分析:

(1)正常成年男子的血清总胆固醇测量值近似服从正态分布,故可按正态分布法处理。又因血清总胆固醇测量值过高或过低均属异常,所以应计算双侧参考值范围。

下限:$\overline{X}-1.96S=4.95-1.96\times0.85=3.28(\text{mmol/L})$

上限:$\overline{X}+1.96S=4.95+1.96\times0.85=6.62(\text{mmol/L})$

即该地区成年男子血清总胆固醇测量值的 95%参考值范围为 3.28mmol/L~6.62mmol/L。

(2)该地正常成年男子的血清总胆固醇测量值近似服从均数为 4.95mmol/L,标准差为 0.85mmol/L 的正态分布,计算 5.72mmol/L 对应的标准正态分布 u 值:

$$u=\frac{5.72-4.95}{0.85}\approx0.91$$

问题转化为求 u 值大于 0.91 的概率。由于标准正态分布具有对称性,所以 u 值大于 0.91 的概率与 u 值小于 -0.91 的概率相同。查标准正态分布曲线下 u 值对应的面积表,得 $\Phi(-u)=0.1814$,所以说血清总胆固醇大于 5.72mmol/L 的正常成年男子约占其总体的 18.14%。

2.某地 200 例正常成人血铅含量的频数分布如表 2-1 所示。

(1)简述该资料的分布特征。

(2)若资料近似呈对数正态分布,试用百分位数法估计该地正常成人血铅值的 95%参考值范围。

(3)若资料近似呈对数正态分布,试用正态分布法估计该地正常成人血铅值的 95%参考值范围。

表 2-1　某地 200 例正常成人血铅含量(μmol/L)的频数分布

血铅含量	频　数	累积频数
0.00~	7	7
0.24~	49	56
0.48~	45	101
0.72~	32	133
0.96~	28	161

血铅含量	频　数	累积频数
1.20～	13	174
1.44～	14	188
1.68～	4	192
1.92～	4	196
2.16～	1	197
2.40～	2	199
2.64～	1	200

思路分析：

(1)根据表 2-1 可以看出，血铅含量较低组段的频数明显高于较高组段，分布不对称。同正态分布相比，其分布高峰向血铅含量较低方向偏移，长尾向血铅含量较高组段延伸，数据为正偏态分布。

(2)因为正常人血铅含量越低越好，所以应计算单侧 95% 参考值范围。

为了采用百分位数法计算参考值范围，对表 2-1 进一步整理为表 2-2。

根据表 2-2，第 95% 百分位数位于 1.68～组段，组距为 0.24，频数为 4，该组段以前的累积频数为 188，故

$$P_{95} = 1.68 + \frac{200 \times 0.95 - 188}{4} \times 0.24 = 1.80(\mu mol/L)$$

即该地正常成人血铅值的 95% 参考值范围为小于 1.80 $\mu mol/L$。

表 2-2　某地 200 例正常成人血铅含量($\mu mol/L$)的频数分布

血铅含量	组中值	频　数	累积频数	累积频率
0.00～	0.12	7	7	3.5
0.24～	0.36	49	56	28.0
0.48～	0.60	45	101	50.5
0.72～	0.84	32	133	66.5
0.96～	1.08	28	161	80.5
1.20～	1.32	13	174	87.0
1.44～	1.56	14	188	94.0
1.68～	1.80	4	192	96.0
1.92～	2.04	4	196	98.0
2.16～	2.28	1	197	98.5
2.40～	2.52	2	199	99.5
2.64～	2.76	1	200	100

(3)采用正态分布法计算参考值范围,将表 2-2 的组中值进行 log 变换,根据题中表格,得到均值和标准差计算(见表 2-3)。

计算均值和标准差:

$$\overline{X} = \frac{-31.52}{200} = -0.1576$$

$$S = \sqrt{\frac{19.8098 - (-31.52)^2/200}{200 - 1}} = 0.2731$$

单侧 95% 参考值范围:

$$\lg^{-1}(0.2930) = 1.96(\mu mol/L)$$

即该地正常成人血铅值的 95% 参考值范围为小于 1.96 $\mu mol/L$,与百分位数法相比两者相差不大。

表 2-3　某地 200 例正常成人血铅含量($\mu mol/L$)均值和标准差计算

血铅含量	组中值	lg 组中值(x)	频 数(f)	fx	fx^2
0.00～	0.12	−0.92	7	−6.44	5.9248
0.24～	0.36	−0.44	49	−21.56	9.4864
0.48～	0.60	−0.22	45	−9.90	2.1780
0.72～	0.84	−0.08	32	−2.56	0.2048
0.96～	1.08	0.03	28	0.84	0.0252
1.20～	1.32	0.12	13	1.56	0.1872
1.44～	1.56	0.19	14	2.66	0.5054
1.68～	1.80	0.26	4	1.04	0.2704
1.92～	2.04	0.31	4	1.24	0.3844
2.16～	2.28	0.36	1	0.36	0.1296
2.40～	2.52	0.40	2	0.80	0.3200
2.64～	2.76	0.44	1	0.44	0.1936
合计	—	—	200	−31.52	19.8098

七、重难点问题解析

1.假定年龄在 20～25 岁的年轻女性的平均身高为 163cm,标准差为 5cm,尝试用正态分布的 68-95-99.7 规则回答以下问题。

(1)什么是正态分布的 68-95-99.7 规则?

(2)年轻女性中身高超过 163cm 的占比为多少?

(3)年轻女性中身高在 163～168cm 的占比为多少?

(4)年轻女性中身高超过 168cm 的占比为多少?

(5)年轻女性中身高在 153～173cm 的占比为多少?

(6)年轻女性中身高在 163～173cm 的占比为多少?

（7）年轻女性身高 95％ 参考值范围是多少？

（8）年轻女性中身高在 148～178cm 的占比为多少？

思路分析：

（1）正态分布的 68-95-99.7 规则指的是在任何正态分布中，大约有：①68％的观察值落在距平均数 1 个标准差的范围内；②95％的观察值落在距平均数 2 个标准差的范围内；③99.7％的观察值落在距平均数 3 个标准差的范围内。

（2）正态分布中有一半的观察值会落在平均数以上，所以年轻女性中应该有一半人的身高超过 163cm。

（3）正态分布的 68％的观察值会落在距离平均数 1 个标准差的范围内，其中一半占比为 34％，所以身高在 163～168cm 的年轻女性的占比为 34％。

（4）正态分布的 68％的观察值会落在距离平均数 1 个标准差的范围内，其中一半占比 34％，所以超过 168cm 的年轻女性占比为 16％。

（5）正态分布的 95％的观察值会落在距离平均数 2 个标准差的范围内，2 个标准差为 10cm，所以年轻女性中身高在 153～173cm 的占比为 95％。

（6）正态分布的 95％的观察值会落在距离平均数 2 个标准差的范围内，2 个标准差为 10cm，所以年轻女性中身高在 163～173cm 的占比为 47.5％。

（7）正态分布的 95％的观察值会落在距离平均数 2 个标准差的范围内，所以年轻女性身高 95％ 参考值范围为（153，173）。

（8）正态分布的 99.7％的观察值会落在距离平均数 3 个标准差的范围内，该范围的下限为 163 减去 2 个标准差为 148cm，上限为 163 加上 2 个标准差为 178cm，所以年轻女性中身高在 148～178cm 的占比为 99.7％。

2. 假定某类型的综合性考试（A 类型考试），考试成绩服从正态分布，有一半人的分数低于 500 分，有 34％的考生分数为 500～600 分，另一类型的综合性考试（B 类型考试），考试成绩也服从正态分布，平均分为 20 分，标准差为 4 分。假定这两类考试度量的是学生的同一种能力。某甲同学参加了 A 类型考试，考试分数为 600 分；某乙同学参加了 B 类型考试，考试成绩为 22 分，根据这些信息分析甲同学和乙同学哪一个人的分数更高？

思路分析：

该题需要用到两个知识点，一个是 68-95-99.7 规则，另一个是标准分。

标准分指的是将任何观察值采用距离平均数几个标准差的方式表示出来，用公式可表示为 $\dfrac{观察值-平均数}{标准差}$。标准分为 1 的意思是观察值在平均数之上 1 个标准差的位置，标准分为 −2 表示该观察值在平均数之下 2 个标准差的位置。根据 68-95-99.7 规则，任一正态分布都有 84％的观察值落在平均数以上 1 个标准差的左边。因此，为了比较参加两种不同类型考试的两个同学的分数，可以将他们的分数都转化为标准分的形式。

根据以上分析，甲同学的标准分是 $\dfrac{600-500}{100}=1.0$，乙同学的标准分是 $\dfrac{22-20}{4}=0.5$，由于甲同学的分数是平均数之上的 1 个标准差，乙同学的分数是平均数之上的 0.5 个标准差，所以甲同学的分数高于乙同学。

（李柯然、王珍）

第四章　计数资料的统计描述

一、教学大纲要求

(一)教学目的与要求

1. 了解

医学中常用的相对数指标

2. 熟悉

(1)常用的相对数指标(率、构成比、相对比)

(2)相对数指标使用的注意事项

3. 掌握

(1)患病率与构成比的区别

(2)率的标准化法的基本思想、直接计算方法和注意事项

(二)学习内容

1. 常用相对数及其应用

2. 率的标准化

3. 医学中常用的相对数指标

4. 相对数指标使用的注意事项

(三)本章重点

1. 常用的相对数指标(发病率与患病率、患病率与构成比、相对危险度与比数比)

2. 率的标准化的基本思想、直接计算方法和注意事项

(四)本章难点

1. 常用的相对数指标(发病率与患病率、患病率与构成比、相对危险度与比数比)

2. 率的标准化的基本思想、直接计算方法和注意事项

（五）复习思考题

1. 常用的相对数指标（发病率与患病率、患病率与构成比、相对危险度与比数比）的概念辨识与正确应用

2. 率的标准化的基本思想、直接计算方法和注意事项

二、单项选择题

1. 下列指标不属于相对数的是（　　　）

　A. 率　　　　　　　　　　　　B. 构成比　　　　　　　　　　C. 相对比

　D. 均数　　　　　　　　　　　E. 比数比

2. 成年男性吸烟率是女性的 10 倍，该指标为（　　　）

　A. 发病率　　　　　　　　　　B. 构成比　　　　　　　　　　C. 相对比

　D. 患病率　　　　　　　　　　E. 相对数

3. 某年初男性人口数与女性人口数的比值是（　　　）

　A. 相对危险度　　　　　　　　B. 比数比　　　　　　　　　　C. 构成比

　D. 相对比　　　　　　　　　　E. 以上都不是

4. 某部队夏季拉练，发生中暑 21 例，其中北方籍战士人数为南方籍战士人数的 2.5 倍，则结论为（　　　）

　A. 北方籍战士容易发生中暑

　B. 南方籍战士容易发生中暑

　C. 尚不能得出结论

　D. 北方、南方籍战士都容易发生中暑

　E. 北方籍战士中暑频率比南方籍战士高

5. 说明某现象发生的频率或严重程度可选用（　　　）

　A. 相对比　　　　　　　　　　B. 绝对数　　　　　　　　　　C. 构成比

　D. 率　　　　　　　　　　　　E. 环比

6. 某市有 30 万人口，2002 年共发现 2500 名肺结核患者，全年总死亡人数为 3000 人，其中肺结核死亡 98 人，要说明肺结核死亡的严重程度，最好应用（　　　）

　A. 粗死亡率　　　　　　　　　B. 肺结核死亡人数　　　　　　C. 肺结核死亡率

　D. 肺结核死亡构成　　　　　　E. 肺结核的病死率

7. 某医院某年住院病人中胃癌患者占 5%，此指标属于（　　　）

　A. 构成比　　　　　　　　　　B. 相对比　　　　　　　　　　C. 平均数

　D. 患病率　　　　　　　　　　E. 发展速度

8. 下列哪种说法是错误的？（　　　）

　A. 计算相对数尤其是率时应有足够数量的观察单位数或观察次数

　B. 分析大样本数据时可以用构成比代替率

　C. 应分别将分子和分母合计求合计率或平均率

　D. 相对数的比较应注意其可比性

E.样本率或构成比的比较应做假设检验

9.某病患者为 120 人,其中男性为 114 人,女性为 6 人,分别占 95％与 5％,则结论为(　　)

A.该病男性易得

B.该病女性易得

C.该病男性、女性易患程度相等

D.尚不能得出结论

E.根据该资料可计算出男女性的患病率

10.某医院出院病人 2050 名农民中,患慢性肺心病 265 例,其中女性农民患者死亡 15 例,该医院女性农民肺心病病死率为(　　)

A.0.73％ B.12.93％ C.5.66％

D.6.78％ E.据已知条件无法计算

答案:1. D　　2. C　　3. D　　4. C　　5. D　　6. E　　7. A　　8. B　　9. D

10. E

三、多项选择题

1.下列关于死亡统计指标的描述正确的是(　　)

A.在计算死亡率时需要注意分母必须是与分子相同时间对应的人口数

B.计算死亡率的分母"同年平均人口数"等于年初人口和年末人口的平均值

C.实际工作中常计算平均人口数表示某一年的人口数量水平

D.对不同地区的死亡率水平进行比较时,应注意不同地区人口年龄和性别构成的影响

E.对不同地区的死亡率水平进行比较时,如果不同地区人口年龄和性别构成存在差异,需要进行标准化后再进行比较

2.下列关于死亡统计指标的描述正确的是(　　)

A.不同地区的死亡率水平进行比较时,如果不同地区人口年龄和性别构成存在差异,不能直接比较

B.年龄别死亡率表示某地某年不同年龄组每千人口的死亡数,它消除了年龄构成不同对死亡率的影响

C.死因别死亡率表示某年某地因某种原因导致的每 10 万人口数的死亡率,它反映了各种病伤对居民健康的危害程度。

D.死因构成也成死亡相对比,表示全部死亡人数中,死于某死因的人数占总死亡人数的百分比,反应各种死因的相对重要性。

E.死亡率、年龄别死亡率和死因别死亡率指标属于"率"指标,死因构成属于"相对比"指标。

3.下列关于疾病统计指标的描述正确的是(　　)

A.发病率反映的是疾病对人群健康影响和描述疾病分布状态的一项指标

B.计算发病率分母所规定的平均人口是指可能发生该病的人群,对于那些正在患病或者不可能患病的人群(接种疫苗且产生免疫)不应计算在分母内

C. 患病率通常表示的是病程较长的慢性病的发生或流行情况

D. 病死率反映该疾病的严重程度和医疗水平,多用于急性传染病

E. 治愈率表示接受治疗的人中的治愈人数

答案:1. ABCDE   2. ABCDE   3. ABCDE

四、简答题

1. 简述相对危险度与比数比。

参考答案:

相对危险度(relative ratio,RR)是流行病学前瞻性队列研究常用的指标,是指暴露组的累积发病率(或死亡率)与对照组的累积发病率(或死亡率)之比。由于传统的队列研究能直接计算发病率(或死亡率),所以可以用 RR 来回答暴露组的发病风险是非暴露组的多少倍。

比数比(odds ratio,OR)是流行病学病例对照研究中常用的指标,是指病例组中暴露与非暴露的比值和对照组中的比值的比,当该疾病率较低时,是 RR 的近似值。

2. 简述常用相对数使用的注意事项。

参考答案:

(1)常用相对数的指标有三类,三类相对数的含义有明确的区别,但常会错误地使用和解释相对数的计算结果,尤其是频率型指标和强度型指标常被混淆。因此,在实际应用中,必须认真辨别其性质,才能正确应用。

(2)计算相对数时分母应有足够数量确保研究结果的稳定性。

(3)正确地合并估计频率(或强度)型指标:分别合计各组的分子和分母后再计算合计的指标,不可将分组的频率或强度取平均数作为合并的频率或速率。

(4)相对数间的比较要具备可比性:主要应注意观察的对象是否同质,研究的方法(如检测手段、抽样方法)是否相同,观察的时间是否一致等;在被比较的总体之间与研究指标有关的其他因素是否一致或接近。

(5)相对数的计算一般是基于样本,根据样本计算得到的统计量对总体参数进行估计应当考虑抽样误差,需要进行参数估计或假设检验。

3. 简述率的标准化的基本思想及其注意事项。

参考答案:

(1)基本思想:对两个及以上频率指标进行比较时,当比较组内部构成(比如年龄、性别、病情轻重及病程长短等)不一致时,不能直接进行比较,需要采用统一标准对原始率进行调整以消除内部构成上的差异,称为率的标准化。

(2)注意事项

①选择的标准不同,计算出的率不同。

②标准化率仅适用于相互间的比较,实际水平应该用未标准化率反映。

③分别比较各分组的率,也可得到正确结论,但不能比较总率。

④若各分组率(比如年龄组率)出现明显的交叉趋势或呈非平行变化趋势,则不宜用标准化率比较,可直接比较分率。

五、论述题

论述发病率与患病率的区别。

参考答案：

(1)概念区别

发病率(incidence rate)：表示在一定的观察期间内，一定人群中某病新病例出现的频率。观察期间可按年、季、月、旬、周等。人群可以是某一地区的全部人口，也可以是某地区、某性别、某年龄组人口或从事某职业人口。发病率可表示为一定期间内某人群中某病新病例数/同时期暴露人口数。

患病率(prevalence rate)：也称现患率，指某特定时点某病新旧病例所占比例。一般统计某时点患病率(现患率)，观察时点(调查时刻)一般不超过1个月。患病率可表示为某观察时点一定人群中现患某病的新旧病例数/同期的平均人口数(被观察人数)。

(2)分子表示

发病率的分子为一定期间暴露人群中新病例人数，暴露人群中任何人新发生某疾病都称为"新病例"。

患病率的分子为特定时间一定人群中某病新旧病例数，不管它是新发病还是旧病，只要是特定时间内疾病尚未痊愈，就记为病例数。

(3)资料的获取

发病率是由发病报告或队列研究获得的疾病频率，通常用来反映新发生病例的出现情况。

患病率是由横断面调查获得的疾病频率，通常用来反映病程较长的慢性病的流行情况及其对人群健康的影响程度。

(4)特点

某病的发病率(以病例为单位)可能超过100%，是一个动态指标。

某病患病率不可能超过100%，是一个静态指标(通过横断面调查获取)。

(5)应用

发病率一般适用于急性病的防治统计，而患病率一般用于慢性病的统计。

六、分析讨论题

某研究欲比较2个砖瓦厂的工人尘肺的患病率(%)，收集资料如表4-1所示，试比较两个砖瓦厂的工人尘肺的总患病率。

表4-1　2个砖瓦厂的工人尘肺的患病情况

工龄/年	甲厂			乙厂		
	检查人数/人	尘肺人数/人	患病率/%	检查人数/人	尘肺人数/人	患病率/%
0～	3000	70	2.33	500	25	5.00

工龄/年	甲厂			乙厂		
	检查人数/人	尘肺人数/人	患病率/%	检查人数/人	尘肺人数/人	患病率/%
10～	2000	120	6.00	1000	60	6.00
20～	1000	230	23.00	2000	235	11.75
30～	500	250	50.00	3000	350	11.67
合计	6500	670	10.31	6500	670	10.31

思路分析:

根据表 4-1 的 2 个砖瓦厂的工人尘肺的总患病率来看,均为 10.31%,但不能据此认为 2 个砖瓦厂的工人尘肺的总患病率相同,主要原因在于 2 个砖瓦厂的工人在构成上存在差别,因此,需要进行率的标准化后才能进行比较。

要进行率的标准化,首先需要选择一个参照,本研究欲采用甲厂的受检人数对乙厂进行标准化,标准化的结果见表 4-2。

根据表 4-3 的标准化患病人数可计算乙厂的标准化率=446/6500×100%=6.86%,据此认为甲厂工人尘肺的患病率高于乙厂。

表 4-2　2 个砖瓦厂的工人尘肺的标准化患病情况

工龄/年	甲厂			乙厂		
	检查人数/人	尘肺人数/人	患病率/%	检查人数/人	原患病率/%	标准化患病人数/人
0～	3000	70	2.33	3000	5.00	150
10～	2000	120	6.00	2000	6.00	120
20～	1000	230	23.00	1000	11.75	118
30～	500	250	50.00	500	11.67	58
合计	6500	670	10.31	6500	10.31	446

七、重难点问题解析

某杂志上刊登的一篇文章中比较了 1994—1998 年 3 所精神病院抑郁性障碍的患病率,在此将其中的重要数据摘录到表 4-3 中。该研究得出的主要结果:5 年中,大学附属医院住院患者中抑郁性障碍患病率为 15.76%,分别高于市级医院(精神卫生中心)(8.14%)和区级医院(精神病院)(4.88%)。请对该结果发表您的看法。

表 4-3　1994—1998 年 3 所精神病院抑郁性障碍的患病率比较

年份/年	附属医院(n=5141)		精神卫生中心(n=8475)		精神病院(n=1291)	
	总病例数/例	患病率/%	总病例数/例	患病率/%	总病例数/例	患病率/%
1994	1020	9.71	1740	6.38	248	3.22

续表

年份/年	附属医院(n=5141)		精神卫生中心(n=8475)		精神病院(n=1291)	
	总病例数/例	患病率/%	总病例数/例	患病率/%	总病例数/例	患病率/%
1995	995	14.77	1593	6.53	245	4.08
1996	1087	15.54	1624	8.13	250	4.80
1997	969	18.58	1716	9.38	283	5.30
1998	1070	20.09	1802	10.10	265	6.79
合计	5141	15.76	8475	8.14	1291	4.88

资料改编自:陆林、黄明生、杨彦春,等.三所精神病院住院患者的抑郁性障碍患病率的调查[J].中华精神科杂志,1999,32(4):237.

思路分析:

该研究结果的主要问题是混淆了"患病率"和"构成比"的概念。

根据该文中的具体表述内容为住院患者中抑郁障碍在各病种中所占的比率,即疾病病种的构成比,而非真正意义上的"患病率"。

率和构成比两个概念之间存在本质的区别。率可定义"在所有可能发生某事件的人中实际上发生了某事件的频率"。如果要计算抑郁障碍的患病率,计算的分母应该为所有可能发生抑郁障碍的人数,分子为实际发生抑郁障碍的人数。而在所引论文中,分母可能为成都地区的所有人,也可能还有成都地区以外的人,因此,无法确认这3所医院中抑郁障碍患者的分母。另外,所研究地区的抑郁障碍患者并不一定都住院,从而也无法获取计算患病率所需要的分子。构成比仅仅是一个比例,分母可以是医院所有就诊的患者数或住院患者数,其目标总体是不明确的。总之,"患病率"和"构成比"的差异在于构成分母的内涵不同。

患病率具有相对稳定性和可比性。不同地区、不同年代、不同人群之间某疾病的患病率水平的高低可以直接比较。而构成比则不具有稳定性和可比性。某种疾病在医院住院患者中的构成比,与医院的血脂、专业特长、患者来源、人们对疾病的认识水平及经济条件等许多因素有关,因此单靠构成比不能下最后的结论,在使用上需要慎重。

(孟祥勇、王珍)

第五章　统计图表

一、教学大纲要求

(一)教学目的与要求

1.了解
热图和森林图的用途
2.熟悉
(1)统计图表的基本结构
(2)编制统计图表的注意事项
3.掌握
(1)掌握统计图表的制表原则
(2)常用的统计图及其应用

(二)学习内容

1.常用的统计表
2.常用的统计图

(三)本章重点

1.掌握统计图表的制表原则
2.常用的统计图及其应用

(四)本章难点

1.常用的统计图及其应用
2.根据数据的类型和分析目的制作合理的统计图表

(五)复习思考题

1.统计图表的制作原则和基本要求
2.常用的统计图及其应用

二、单项选择题

1. 表示连续性变量资料的频数分布宜用（　　　）

A. 普通线图　　　　　　　　B. 直方图　　　　　　　　C. 直条图

D. 散点图　　　　　　　　　E. 圆图

2. 为了解定量资料的分布规律和类型,需要编制频数表,并绘制（　　　）

A. 直方图　　　　　　　　　B. 百分条图　　　　　　　C. 散点图

D. 普通线图　　　　　　　　E. 圆图

3. 统计分析表有简单表和复合表两种,复合表是指（　　　）

A. 有主词和宾词

B. 主词分成 2 个或 2 个以上标志

C. 宾词分成 2 个或 2 个以上标志

D. 包含 2 张简单表

E. 包含 2 张或 2 张以上简单表

4. 统计表基本结构要求中可以不出现的是（　　　）

A. 标目　　　　　　　　　　B. 线条　　　　　　　　　C. 符号

D. 备注　　　　　　　　　　E. 数字

5. 比较某地区小学、初中、高中学生近视眼的患病率,可绘制（　　　）

A. 条图　　　　　　　　　　B. 百分条图　　　　　　　C. 线图

D. 半对数线图　　　　　　　E. 直方图

6. 表示某市 2019 年和 2020 年痢疾、肝炎、流脑、麻疹和腮腺炎 5 种传染病的构成情况,宜采用（　　　）

A. 条图　　　　　　　　　　B. 线图　　　　　　　　　C. 直方图

D. 百分条图　　　　　　　　E. 散点图

7. 表达某地 2000 年和 2001 年 3 种疾病的患病率可用（　　　）

A. 直方图　　　　　　　　　B. 百分条图　　　　　　　C. 单式直条图

D. 复式直条图　　　　　　　E. 线图

8. 用图表示某地区近 30 年 3 种疾病的发病率在各年度的动态发展速度情况,宜绘制（　　　）

A. 直条图　　　　　　　　　B. 普通线图　　　　　　　C. 半对数线图

D. 百分条图　　　　　　　　E. 直方图

9. 比较不同职称的教师对绩效改革的满意度评分的均数,需绘制（　　　）

A. 条图　　　　　　　　　　B. 百分条图　　　　　　　C. 线图

D. 半对数线图　　　　　　　E. 直方图

10. 表示某地区某年各种死因的构成比,可绘制（　　　）

A. 条图　　　　　　　　　　B. 百分条图　　　　　　　C. 线图

D. 统计地图　　　　　　　　E. 直方图

11. 要表示 10 年来某 2 种疾病的发病率在各年度的升降速度,宜绘制(　　)

　　A. 普通线图　　　　　　　B. 直方图　　　　　　　C. 百分条图

　　D. 半对数线图　　　　　　E. 直条图

12. 箱式图主要用于(　　)

　　A. 说明不同事物某指标的差异

　　B. 表示事物内部各部分所占的比重

　　C. 描述一组或多组偏态分布数据的集中趋势、离散趋势、离群值、异常值

　　D. 描述研究指标的地理分布

　　E. 说明事物或现象动态变化的趋势

13. 要反映某一城市 2 个县连续 5 年某种感染性疾病发病率的变化情况,应选用(　　)

　　A. 圆图　　　　　　　　　B. 半对数线图　　　　　　C. 复式线图

　　D. 百分条图　　　　　　　E. 单式线图

14. 比较某地某年 4 种传染性疾病的发病率,宜用(　　)

　　A. 直条图　　　　　　　　B. 直方图　　　　　　　C. 圆图

　　D. 普通线图　　　　　　　E. 半对数线图

15. 以下关于统计图的说法正确的是(　　)

　　A. 标题写在图的上方

　　B. 所有统计图的坐标都必须从零点开始

　　C. 所有统计图的图例都必须位于标题和横标目之间

　　D. 条图和直方图的纵坐标中不能有折线

　　E. 绘制箱式图时,如果横轴表示分组标志,纵轴的刻度一定要从 0 开始

16. 已知某县某年死因别构成比资料如下:心脏病 12%,损伤与中毒 16%,恶性肿瘤 15%,脑血管病 20%,呼吸系统病 25%,其他 12%。为表达上述死因的构成的大小,根据此资料应绘制统计图为(　　)

　　A. 线图　　　　　　　　　B. 百分条图　　　　　　　C. 直条图

　　D. 统计地图　　　　　　　E. 直方图

17. 比较某个地区 5 个县男性和女性糖尿病患病率,可绘制(　　)

　　A. 复式条图　　　　　　　B. 百分条图　　　　　　　C. 线图

　　D. 半对数线图　　　　　　E. 单式线图

答案:1. B　　2. A　　3. B　　4. D　　5. A　　6. D　　7. D　　8. C　　9. A　　10. B　　11. D　　12. C　　13. C　　14. A　　15. D　　16. B　　17. A

三、多项选择题

1. 下列关于统计表制作过程中需要注意的问题,描述正确的是(　　)

　　A. 一张表一般只表达一个中心内容,不要求大而全

　　B. 统计表的描述对象(主语/横标目)和内容(谓语/纵标目)一般情况下不要颠倒

　　C. 统计表的描述对象(主语/横标目)和内容(谓语/纵标目)可根据列表的主要目的进行颠倒

D.统计表的描述对象(主语/横标目)和内容(谓语/纵标目)结合起来,可以构成完整的一句话

E.横标目是表的描述对象,一般放在表左边,纵标目是表的描述内容,放在表上边

2.下列关于统计图制作过程中需要注意的问题,描述正确的是(　　　)

A.绘制直方图时,纵轴的刻度必须从 0 开始,横轴的刻度范围按照实际范围而定

B.绘制线图时,横轴和纵轴的刻度都可以不从 0 开始

C.绘制箱式图时,如果横轴表示分组标志,纵轴的刻度都可以不从 0 开始

D.绘制误差条图时,如果横轴表示分组标志,纵轴的刻度必须从 0 开始

E.绘制直条图时,一般用横轴表示各分组,纵轴表示各分组对应的值,纵轴刻度必须从 0 开始

答案:1. ABCDE　　2. ABCDE

四、简答题

1.简述统计表的定义、制表原则和基本要求。

参考答案:

(1)定义

统计表指的是用简明的表格形式,有条理地罗列数据和统计量,方便阅读、比较和计算。我们所讨论的统计表一般指的是狭义的统计表,即在学术报告和论文中用来表达主要的研究结果、数据、指标和统计量的表格。

(2)制表原则:①重点突出,一张表一般只表达一个中心内容,不要求大而全;②主谓分明,层次清楚,将统计表的描述对象(主语/横标目)和内容(谓语/纵标目)结合起来,可以构成完整的一句话。

(3)基本要求:①标题,简明扼要地说明表的主要内容,包括研究时间、地点和研究内容,位于表的正上方;②标目,横标目是表的描述对象,一般放在表左边,纵标目是表的描述内容,放在表上边;③线条,采用三横线表(顶线、表头线、底线);④数字,一律用阿拉伯数字,无数字用"—",缺失的用"…",数字为 0 记为 0,数字位数对齐;⑤表中数字区不要插入文字,也不列备注。必须说明的用"＊"号在表的下方说明。

2.简述统计图的定义和制作原则。

参考答案:

(1)将统计图数据形象化,便于比较分析和领会资料的核心内容,图不能代替表。

(2)统计图的制作原则:①根据资料性质和分析目的选择适当的统计图;②标题的要求同统计表;③横轴与纵轴,分别与表的横标目和纵标目对应,纵横比例一般要求为 5:7 或 7:5;④若用不同颜色和线条表达不同事物和对象的统计量,需附图例说明。

3.简述统计图表制作中常见的问题。

参考答案:

(1)绘制统计图常见的主要问题:①纵横坐标的刻度问题,主要体现两个方面,一是横坐标轴上的刻度值不准确,等长的间隔代表的数量不等;二是在直角坐标系中,从任何一个数值开始作为横轴或纵轴上的第一个刻度值。②用条图或复式条图表达连续性变量的变化趋势。

(2)绘制统计表常见的主要问题:①同一个表中表达多个内容,多个中心,重点不突出,

杂乱无章。②统计表中数据的含义表达不清楚。③纵横标目颠倒。

4.简述绘制统计图时的注意事项。

参考答案：

(1)绘制直方图时,纵轴的刻度必须从0开始,横轴的刻度范围按照实际范围而定,矩形的高度为频数或频率,宽度为组距。如果各组段的组距不同则需要调整各矩形的高,矩形高度＝组段频数/组距。

(2)绘制线图时,横轴和纵轴的刻度都可以不从0开始。

(3)绘制箱式图时,如果横轴表示分组标志,纵轴的刻度可以不从0开始。

(4)绘制误差条图时,如果横轴表示分组标志,纵轴的刻度必须从0开始,表示均值的各直条的宽度要相等,直条之间的间隔不必相等。

(5)绘制散点图时,散点图的横纵坐标各代表一个变量,但是横纵坐标的起点不一定从0开始。

(6)绘制直条图时,一般用横轴表示各分组,纵轴表示各分组对应的值,纵轴刻度必须从0开始,而且要等距,直条的宽度要相等,间距等距,分组标志最好不要超过三组。

5.简述绘制统计表时的注意事项。

参考答案：

(1)统计表的格式。统计表的格式不唯一,尤其是纵横标目的位置不是绝对的,需要根据具体情况具体安排。一般将比较的主体放在表格的最左边作为横标目,右边放相应的试验数据和统计指标,左右标目一般不容易颠倒,但是也要根据列表的主要目的视情况而定。

(2)统计表的内容结构。避免内容混杂,表达不清,结构混乱。若标目层次多于3个,统计表就会变得繁冗。

五、论述题

论述常用的统计图及其应用。

参考答案：具体见表5-1。

表5-1 常用统计图及其应用

资料类型	图形	适用情形
定性资料	条图	用等宽直条的长短来表示相互独立的统计指标数值大小和它们之间的对比关系;统计指标既可以是绝对数也可以是相对数;直条按照是横放还是竖放分为卧式条图和立式条图;按分组标志的多少分为单式条图和复式条图
	单式条图	具有一个统计指标和一个分组标志
	复式条图	具有一个统计指标和两个分组标志
	构成图	常用于描述构成比资料,常用的构成图有圆图和百分条图
	圆图	将圆的面积记为100%,表示事物的全部,用扇形面积表示全体中各部分所占的比例
	百分条图	用矩形直条的长度表示100%,用其中分割的各段表示各构成部分的百分比

续表

资料类型	图形	适用情形
定量资料	直方图	用直条矩形面积代表各组频数,各矩形面积总和代表频数总和;主要用于表示连续性变量频数分布情况
	线图	通过线段的上升或下降表示变量的连续型变化过程,适用于描述一个变量随另一个变量变化的趋势和波动的情况。线图可以分为普通线图和半对数线图
	普通线图	普通线图的横坐标和纵坐标均为算术尺度,反映一个指标随着另一个指标的变化或波动情况
	半对数线图	半对数线图的横坐标为算术尺度,纵坐标为对数尺度,适用于描述研究指标的变化速度
	箱式图	用于比较两组或多组数据的平均水平和变异程度,主要适用于描述偏态分布资料的集中趋势和离散趋势
	误差条图	用于比较两组或多组数据的平均水平和变异程度,主要适用于描述正态分布资料的集中趋势和离散趋势
	散点图	用点的密集程度和变化趋势表示两连续性变量之间的直线或曲线关系
	热图	指通过不同的颜色或深浅变化表示不同区域、数值大小的图。热图在医学上有多种用途,可以表示疾病的时间与空间分布,也可以表示不同变量的相关性以及聚类分析的结果等

六、分析讨论题

某研究欲比较两种抗生素治疗细菌性感染的效果,分别治疗了 60 例患者,相关结果整理在表 5-2 中,请从统计表格的制作原则以及需要注意的问题等方面指出该表存在的主要问题,并提出改进措施。

表 5-2　两种抗生素治疗细菌性感染的效果比较

病种	抗生素 1 治疗组					抗生素 2 治疗组				
	例数	痊愈	显效	进步	无效	例数	痊愈	显效	进步	无效
上呼吸道	20	5	5	5	5	25	12	8	3	2
下呼吸道	15	3	7	3	2	10	6	2	1	1
泌尿系统	15	7	4	2	2	15	4	4	4	3
生殖系统	10	3	2	2	3	10	4	3	2	1
合计	60	18	18	12	12	60	26	17	10	7
痊愈率	30.00%(18/60)					43.33%(26/60)				
P 值	$P<0.001$									

续表

病种	抗生素1治疗组					抗生素2治疗组				
	例数	痊愈	显效	进步	无效	例数	痊愈	显效	进步	无效
有效率	60.00%(36/60)					71.67%(43/60)				
P 值	P<0.001									

思路分析：

该研究的目的是为了比较两组在治疗感染效果方面的总体情况，仅用到"合计"数据，而并非针对不同的感染进行比较，因此在绘制统计表时，无须将每一种感染的情况逐一罗列，可以将表5-2修改为表5-3，看起来就比较简单明了。另外，表5-2中计算得到的痊愈率和有效率以及相关的假设检验等信息，则可以在表外用文字进行描述，没有必要全部放在表格中。

表5-3　两种抗生素治疗细菌性感染的效果比较

组别	痊愈	显效	进步	无效	合计
抗生素1治疗组	18	18	12	12	60
抗生素2治疗组	26	17	10	7	60

七、重难点问题解析

谈谈您对箱式图和误差条图的理解。

参考答案：

（1）箱式图

箱式图用于比较两组或多组数据的平均水平和变异程度，主要适用于描述偏态分布资料的集中趋势和离散趋势。箱式图包括五个要素（从下往上）：最小值、下四分位数、中位数、上四分位数、最大值。最小值和最大值一般分为两种情况，一种是没有去除异常值后的最小值和最大值（对异常值另作标记），另一种是去除异常值的最小值和最大值。异常值也称为离群值，可定义为大于上四分位数(P_{75})+1.5倍四分位间距($P_{75}-P_{25}$)的观测值或者小于上四分位数(P_{75})-1.5倍四分位间距($P_{75}-P_{25}$)的观测值。另外，将大于上四分位数(P_{75})+3倍四分位间距($P_{75}-P_{25}$)的观测值或者小于上四分位数(P_{75})-3倍四分位间距($P_{75}-P_{25}$)的观测值称为极端值。中间横线若位于箱体的中心位置，则表示数据分布对称，其偏离正中心越远，表示数据分布越不对称。箱式图的纵轴起点不一定从0开始。

（2）误差条图

误差条图用于比较两组或多组数据的平均水平和变异程度，主要适用于描述正态分布资料的集中趋势和离散趋势。误差条图可以显示可信区间、标准差和标准误3种不同的统计量，且可信区间的大小、标准差及标准误差的倍数均可以根据需要进行自行设置。另外，误差条图有多种表示方法。

（冯文明、王珍）

第六章　参数估计

一、教学大纲要求

（一）教学目的与要求

1. 了解
(1)模拟抽样结果中样本均数的抽样分布规律
(2)样本均数的抽样分布特点
(3)两总体均数差值的区间估计
(4)两总体率差值的区间估计
2. 熟悉
(1)正态分布、标准正态分布、t 分布的转化及其相互关系
(2)t 分布概念及特征
(3)中心极限定理
3. 掌握
(1)抽样误差和标准误的概念及应用
(2)标准差与均数的标准误的区别和联系
(3)参数估计的概念及其估计方法
(4)可信区间估计的两个要素
(5)区间估计与医学参考值范围制定的区别

（二）学习内容

1. 抽样误差
2. 标准误
3. 区间估计
4. t 分布

（三）本章重点

1. 抽样误差和标准误的概念及应用

2.标准差与均数的标准误的区别和联系

3.参数估计的概念及其估计方法

4.可信区间估计的两个要素

5.区间估计与医学参考值范围制定的区别

(四)本章难点

1.抽样结果中样本均数的抽样分布规律

2.中心极限定理

3.正态分布、标准正态分布、t 分布的转化及其相互关系

4.区间估计的概念

5.两总体均数差值的区间估计

6.两总体率差值的区间估计

(五)复习思考题

1.样本均数的抽样分布特点

2.标准差与均数的标准误的区别和联系

3.总体均数和率的估计方法

4.可信区间的两个要素之间的关系

5.区间估计与医学参考值范围制定的区别

二、单项选择题

1.要减小抽样误差,正确的方法为(　　)

A.适当增加样本例数

B.将个体变异控制在一个范围内

C.严格挑选观察对象

D.增加抽样次数

E.减小系统误差

2.均数的标准误大小,叙述正确的是(　　)

A.与 σ 的大小成正比,与 n(n 为样本含量)成反比

B.与 σ 的大小成反比,与 n(n 为样本含量)成正比

C.与 σ 的大小成反比,与 $\sqrt{n}$(n 为样本含量)成正比

D.与 σ 的大小成正比,与 $\sqrt{n}$(n 为样本含量)成反比

E.与 σ 的大小成正比,与 $\sqrt{n}$(n 为样本含量)成正比

3.均数的标准误反映(　　)

A.个体的变异程度

B.集中趋势的位置

C.指标的分布特征

D. 样本均数与总体均数的差异

E. 频数分布规律

4. 率的标准误是描述（　　　）

A. 一个样本率对总体率的离散程度

B. 一些样本率之间的离散程度

C. 所有某个含量相同的样本率之间的离散程度

D. 所有总体率之间的离散程度

E. 所有样本率之间的离散程度

5. 标准差与标准误的关系中,正确的是（　　　）

A. 二者均反映抽样误差的大小

B. 总体标准差不变时,增大样本例数可以减小标准误

C. 总体标准差增大时,总体的标准误也增大

D. 样本例数增大时,样本的标准差和标准误都会减小

E. 标准差用于计算置信区间,标准误用于计算参考值范围

6. 假设某地 35 岁正常成年男性收缩压的总体均数为 120.2mmHg,标准差为 11.2mmHg,后者反映的是（　　　）

　　A. 个体变异的大小　　　　　　B. 抽样误差的大小　　　　　　C. 系统误差的大小

　　D. 总体的平均水平　　　　　　E. 样本的平均水平

7. 某地区成年男子 2002 年平均身高为 1.70m,今测得该地区 100 名成年男子身高为 1.72 ± 0.04m,由此可知（　　　）

A. 该地区成年男子身高平均增高了 0.02m

B. 该地区成年男子身高较 2002 年有明显增长

C. 该地区成年男子身高与 2002 年相比无明显变化

D. 该地区成年男子身高 95% 的置信区间为 $(1.72 \pm 1.96 \times 0.04/10)$

E. 该地区成年男子身高 99% 的置信区间为 $(1.72 \pm 1.96 \times 0.04/10)$

8. 已知某地 25 岁正常成年男性的平均收缩压为 113.0mmHg,从该地随机抽取 20 名 25 岁正常成年男性,测得其平均收缩压为 119.0mmHg,113.0mmHg 与 119.0mmHg 不同,原因是（　　　）

　　A. 样本例数太少　　　　　　B. 抽样误差　　　　　　C. 总体均数不同

　　D. 系统误差　　　　　　E. 个体差异太大

9. 关于率的标准误,下面叙述正确的是（　　　）

A. n 越大,标准误越大

B. n 越大,标准误越小

C. n 越大,标准误保持不变

D. $P(1-P)$ 越大,标准误越小

E. P 越大,标准误越小

10. 关于 t 分布的图形,下述哪项是错误的?（　　　）

A. 当 ν 趋于 ∞ 时,标准正态分布是 t 分布的特例

B. 当 ν 逐渐增大,t 分布逐渐逼近标准正态分布

C. v 越小,则 t 分布的尾部越高

D. t 分布是一条以 v 为中心左右对称的曲线

E. t 分布是一簇曲线,故临界值因自由度的不同而不同

11. t 分布与正态分布的关系是( )

A. 均以 0 为中心,左右对称

B. 总体均数增大时,分布曲线的中心位置均向右移动

C. 曲线下两端 5% 面积的对应的分位点均是 ±1.96

D. 随样本含量的增大,t 分布逼近标准正态分布

E. 样本含量无限增大时,二者分布完全一致

12. t 分布曲线和标准正态曲线比较( )

A. 中心位置左移　　　　　B. 中心位置右移　　　　　C. 分布曲线平坦一些

D. 分布曲线陡峭一些　　　E. 两尾部翘得低一些

13. 关于置信区间,下列叙述哪项不正确?( )

A. 置信区间的准确度反映在置信度 $1-\alpha$ 的大小

B. 置信区间的精度反映在区间的长度

C. 在样本例数确定的情况下,上述二者是矛盾的

D. 99% 置信区间比 95% 置信区间好

E. 在置信度确定的情况下,增加样本例数可提高精度

14. 关于置信区间与假设检验,下列叙述哪项不正确?( )

A. 置信区间与假设检验各自不同的作用,要结合使用

B. 置信区间亦可回答假设检验的问题

C. 置信区间还能比假设检验提供更多的信息

D. 置信区间并不意味着能够完全代替假设检验

E. 假设检验比置信区间重要

15. 用某药治疗某病患者,5 例中有 4 例治愈,宜写作 4/5,而不计算治愈率为 $4/5 \times 100\% = 80\%$,这是由于( )

A. 计算治愈率的方法不正确

B. 样本治愈率的置信区间太宽

C. 样本治愈率的置信区间太窄

D. 总体治愈率的置信区间太宽

E. 总体治愈率的置信区间太窄

16. 均数 95% 的置信区间主要用于( )

A. 估计"正常人群"某指标 95% 观察值所在范围

B. 反映总体均数有 95% 的可能在某范围内

C. 反映某指标的可能取值范围

D. 反映某指标的观察值范围

E. 反映某指标的 95% 的样本均数在此范围内

17. 在置信度确定的条件下,如何来减少区间的宽度?( )

A. 增加样本含量

B. 用 Z 界值代替 t 界值

C. 按原来的样本含量重新抽样

D. 去掉变异度较大的观察值

E. 以上均不正确

18. 关于 t 界值表,下列叙述哪项不正确?（　　）

A. 横标目为自由度

B. 纵标目为概率 P

C. 表中数字为相应的 t 界值

D. 在同一自由度下,t 值越大则 P 值越小

E. 自由度越大,t 值越大,越接近 Z 值

19. 置信区间估计时,置信度是指（　　）

A. α B. β C. $1-\alpha$

D. $1-\beta$ E. $\alpha+\beta$

20. HBsAg 总体阳性率 95% 置信区间表示（　　）

A. 总体中有 95% 的个体值在此范围内

B. 若有 100 个人,其中 95 个人在此范围内

C. 100 个总体阳性率,有 95 个分布在此范围内

D. 总体率一定,每 100 个阳性者中有 95 个在此范围内

E. π 一定时,随机抽取 n 相等的 100 个样本率,至少有 95 个推断正确

21. 已知某地 25 岁正常成年男性的平均收缩压为 113.0mmHg,从该地随机抽取 20 名 25 岁正常成年男性,测得其平均收缩压为 119.0mmHg,从同一个地区中再随机抽取 20 名 8 岁正常男孩,测得其平均收缩压为 90.0mmHg,标准差为 9.8mmHg,90.0mmHg 与 113.0mmHg 不同,原因是（　　）

A. 样本例数太少   B. 抽样误差   C. 总体均数不同

D. 系统误差   E. 样本均数不可比

22. 用大量来自同一总体的独立样本对总体参数作估计时,关于 95% 置信区间(CI),正确的是（　　）

A. 大约有 95% 的样本的 CI 覆盖了总体参数

B. 各个样本的 CI 是相同的

C. 对于每一个 CI 而言,有 95% 可能性覆盖总体参数

D. 对于每一个 CI 而言,有 5% 可能性没有覆盖总体参数

E. 以上都不对

23. 以下关于参数点估计的叙述,正确的是（　　）

A. CV 越小,表示用该样本估计总体均数越可靠

B. 标准误越小,表示用该样本估计总体均数的可靠性越差

C. 标准误越大,表示用该样本估计总体均数的可靠性越差

D. S 越小,表示用该样本估计总体均数越可靠

E. S 越大,表示用该样本估计总体均数的可靠性越差

24. 总体均数的置信区间主要用于（　　）

A. 估计"正常人群"某指标 95% 观察值所在范围

B. 反映该区间有 95% 的可能性包含总体参数

C. 反映总体均数的可能取值范围

D. 反映某指标的观察值波动范围

E. 反映 95% 的样本均数在此范围内

25. 95% 与 99% 的置信区间相比较（　　）

A. 前者的估计范围要窄些，估计精度要低些

B. 前者的估计范围要宽些，估计精度要低些

C. 前者的估计范围要宽些，估计精度要高些

D. 二者的估计精度相同

E. 前者的估计范围要窄些，估计精度要高些

答案：1. A　　2. D　　3. D　　4. C　　5. B　　6. A　　7. D　　8. B　　9. B

10. D　　11. D　　12. D　　13. C　　14. D　　15. E　　16. D　　17. B　　18. A　　19. E

20. C　　21. E　　22. C　　23. A　　24. C　　25. B

三、多项选择题

1. 关于置信区间，下列叙述哪些是正确的？（　　）

A. 置信区间的准确度反映在置信度 $1-\alpha$ 的大小

B. 置信区间的精度反映在区间的长度

C. 在样本例数确定的情况下，上述二者是矛盾的

D. 99% 置信区间比 95% 置信区间好

E. 在置信度确定的情况下，增加样本例数可提高精度

2. 关于 t 界值表，下列叙述哪些是正确的？（　　）

A. 横标目为自由度

B. 纵标目为概率 P

C. 表中数字为相应的 t 界值

D. 在同一自由度下，t 值越大则 P 值越小

E. 自由度越大，t 值越大，越接近 Z 值

3. 关于置信区间与假设检验，下列叙述哪些是正确的？（　　）

A. 置信区间与假设检验各自不同的作用，要结合使用

B. 置信区间亦可回答假设检验的问题

C. 置信区间还能比假设检验提供更多的信息

D. 置信区间并不意味着能够完全代替假设检验

E. 假设检验比置信区间重要

答案：1. ABCE　　2. ABCD　　3. ABCD

四、简答题

1. 中心极限定理的基本内容是什么？

参考答案：

(1)从正态总体 $N(\mu,\sigma^2)$ 中，随机抽取例数为 n 的样本，样本均数也服从正态分布；

(2)即使从偏态总体随机抽样，当 n 足够大时（$n \geqslant 50$），样本均数近似正态分布；

(3)从均数为 μ，标准差为 σ 的正态或偏态总体中，抽取例数为 n 的样本，样本均数的总体均数也为 μ，标准差与原标准差成正比，与样本例数的平方根成反比。

2. 标准误的基本用途有哪些？

参考答案：

(1)是抽样误差大小的定量指标；

(2)用于估计总体均数的可信区间；

(3)用于假设检验。

3. 标准差与标准误的区别？

参考答案： 具体见表6-1。

表6-1　标准误与标准差的区别

	标准差	标准误
符号不同	$\sigma(S)$	$\sigma_X(S_X)$
公式不同	$S=\sqrt{\dfrac{(X-\overline{X})^2}{n-1}}$ 或 $S=\sqrt{np(1-p)}$	$S_X=\dfrac{s}{\sqrt{n}}$ 或 $S_p=\sqrt{\dfrac{p(1-p)}{n}}$
意义不同	表示观测值的变异程度	反映抽样误差的大小
用途不同	制定医学参考值范围	用于统计推断(参数估计、假设检验)

五、论述题

假设已知某地正常成年男性红细胞数的均值为 $5.00 \times 10^{12}/L$，标准差为 $0.43 \times 10^{12}/L$，且满足正态分布。现从该总体中进行随机抽样，每次抽取 10 名正常成年男子，并测得他们的红细胞数，抽取 100 个样本，计算出每份样本的均数（见表6-2）。请回答以下问题。

(1)每个样本均数是否都恰好等于总体均数？各样本均数是否相等？什么原因导致这种差异的产生？

(2)抽样误差的概念、产生原因、表现及可避免性？

(3)样本均数的抽样分布具有怎样的特点？

(4)能否采用某个指标来描述样本均数之间的变异？

表 6-2 随机抽取的 100 个样本的均数($n=10$)

样本号	均数	样本号	均数	样本号	均数	样本号	均数
1	4.87	26	4.82	51	5.22	76	4.98
3	5.09	28	4.89	53	5.06	78	5
4	5.1	29	5	54	5.08	79	5.05
5	5.18	30	4.69	55	5.04	80	5.07
6	4.95	31	5.08	56	5.27	81	5.16
7	4.83	32	5.22	57	5.06	82	5.1
8	4.71	33	5.22	58	4.86	83	5.04
9	4.92	34	4.88	59	5.13	84	5.11
10	4.97	35	5.11	60	4.86	85	4.97
11	5.11	36	5.12	61	4.64	86	4.96
12	5.01	37	5.12	62	4.94	87	5.15
13	5	38	5.09	63	4.85	88	5.07
14	5.06	39	5.23	64	4.97	89	4.93
15	5.12	40	4.93	65	4.98	90	4.95
16	5.16	41	4.99	66	4.94	91	5.18
17	5.01	42	4.81	67	5.05	92	4.96
18	5.07	43	4.92	68	4.9	93	4.98
19	4.95	44	5.04	69	4.89	94	5.26
20	5.01	45	4.75	70	5.07	95	5.15
21	5	46	5.04	71	4.79	96	4.75
22	4.96	47	4.96	72	5.02	97	4.94
23	4.87	48	4.96	73	5.05	98	4.99
24	4.91	49	4.7	74	4.88	99	4.91
25	5.05	50	5.15	75	4.89	100	5.11

思路分析:

(1)每个样本均数不全都恰好等于总体均数,各样本均数之间也不完全相等,导致这种差异的主要原因是抽样误差。

(2)由于个体变异的存在,在抽样研究中产生的样本统计量和总体参数之间的差异称为抽样误差。产生原因主要是个体变异和抽样。表现为样本均数和总体均数间的差别以及样本均数和样本均数间的差别。

(3)样本均数抽样分布的特点:①各统计量间存在差异,统计量不一定等于参数;②统计量的变异范围比原变量的变异范围大大缩小;③随着 n 增加,样本均数的变异程度减小;

④如果原始变量服从正态分布,则统计量也服从正态分布;⑤如果原始变量不服从正态分布,若 n 较大,则统计量服从正态分布;若 n 较小,则统计量为非正态分布。

(4)可以用标准误来描述样本均数之间的变异程度。样本均数的标准差称为均数的标准误,用 $\sigma_{\bar{x}}$ 表示,说明样本均数围绕总体均数的离散程度,可用来反映样本均数的抽样误差大小。

六、分析讨论题

某研究为了探讨某疾病是否有家庭聚集性,已知正常儿童与该疾病相关的关键指标的平均水平为 150mg/dl,现测得 100 名曾患该病且关键指标高的子代儿童的同一指标的平均水平为 200mg/dl,标准差为 30mg/dl。

(1)如何衡量这 100 名儿童关键指标样本均数的抽样误差?

(2)估计 100 名儿童关键指标的平均水平的 95% 可信区间。

(3)根据可信区间判断该关键指标是否有家庭聚集性,并说明理由。

思路分析:

(1)均数的标准误可以用来衡量样本均数的抽样误差大小,即

$$S = 30\text{mg/dl}, n = 100$$

$$S_{\bar{X}} = \frac{S}{\sqrt{100}} = 3.0$$

(2)样本含量为 100,属于大样本,可采用正态近似的方法计算可信区间。$\bar{X} = 200\text{mg/dl}$,$S = 30$,$n = 100$,$S_{\bar{X}} = 3.0$,则 95% 可信区间为

下限:$\bar{X} - \mu_{a/2}S_{\bar{X}} = 200 - 1.96 \times 3.0 = 194.12\,(\text{mg/dl})$

上限:$\bar{X} + \mu_{a/2}S_{\bar{X}} = 200 + 1.96 \times 3.0 = 205.88\,(\text{mg/dl})$

故该地 100 名儿童关键指标的平均水平的 95% 可信区间为 194.12mg/dl～205.88mg/dl。

(3)因为 100 名曾患某病且关键指标高的子代儿童的关键指标的平均水平的 95% 可信区间的下限高于正常儿童与该疾病相关的关键指标的平均水平 150mg/dl,提示患某病且关键指标高的父辈,其子代关键指标水平较高,即所研究的关键指标具有一定的家庭聚集性。

七、重难点问题解析

根据图 6-1 回答下面的问题。

(1)图 6-1 告诉您什么?

(2)假设我们在某个人群总体反复多次进行重复抽样,每次都抽取 10 个人,经过多次抽样并计算每个样本的均值,这些均值将会落在哪个区域?

(3)假设我们在某个人群总体进行一次抽样,抽取 10 个人,那么这 10 个个体的值将会落在哪个区域?

(4)如何正确理解 95% 可信区间的含义?

(5)95% 参考值范围和 95% 可信区间的区别是什么?

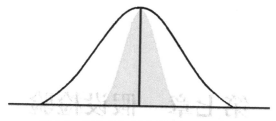

图 6-1　标准差与标准误的概念区分图

思路分析：

(1)图 6-1 考察的是标准差和标准误的概念区别。标准差是反映一个总体内，个体间的离散程度的指标，即每个个体都会在距离总体真实均值的某一个标准差范围内波动；标准误则是衡量一个总体被抽出样本的均值，距离总体均值的真实水平的差距可能有多少，标准误不仅受总体内每个个体变异水平的影响，还受抽样的样本量大小影响，是反应抽样的均值波动范围的指标。

(2)样本均值分布在阴影区域。

(3)白色区域。

(4)要正确理解置信区间，首先要知道置信区间不是固定的，它是一个随机变动的区间，不同的样本有不同的均值置信区间。因此，当通过某个样本得到一个置信区间，不要据此认为有 95% 的把握证明总体均值会落在这个区间范围内。准确的解读可以是这样的：抽样 100 次并分别计算 95% 置信度的置信区间，有 95 次计算所得的区间包含真实值，或者抽样 100 次得到 100 个随机样本，有 95 个样本的置信区间包含了总体真值，置信度为 95%。

(5)95% 参考值范围和 95% 可信区间的区别见表 6-3。

表 6-3　95% 参考值范围和 95% 可信区间的区别

	95% 参考值范围	95% 可信区间
公式	$\bar{x} \pm 1.96s$	$\bar{x} \pm 1.96s_{\bar{x}}$
用途	制定医学正常值范围	估计总体均数(率)的可信区间
含义	范围中包含了 95% 的个体值	估计正确的概率为 95%

(李柯然、王珍)

第七章 假设检验

一、教学大纲要求

（一）教学目的与要求

1. 了解
(1) 严格的科研设计需要考虑的问题
(2) 假设检验的相关理论
2. 熟悉
(1) 假设检验的基本步骤
(2) 假设检验需要注意的问题
(3) 假设检验与区间估计的联系
3. 掌握
(1) 假设检验的概念、基本思想和假设检验的目的
(2) 假设检验两型错误、检验效能

（二）学习内容

1. 假设检验的基本思想
2. 假设检验的基本步骤
3. 假设检验的两型错误
4. 假设检验应注意的问题

（三）本章重点

1. 假设检验的概念、基本思想和假设检验的目的
2. 假设检验的基本步骤
3. 假设检验两型错误、检验效能
4. 假设检验需要注意的问题

(四)本章难点

1. 假设检验的概念、基本思想和假设检验的目的
2. 假设检验的基本步骤
3. 假设检验两型错误、检验效能
4. 假设检验需要注意的问题

(五)复习思考题

1. 简述假设检验的基本思想
2. 简述假设检验中的Ⅰ型错误与Ⅱ型错误
3. 假设检验中应注意哪些方面的问题

二、单项选择题

1. 做假设检验时,下列叙述哪项正确?(　　)
   A. 有统计意义时,则一定有实际意义
   B. 有实际意义时,则一定得出有统计意义
   C. 有统计意义时,可能也有实际意义
   D. 无统计意义时,也一定无实际意义
   E. 无实际意义时,也一定无统计意义

2. 下列关于Ⅰ型错误(第一类错误)和Ⅱ型错误(第二类错误),叙述不正确的是(　　)
   A. Ⅰ型错误的概率用 α 表示
   B. Ⅱ型错误的概率用 β 表示
   C. 样本量固定时,Ⅰ型错误的概率越大,Ⅱ型错误的概率也越大
   D. 样本量固定时,Ⅰ型错误的概率越大,Ⅱ型错误的概率越小
   E. 要同时减小Ⅰ型错误和Ⅱ型错误的概率,需增大样本量

3. 假设检验时,下列关于检验结果叙述正确的是(　　)
   A. 若 P 值小于 0.05,则不拒绝 H_0,此时可能犯Ⅱ型错误
   B. 若 P 值小于 0.05,则拒绝 H_0,此时可能犯Ⅱ型错误
   C. 若 P 值小于 0.05,则不拒绝 H_0,此时可能犯Ⅰ型错误
   D. 若 P 值大于 0.05,则拒绝 H_0,此时可能犯Ⅰ型错误
   E. 若 P 值大于 0.05,则不拒绝 H_0,此时可能犯Ⅱ型错误

4. 下列关于Ⅰ型错误概率 α 和Ⅱ型错误概率 β 的叙述不正确的是(　　)
   A. 当样本量确定时,α 越小 β 越大
   B. 当样本量确定时,α 越大 β 越小
   C. 欲减小犯Ⅰ型错误概率,可取较小 α
   D. 欲减小犯Ⅱ型错误概率,可取较大 α
   E. 若样本含量足够大,可同时避免犯这两类错误

5. 样本均数与已知总体均数比较的 t 检验时，P 值越小说明（　　）

A. 样本均数与已知总体均数差别越小

B. 样本均数与已知总体均数差别越大

C. 样本所对应的总体均数与已知总体均数差别越大

D. 越有理由认为样本均数与已知总体均数不同

E. 越有理由认为样本对应的总体均数与已知总体均数不同

6. 下列关于统计推断的叙述正确的是（　　）

A. 如果一组数据是整个总体的观察结果，仅需要对该组数据进行统计描述即可，不需要对数据进行统计推断

B. 统计推断指的是用样本数据推断总体的特征，包括参数估计和假设检验

C. 区间估计的重要性在于可以得出估计不准的概率

D. 区间估计的重要性在于可以得出估计准确的概率

E. 以上说法都对

7. 下列关于统计推断的叙述正确的是（　　）

A. 假设检验的重点是比较参数的大小

B. 区间估计的重要性在于可以得出估计准确或不正确的概率

C. 在研究某种新药的降压效果时，如果得到舒张压治疗前后差值的 95% 的可信区间为 $9\sim14\mathrm{mmHg}$，则意味着总体真实值差值被包含在这一区间的概率为 95%

D. 在研究某种新药的降压效果时，如果得到舒张压治疗前后差值的 95% 的可信区间为 $9\sim14\mathrm{mmHg}$，则意味着总体真实值差值没有被包含在这一区间的概率为 5%

E. 以上说法都对

8. 下列关于统计推断的叙述正确的是（　　）

A. 假设检验的重点是比较参数的大小

B. 假设检验的作用是辨别出样本统计量间的差异是由于抽样误差导致还是由于两样本所来自的总体参数之间存在本质上的差异

C. 如果要比较甲乙两种药物治疗高血压的治疗效果，将随机抽取的某类高血压对象按照简单随机化的原则随机分为两组，一组采用甲药物进行治疗，一组采用乙药物进行治疗，实验结果显示甲药平均降压 $10\mathrm{mmHg}$，乙药平均降压 $5\mathrm{mmHg}$，要比较两种药物的疗效差异，可以进行假设检验

D. 在研究某种新药的降压效果时，如果得到舒张压治疗前后差值的 95% 的可信区间为 $9\sim14\mathrm{mmHg}$，则意味着总体真实值差值没有被包含在这一区间的概率为 5%

E. 以上说法都对

答案：1. C　　2. C　　3. E　　4. E　　5. E　　6. E　　7. E　　8. E

三、多项选择题

1. 下列关于区间估计与假设检验的关系叙述正确的是（　　）

A. 区间估计是通过从总体中抽取的样本，根据一定的正确度与精确度的要求，构造出适当的区间，以作为总体的参数真值所在范围的估计

B. 假设检验主要目的是定性比较参数之间有无差别或总体分布是否相同

C. 置信区间具有假设检验的主要功能

D. 置信区间可提供假设检验没有提供的信息

E. 在进行统计推断时,假设检验与置信区间互相补充,两者结合起来可以得到对问题比较完整的分析

2. 下列关于Ⅰ型错误概率 α 和Ⅱ型错误概率 β 的叙述正确的是(　　　　)

A. 当样本量确定时, α 越小 β 越大

B. 当样本量确定时, α 越大 β 越小

C. 欲减小犯Ⅰ型错误概率,可取较小 α

D. 欲减小犯Ⅱ型错误概率,可取较大 α

E. 若样本含量足够大,可同时避免犯这两类错误

3. 下列关于Ⅰ型错误(第一类错误)和Ⅱ型错误(第二类错误),叙述正确的是(　　　　)

A. Ⅰ型错误的概率用 α 表示

B. Ⅱ型错误的概率用 β 表示

C. 样本量固定时,Ⅰ型错误的概率越大,Ⅱ型错误的概率也越大

D. 样本量固定时,Ⅰ型错误的概率越大,Ⅱ型错误的概率越小

E. 要同时减小Ⅰ型错误和Ⅱ型错误的概率,需增大样本量

答案:1. ABCDE　　　2. ABCD　　　3. ABDE

四、简答题

简述假设检验的两类错误及检验效能。

参考答案:

第一类错误(Ⅰ类错误)也称为 α 错误,指当无效假设正确时,而拒绝无效假设所犯的错误。这意味着研究者的结论并不正确,即观察到了实际上并不存在的处理效应。

第二类错误(Ⅱ类错误)也称为 β 错误,指当无效假设错误时,反而接受无效假设的情况,即没有观察到存在的处理效应。

α 和 β 可以根据要求设置:①若要求重点减少犯Ⅰ型错误的概率,可以取 $\alpha=0.05$ 或 $\alpha=0.01$;②若重点减少犯Ⅱ型错误的概率,可以取 $\beta=0.10$ 或 $\beta=0.20$;③若要同时减小 α 和 β,只有通过增加样本量来实现。

检验效能或把握度,指两总体确有差别,按 β 水准能发现它们有差别的能力。用 $1-\beta$ 表示其概率大小。

五、论述题

谈谈您对假设检验几个基本步骤的理解。

参考答案:

(1)建立假设、确定检验水准和单双侧

无效假设又称为零假设、无效假设或者被检验的假设,通常是研究者想收集证据予以

反驳的假设。看一个假设是否是无效假设,可通过符号＝、≤或≥来判定。

备择假设也称研究假设,是研究者想收集证据予以支持或证明的假设。看一个假设是否是备择假设,可通过符号≠、＜或＞来判定。

无效假设和备择假设是一个完备事件组,而且相互对立。在一项假设检验中,无效假设和备择假设中必有一个成立,而且只有一个成立。在研究中往往先确定备择假设,再确定无效假设。"＝"总是放在无效假设上。

检验水准,又称为显著性水准,通常用 α 表示,含义为拒绝一个真正的无效假设的概率。

(2)选择并计算检验统计量

应根据分析目的、设计类型和资料类型,选用适当的检验方法,计算相应的统计量。

(3)确定 P 值,做出统计推断

P 值是指在无效假设所规定的总体中做随机抽样,获得等于及大于(≥)或等于及小于(≤)现有样本统计量值的概率,也可间接理解为无效假设成立的可能性大小。一般将计算得到的检验统计量值与查表得到的界值比较,确定 P 值。

以 t 检验为例,如果 $t \geq t_{\alpha/2, \nu}$,则 $P \leq \alpha$,结论为按所规定的检验水准,拒绝 H_0,接受 H_1,差别有统计学意义(统计结论),可认为总体均数、总体率或总体分布不等或不全相等(专业结论)。如果 $t \leq t_{\alpha/2, \nu}$,则 $P \geq \alpha$,结论为按所规定的检验水准,拒绝 H_1,接受 H_0,差别无统计学意义(统计结论),可认为总体均数、总体率或总体分布相同或相等(专业结论)。

六、分析讨论题

某研究欲探讨高胆固醇血症是否有家庭聚集性,已知正常成人的总胆固醇平均水平是 4.0mmol/L,现测得 100 名高胆固醇血症的兄弟或姐妹的胆固醇平均水平为 5.5mmol/L,标准差为 1.5mmol/L,请回答以下问题。

(1)估计样本量为 100 名高胆固醇血症的兄弟或姐妹的胆固醇平均水平的 95% 可信区间。

(2)根据可信区间判断高胆固醇是否有家庭聚集性,并说明理由。

(3)采用假设检验判断高胆固醇是否有家庭聚集性。

(4)区间估计与假设检验的关系。

思路分析:

(1)样本含量为 100,属于大样本,可采用正态近似的方法计算可信区间。

已知, $\overline{X} = 5.5\text{mmol/L}, S = 1.5\text{mmol/L}, n = 100$,可以计算标准误

$S_{\overline{X}} = \dfrac{S}{\sqrt{100}} = \dfrac{1.5}{10} = 0.15(\text{mmol/L})$,则 95% 可信区间的下限和上限分别为:

下限: $\overline{X} - 1.96 S_{\overline{X}} = 5.5 - 1.96 \times 0.15 = 5.21(\text{mmol/L})$

上限: $\overline{X} + 1.96 S_{\overline{X}} = 5.5 + 1.96 \times 0.15 = 5.79(\text{mmol/L})$

故该地高胆固醇血症的兄弟或姐妹的胆固醇平均水平的 95% 可信区间为 5.21～5.79mmol/L。

(2)因为该地高胆固醇血症的兄弟或姐妹的胆固醇平均水平的 95% 可信区间的下限高于该地正常成人的总胆固醇平均水平 4.0mmol/L,提示高胆固醇具有一定的家庭聚集性。

(3)假设检验

因样本含量 $n>50(n=60)$，故采用样本均数与总体均数比较的 u 检验。

①建立检验假设，确定检验水准

H_0：该地高胆固醇血症的兄弟或姐妹的胆固醇平均水平与该地正常成人的平均水平相等，高胆固醇水平不存在家族聚集性

H_1：该地高胆固醇血症的兄弟或姐妹的胆固醇平均水平与该地正常成人的平均水平不相等，高胆固醇水平存在家族聚集性

$$\alpha=0.05$$

②计算检验统计量

$$u=\frac{\overline{X}-\mu}{\sigma_{\overline{X}}}=\frac{\overline{X}-\mu}{\sigma/\sqrt{n}}=\frac{|4.0-5.5|}{0.15}=10$$

③确定 P 值，做出推断结论

$10>1.96$，故 $P<0.05$，按 $\alpha=0.05$ 水准，拒绝 H_0，接受 H_1，说明该地高胆固醇血症的兄弟或姐妹的胆固醇平均水平与该地正常成人的平均水平不相等，高胆固醇水平存在家族聚集性，与区间估计的结论一致。

(4)区间估计与假设检验是统计推断的两个方面。区间估计是参数估计的一种形式。通过从总体中抽取的样本，根据一定的正确度与精确度的要求，构造出适当的区间，以作为总体的参数真值所在范围的估计。假设检验又称为显著性检验，其主要目的是定性比较参数之间有无差别或总体分布是否相同。

两者之间的关系可表述为：①置信区间具有假设检验的主要功能，在 α 检验水准上可回答差别有无统计学意义；②置信区间可提供假设检验没有提供的信息，根据置信区间上、下限的数值大小可判断差别是否具有实际意义；③假设检验可提供确切的 P 值，置信区间只能在预先确定的置信度 $100(1-\alpha)\%$ 水平上进行推断，没有精确的概率值，且有可能增大 II 类错误；④置信区间推断总体均数所在的范围，假设检验推断总体均数是否存在不同，只有把置信区间和假设检验结合起来，互相补充才是对问题比较的完整分析。

七、重难点问题解析

假设检验的基本思想、实质、假设检验的目的以及注意事项。

参考答案：

(1)假设检验的基本思想：首先对要比较的总体提出一个无差别的假设，然后通过样本数据去推断是否拒绝该假设。

(2)假设检验的实质：判断由样本观察到的差别是否由抽样误差引起还是由于总体上的不同。

(3)假设检验的目的：评价两种或多种不同处理引起的效应差异的证据有多强，这种证据的强弱用概率 P 来度量和表示。

(4)假设检验的注意事项

①数据应该来自科学严密的设计与调查，抽样研究要保证样本对总体具有代表性，不同组间进行比较，要注意组间的均衡可比性。

②数据应该满足各种假设检验方法的前提条件,在选择假设检验的方法时需要考虑很多因素,具体可包括设计类型(完全随机、随机区组、拉丁方、交叉、析因、正交、嵌套、裂区设计等),处理因素(单因素、双因素、多因素),反应变量(单变量、双变量、多变量),资料类型(计量、无序分类、有序分类),样本数目(单样本、两样本、多样本),数据提供信息(完全数据、不完全数据、重复测量数据),假设检验方法前提条件(独立、方差齐性、正态分布)等。

③正确理解假设检验中概率 P 的含义,P 是指在 H_0 成立的前提下,出现现有样本量以及更极端值情况的概率。P 值越小,越说明当前样本的证据倾向于拒绝 H_0,当 P 值小于或等于事先规定的检验水准 α 时,就拒绝 H_0。

④结论不能绝对化,假设检验的结论是根据 P 值和检验水准 α 做出的,冒着一定犯错误的风险,拒绝 H_1,可能犯 Ⅰ 型错误,拒绝 H_0,可能犯 Ⅱ 型错误。

⑤要注意统计学意义与实际意义,假设检验的结论包含两部分,一是统计结论,一是专业结论。统计结论是根据假设检验得出的,具体表现为是否拒绝 H_0,专业结论给出的差异是否具有实际意义。统计学结论与专业结论有时一致,有时不一致,两者之间无必然联系。

（孟祥勇、王珍）

第八章　t 检验

一、教学大纲要求

(一)教学目的与要求

1. 了解
(1)正态性检验的几种方法
(2)t' 检验自由度的校正
(3)Z 检验
2. 熟悉
(1)三种类型 t 检验的计算公式
(2)t 检验的注意事项
3. 掌握
(1)几种类型 t 检验的适用条件和检验目的
(2)几种类型 t 检验的基本原理和过程

(二)学习内容

1. 样本均数与总体均数的比较
2. 配对设计均数的 t 检验
3. 两样本均数的 t 检验
4. t 检验的注意事项

(三)本章重点

1. 几种类型 t 检验的适用条件和检验目的
2. 几种类型 t 检验的基本原理和过程

(四)本章难点

1. 几种类型 t 检验的适用条件和检验目的
2. 几种类型 t 检验的基本原理和过程

3.t 检验的注意事项

(五)复习思考题

1.几种类型 t 检验的适用条件和检验目的

2.几种类型 t 检验的基本原理和过程

3.t 检验的注意事项

二、单项选择题

1.在两样本均数比较的假设检验中,若检验统计量 t 值越大,则结论为(　　)

A.P 值越小,越有理由认为两样本均数不同

B.P 值越小,越有理由认为两样本均数差异很大

C.P 值越大,越有理由认为两总体均数差异很大

D.P 值越大,越有理由认为两样本均数来自同一总体

E.P 值越小,越有理由认为两样本均数来自不同总体

2.两样本均数比较时,以下检验水准中犯第二类错误最小的是(　　)

A.$\alpha = 0.05$　　　　　　　　B.$\alpha = 0.01$　　　　　　　　C.$\alpha = 0.15$

D.$\alpha = 0.20$　　　　　　　　E.$\alpha = 0.25$

3.若将配对设计的数据进行两独立样本均数 t 检验,容易出现的问题是(　　)

A.增加出现 Ⅰ 类错误的概率

B.增加出现 Ⅱ 类错误的概率

C.检验结果的 P 值不准

D.方差齐性检验的结果不准

E.增加检验效能

4.某研究欲比较某药治疗高血压的疗效,在治疗前后均检测了一组血压数据,假设治疗前后的差值满足正态分布,则该检验的无效假设(双侧检验)为(　　)

A.$\mu_d = 0$　　　　　　　　B.$\mu_d \neq 0$　　　　　　　　C.$\mu_1 = \mu_2$

D.$\mu_1 \neq \mu_2$　　　　　　　　E.$\mu = \mu_0$

5.作假设检验时,下列叙述哪项正确?(　　)

A.有统计意义时,则一定有实际意义

B.有实际意义时,则一定有统计意义

C.有统计意义时,可能也有实际意义

D.无统计意义时,也一定无实际意义

E.无实际意义时,也一定无统计意义

6.在对配对资料的差值进行正态性检验时,为了减少第 Ⅱ 类错误的概率,检验水准取下列哪种好?(　　)

A.$\alpha = 0.01$　　　　　　　　B.$\alpha = 0.05$　　　　　　　　C.$\alpha = 0.10$

D.$\alpha = 0.20$　　　　　　　　E.$\alpha = 0.02$

7.关于两样本均数比较的 t 检验,下列叙述不正确的是(　　)

A.资料须符合随机的原则,即样本从总体中随机抽取

B.资料须具有可比性,即两比较组除了研究因素,其余可能对研究结果产生影响的非研究因素在两比较组需要达到均衡性

C.两独立样本均数的 t 检验条件必须满足两总体的方差相等

D.差别有统计学意义说明比较的两样本来自不同总体

E.差别有统计学意义说明比较的两总体差别较大

8.下列关于Ⅰ型错误(第一类错误)和Ⅱ型错误(第二类错误),叙述不正确的是(　　)

A.Ⅰ型错误,又称为假阳性错误,其概率一般用 α 表示

B.Ⅱ型错误,又称为假阴性错误,其概率一般用 β 表示

C.样本量固定时,Ⅰ型错误的概率越大,Ⅱ型错误的概率也越大

D.样本量固定时,Ⅰ型错误的概率越大,Ⅱ型错误的概率越小

E.要同时减小Ⅰ型错误和Ⅱ型错误的概率,需增大样本量

9.比较两种药物疗效,下列哪项可作单侧检验?(　　)

A.已知 A 药与 B 药均有效

B.不知 A 药好还是 B 药好

C.已知 A 药不会优于 B 药

D.不知 A 药与 B 药是否均有效

E.已知 A 药与 B 药均无效

10.某研究欲比较 A 和 B 两种药物治疗中度高血压的疗效,随机选择了两组中度高血压对象采用随机化分组的原则分配到两组中进行治疗,样本含量分别为 n_1 和 n_2,进行成组设计资料的 t 检验时,自由度为(　　)

A. n_1+n_2　　　　　　　B. n_1+n_2-1　　　　　　　C. n_1+n_2+1

D. n_1+n_2-2　　　　　　E. n_1+n_2+2

11.在两样本均数的 t 检验中,备择假设 H_1 是(　　)

A.两样本均数相等

B.两总体均数相等

C.两总体均数不相等

D.两样本均数差别无统计学意义

E.两总体均数差别无统计学意义

12.18 名大学生分别用两种仪器测量肺活量最大呼气率(L/min),若该资料符合参数检验条件,现比较两种方法检测结果有无差别,可选择(　　)

A.单样本 t 检验　　　　　B.成组设计 t 检验　　　　　C.成组设计 Z 检验

D.配对设计 t 检验　　　　E.配对设计秩和检验

13.关于检验效能,下列叙述错误的是(　　)

A.两总体均数确有差别时,按 α 水准发现这种差别的能力

B.两总体均数确有差别时,按 $1-\beta$ 水准发现这种差别的能力

C.与 α 有关,当样本量一定时, α 越大,检验效能越高

D.与样本例数有关,与小样本相比,适当增加样本量可提高检验效能

E. 与两总体均数间的位置或差值的大小有关

14. 以下不能用配对 t 检验方法的是(　　)

A. 比较 15 名肝癌患者癌组织和癌旁组织中某基因的表达量

B. 比较两种检测方法测量 15 名肝癌患者癌组织中某基因的表达量

C. 比较早期和晚期肝癌患者各 15 名癌组织中某基因的表达量

D. 比较糖尿病患者经某种药物治疗前后糖化血红蛋白的变化

E. 比较 15 名受试者针刺膻中穴前后的痛阈值

15. 假设检验中,P 与 α 的关系是(　　)

A. P 越大,α 越大

B. P 越大,α 越小

C. 二者均事先确定

D. 二者均不需要事先确定

E. P 值的大小与 α 的大小无关

16. 某研究欲评估咖啡因对运动者心肌血流量的影响,采用配对 t 假设检验,检验水准为 0.05,经计算 $P<0.05$,拒绝 H_0,此时若推断有错,其错误的概率为(　　)

A. 0.01　　　　　　　　　　B. 0.95　　　　　　　　　　C. β,$\beta=0.01$

D. β,β 未知　　　　　　　E. α,$\alpha=0.05$

17. 若总例数相同,则成组资料的 t 检验与配对资料 t 检验相比(　　)

A. 成组 t 检验的效率高些

B. 配对 t 检验的效率高些

C. 两者效率相等

D. 两者效率相差不大

E. 两者效率不可比

18. 两样本均数假设检验的目的是判断(　　)

A. 两样本均数是否相等

B. 两样本均数差别有多大

C. 两总体均数是否相等

D. 两总体均数差别有多大

E. 两总体均数与样本均数的差别有多大

19. 配对设计的目的是(　　)

A. 提高测量精度　　　　　B. 操作方便　　　　　　　C. 为了应用 t 检验

D. 提高组间可比性　　　　E. 减少实验误差

答案:1. E　　2. E　　3. B　　4. A　　5. E　　6. D　　7. E　　8. C　　9. C　　10. D

11. C　　12. D　　13. B　　14. C　　15. E　　16. E　　17. B　　18. C　　19. D

三、多项选择题

1. 关于假设检验,下列叙述正确的是(　　)

A. 选择单侧检验还是双侧检验,需要根据研究目的和专业知识而定

B. 采用配对 t 检验还是成组 t 检验由实验设计方法和是否满足检验假设条件而决定

C. 检验结果若 P 值大于 0.05,则接受 H_0 犯错误的可能性很小

D. 两样本均数比较时,需要进行方差齐行检验,检验水准可以稍微放宽一点

E. 由于配对 t 检验的效率高于成组 t 检验,因此最好都用配对 t 检验

2. 关于两样本均数比较的 t 检验,下列叙述正确的是(　　　)

A. 资料须符合随机的原则,即样本从总体中随机抽取

B. 资料须具有可比性,即两比较组除了研究因素,其余可能对研究结果产生影响的非研究因素在两比较组需要达到均衡性

C. 两独立样本均数的 t 检验条件必须满足两总体的方差相等

D. 差别有统计学意义说明比较的两样本来自不同总体

E. 差别有统计学意义说明比较的两总体差别较大

3. 下列关于 I 型错误(第一类错误)和 II 型错误(第二类错误),叙述正确的是(　　　)

A. I 型错误,又称为假阳性错误,其概率一般用 α 表示

B. II 型错误,又称为假阴性错误,其概率一般用 β 表示

C. 样本量固定时,I 型错误的概率越大,II 型错误的概率也越大

D. 样本量固定时,I 型错误的概率越大,II 型错误的概率越小

E. 要同时减小 I 型错误和 II 型错误的概率,需增大样本量

4. 关于检验效能,下列叙述正确的是(　　　)

A. 两总体均数确有差别时,按 α 水准发现这种差别的能力

B. 两总体均数确有差别时,按 $1-\beta$ 水准发现这种差别的能力

C. 与 α 有关,当样本量一定时,α 越大,检验效能越高

D. 与样本例数有关,与小样本相比,适当增加样本量可提高检验效能

E. 与两总体均数间的位置或差值的大小有关

答案:1. ABD　　　2. ABCD　　　3. ABDE　　　4. ACDE

四、简答题

1. 简述单样本 t 检验、配对样本 t 检验和两独立样本均数比较的 t 检验的适用条件和检验目的。

参考答案:

(1)单样本 t 检验又称为单样本均数 t 检验,适用于来自正态分布的某个样本均数 $\bar{X}$ 与已知总体均数 μ_0 的比较,其比较目的是检验样本均数 $\bar{X}$ 所代表的总体均数与已知的总体均数 μ_0 是否有差别。

(2)配对样本 t 检验又称为配对样本均数 t 检验以及非独立两样本均数 t 检验,适用于配对设计样本均数的比较,理论上需要假设配对差值服从正态分布,其比较目的是检验两相关样本均数所代表的未知总体均数是否有差别。

(3)两独立样本均数比较的 t 检验,又称为成组 t 检验,适用于完全随机设计两样本均数的比较,其目的是检验两样本所来自的总体均数是否相等。

2.简述配对设计的基本原理及类型。

参考答案：

（1）原理

　　配对设计是将受试对象按某些重要特征相近的原则配成对子,每对中的两个个体随机地给予两种处理。应用配对设计可以减少实验误差和非处理因素（混杂因素）对结果的干扰,提高统计效率。

（2）类型

　　配对设计有三种类型：①同源配对,指的是同一受试对象或将同一标本分成两份,随机分配接受两种不同的处理；②异源配对,指的是为消除混杂因素的影响,将两个同质受试对象配对分别接受两种处理,比如同种系、同窝别、同性别和体重相近的两只动物配成一对,再随机化分到两个处理组中去,或者将同性别、年龄相近和病情相同的病人配成一对,每对中的两个个体分别接受两种不同的处理；③自身前后配对或自身身体对称部位配成一对,比较接受某种治疗或处理前后的差异或者比较身体对称部位分别接受两种不同处理后的差异。

五、论述题

论述 t 检验的注意事项。

参考答案：

（1）选用的检验方法必须符合其适用条件：①单样本的 t 检验要求样本来自的总体满足正态分布（如果不满足可进行变量变换或非参数检验）；②配对样本的 t 检验要求两样本的差值总体均数满足正态分布（如果不满足可进行变量变换或非参数检验）；③两独立样本的 t 检验要求两样本所来自的总体满足独立、正态和方差齐性（如果不满足可进行正态性变换、t' 检验或非参数检验）。

（2）区分单侧检验和双侧检验,单侧检验的界值小于双侧检验的界值,因此更容易拒绝原假设,犯第 I 类错误的可能性大。

（3）假设检验的结论不能绝对化：①当一个统计量的值落在拒绝域内,这个检验是统计上显著的,这时拒绝无效（零）假设；②当一个统计量的值落在接受域中,这个检验是统计上不显著的,这时不拒绝无效（零）假设；③需要注意的是,不拒绝无效（零）假设不等于支持无效（零）假设,仅表示现有样本不足以拒绝无效（零）假设。

（4）正确理解 P 值与差别有无统计学意义,P 越小,不是说明实际差别越大,而是说明越有理由拒绝无效（零）假设,差别有无统计学意义和有无专业上的实际意义并不完全相同。

（5）假设检验和可信区间的关系,两者结论具有一致性,但也存在差异,主要体现在两者提供的信息不同,区间估计给出总体均值可能取值范围,但不给出确切的概率值,假设检验可以给出无效（零）假设成立与否的概率。

（6）涉及多组间计量资料的比较时,慎用 t 检验,需要用方差分析或非参数检验进行数据分析。

六、分析讨论题

某研究者欲比较某药物治疗单纯性收缩压增高者的降压效果,调查 15 名单纯性收缩压增高者,服药 28 天前后收缩压水平如表 8-1 所示,试比较某药物治疗单纯性收缩压的疗效。

表 8-1　某药物治疗单纯性收缩压增高者的降压效果(mmHg)

编号	治疗前	治疗后	差值(d)
1	160	150	10
2	158	154	4
3	150	142	8
4	146	132	14
5	156	138	18
6	144	130	14
7	156	140	16
8	150	132	18
9	148	144	4
10	146	132	14
11	156	138	18
12	154	138	16
13	144	128	16
14	148	140	8
15	160	148	12

思路分析:

本题为配对设计资料,经检验,治疗前后差值服从正态分布,故采用配对 t 检验进行分析。

(1)建立检验假设,确定检验水平

$H_0:\mu_d=0$,治疗前后差值的总体均数为零

$H_1:\mu_d\neq0$,治疗前后差值的总体均数不为零

$$\alpha=0.05$$

(2)计算检验统计量

$$t=\frac{\bar{d}}{S_d/\sqrt{n}}=\frac{12.67}{1.24}=10.22$$

$t=10.18>t_{0.05,14}=2.145$,$P<0.05$,拒绝 H_0,接受 H_1,差别有统计学意义,可以认为某药物治疗单纯性收缩压有效。

七、重难点问题解析

1. 某研究欲比较 15 名正常血糖对象和 15 名糖尿病前期对象 IL-6(pg/mL)的水平,如表 8-2 所示,假定两样本所代表的总体服从正态分布,问正常血糖对象和糖尿病前期对象 IL-6 含量是否不同?

表 8-2 正常血糖对象和糖尿病前期对象 IL-6 含量   (pg/mL)

组别	例数	均数	标准差
正常血糖对象	15	135.8	30.8
糖尿病前期对象	15	146.2	32.4

思路分析:

由题意得,$\overline{X_1}=135.8,S_1=30.8;\overline{X_2}=146.2,S_2=32.4$

该研究属于两个小样本均数比较,首先考虑成组设计 t 检验,但需要检验两总体方差是否相等。

$H_0:\sigma_1^2=\sigma_2^2$,即两总体方差相等

$H_1:\sigma_1^2\neq\sigma_2^2$,即两总体方差不等

$$\alpha=0.10$$

$$F=\frac{S_2^2}{S_1^2}=\frac{32.4^2}{30.8^2}=1.11$$

$F_{0.10(14,14)}=2.46,F<F_{0.10(12,14)}$,故 $P>0.10$,按 $\alpha=0.10$ 水准,不拒绝 H_0,差别无统计学意义。故认为 15 名正常血糖对象和 15 名糖尿病前期对象 IL-6 含量总体方差相等,可直接用两独立样本均数比较的 t 检验。

(1)建立检验假设,确定检验水平

H_0:15 名正常血糖对象和 15 名糖尿病前期对象 IL-6 含量相同

H_1:15 名正常血糖对象和 15 名糖尿病前期对象 IL-6 含量不同

$$\alpha=0.05$$

(2)计算检验统计量

$$S_c^2=\frac{(n_1-1)S_1^2+(n_2-1)S_2^2}{n_1+n_2-2}=999.2$$

$$t=\frac{(\overline{X}_1-\overline{X}_2)-0}{S_{\overline{X}_1-\overline{X}_2}}=\frac{|\overline{X}_1-\overline{X}_2|}{S_{\overline{X}_1-\overline{X}_2}}=0.329$$

(3)确定 P 值,做出推断结论

$t_{0.05,2.28}=2.048>0.329,P>0.05$,拒绝 H_1,接受 H_0,差别无统计学意义,15 名正常血糖对象和 15 名糖尿病前期对象 IL-6 含量相同。

2. 某研究欲比较 15 名正常血糖对象和 15 名糖尿病对象 IL-6(pg/mL)的水平,如表 8-3 所示,假定两样本所代表的总体服从正态分布,问正常血糖对象和糖尿病对象 IL-6 含量是否不同?

表 8-3　正常血糖对象和糖尿病对象 IL-6 含量　　　　　　　　　　　　　(pg/mL)

组别	例数	均数	标准差
正常血糖对象	15	135.8	30.8
糖尿病对象	15	176.8	55.5

思路分析：

由题意得，$\overline{X_1}=135.8$，$S_1=30.8$；$\overline{X_2}=176.8$，$S_2=55.5$

本题是两个小样本均数比较，可用成组设计 t 检验或 t' 检验，首先检验两总体方差是否相等。

$H_0:\sigma_1^2=\sigma_2^2$，即两总体方差相等

$H_1:\sigma_1^2\neq\sigma_2^2$，即两总体方差不等

$$\alpha=0.05$$

$$F=\frac{S_2^2}{S_1^2}=\frac{55.5^2}{30.8^2}=3.24$$

$F_{0.10(14,14)}=2.46<3.24$，故 $P<0.10$，差别有统计学意义，按 $\alpha=0.10$ 水准，拒绝 H_0，接受 H_1，故认为正常血糖对象和糖尿病对象 IL-6 含量总体方差不等，不能直接用两独立样本均数比较的 t 检验，而应用两独立样本均数比较的 t' 检验。

$$t'=\frac{\overline{X_1}-\overline{X_2}}{\sqrt{\dfrac{S_1^2}{n_1}+\dfrac{S_2^2}{n_2}}}=\frac{|135.8-176.8|}{14.35}=2.86,$$

$$\nu=\frac{(S_1^2/n_1+S_2^2/n_2)^2}{\dfrac{(S_1^2/n_1)^2}{n_1-1}+\dfrac{(S_2^2/n_2)^2}{n_2-1}}=21.88\approx22$$

$t_{0.05,22}=2.074<2.86$，$P<0.05$，按 $\alpha=0.05$ 水准，拒绝 H_0，接受 H_1，差别有统计学意义，故认为 15 名正常血糖对象和 15 名糖尿病对象 IL-6 含量有差别。

（王珍、王霄一）

第九章　方差分析

一、教学大纲要求

(一)教学目的与要求

1. 了解
(1)F 分布的概率密度函数及曲线
(2)方差齐性检验
(3)其他设计类型的方差分析
2. 熟悉
多个样本均数的两两比较
3. 掌握
(1)完全随机设计方差分析的定义、基本思想和应用条件
(2)完全随机设计方差分析的基本过程
(3)随机区组设计方差分析的定义、基本思想和应用条件
(4)随机区组设计方差分析的基本步骤

(二)学习内容

1. 方差分析的基本思想
2. 完全随机设计资料的方差分析
3. 随机区组设计资料的方差分析
4. 多个样本均数间的两两比较

(三)本章重点

1. 方差分析的基本思想和应用条件
2. 完全随机设计方差分析的定义、基本思想、应用条件和基本过程
3. 随机区组设计方差分析的定义、基本思想、应用条件和基本过程

(四)本章难点

1.方差分析的基本思想和应用条件
2.完全随机设计方差分析的定义、基本思想、应用条件和基本过程
3.随机区组设计方差分析的定义、基本思想、应用条件和基本过程
4.多个样本均数间的两两比较

(五)复习思考题

1.完全随机设计与随机区组设计的方差分析的基本思想是什么？
2.完全随机设计的两独立样本均数比较的 t 检验与完全随机设计多个样本均数比较的方差分析之间的关系如何？
3.配对设计比较的 t 检验与随机区组设计资料的方差分析之间的关系如何？
4.多个样本均数间的两两比较的方法选择策略

二、单项选择题

1.完全随机设计方差分析的基本思想和要点是(　　　)
A.组间均方大于组内均方
B.组内均方大于组间均方
C.不同来源的方差必须相等
D.两方差之比服从 F 分布
E.总变异及其自由度可按不同来源分解为组间和组内两部分
2.随机区组设计的方差分析的基本思想和要点是(　　　)
A.组间均方大于组内均方
B.组内均方大于组间均方
C.不同来源的方差必须相等
D.两方差之比服从 F 分布
E.总变异及其自由度可按不同来源分解为组间、区组和组内三部分
3.方差分析的应用条件之一是方差齐性,它是指(　　　)
A.各比较组相应的样本方差相等
B.各比较组相应的总体方差相等
C.组内方差＝组间方差
D.总方差＝各组方差之和
E.总方差＝组内方差＋组间方差
4.完全随机设计方差分析中的组间均方反映的是(　　　)
A.随机测量误差大小
B.某因素效应大小
C.处理因素效应与随机误差综合结果
D.全部数据的离散度

E. 各组方差的平均水平

5. 随机区组化设计的方差分析中区组均方反应的是( )

A. 随机测量误差大小

B. 某因素效应大小

C. 区组因素效应与随机误差综合结果

D. 全部数据的离散度

E. 各组方差的平均水平

6. 某研究者在 4 种不同温度下分别独立地重复 10 次试验, 共测得某定量指标的数据 40 个, 若采用完全随机设计方差分析进行统计分析, 其组间自由度为( )

A. 39   B. 36   C. 26

D. 9   E. 3

7. 对有 k 个处理组, b 个随机区组的资料进行双因素方差分析, 其误差的自由度正确的是( )

A. $kb-k-b$ B. $kb-k-b-1$ C. $kb-k-b-2$

D. $kb-k-b+1$ E. $kb-k-b+2$

8. 完全随机设计的方差分析中, 下列式子中正确的是( )

A. $SS_{总}=SS_{组间}+SS_{组内}$

B. $MS_{总}=MS_{组间}+MS_{误差}$

C. $SS_{组间}>SS_{组内}$

D. $MS_{组间}>MS_{组内}$

E. $SS_{总}=SS_{组间}+SS_{区组}+SS_{误差}$

9. 随机区组设计的方差分析中, 以下对变异间关系表达正确的是( )

A. $SS_{总}=SS_{组间}+SS_{组内}$

B. $MS_{总}=MS_{组间}+MS_{误差}$

C. $SS_{总}=SS_{组间}+SS_{区组}+SS_{误差}+SS_{组间*区组}$

D. $MS_{总}=MS_{组间}+MS_{区组}+MS_{组内}$

E. $SS_{总}=SS_{组间}+SS_{区组}+SS_{误差}$

10. 对于两组资料的比较, 方差分析与 t 检验的关系是( )

A. t 检验结果更准确

B. 方差分析结果更准确

C. t 检验对数据的要求更为严格

D. 近似等价

E. 完全等价

11. 完全随机设计的多样本均数的比较, 经方差分析, 若 $P<0.05$, 则结论为( )

A. 各样本均数全相等

B. 各样本均数全不相等

C. 至少有两个样本均数不等

D. 至少有两个总体均数不等

E. 各总体均数全相等

12.多组均数比较的方差分析,如果 $P<0.05$,则应该进一步做的是(　　)

A.两均数的 t 检验　　　　B.区组方差分析　　　　　C.方差齐性检验

D. q 检验　　　　　　　　E.确定单独效应

13.完全随机设计资料的多个样本均数的比较,若处理或干预因素无作用或效果,则方差分析的 F 值理论上应接近于(　　)

A. $F_{\alpha(\nu_1,\nu_2)}$　　　　　B. $SS_{处理}/SS_{误差}$　　　　C.0

D.1　　　　　　　　　E.任意值

14.对于多个方差的齐性检验,若 $P<a$,可认为(　　)

A.多个样本方差全不相等

B.多个总体方差全不相等

C.多个样本方差不全相等

D.多个总体方差不全相等

E.多个总体方差相等

15.若要研究某主要的干预因素对实验结局的影响,研究分为 3 个组(该干预因素的 3 个水平),但同时也知道另一个因素也可能对实验结局造成影响,如果不考虑因素间的交互作用,所采用的实验设计类型最好为(　　)

A.配对设计　　　　　　　B.完全随机设计　　　　　C.随机区组设计

D.交叉设计　　　　　　　E.拉丁方设计

16.某医科大学某教研组研究棉布、府绸、的确良、尼龙 4 种衣料对棉花吸附十硼氢量(γ)。每种衣料各做 5 次检验,检验指标为 4 种衣料内棉花吸附十硼氢量(γ),研究的目的是比较 4 种衣料内棉花吸附十硼氢量(γ)有无差别,请问该研究的设计类型为(　　)

A.配对设计　　　　　　　B.完全随机设计　　　　　C.随机区组设计

D.交叉设计　　　　　　　E.拉丁方设计

17.为研究某降血糖药物对糖尿病大鼠和正常大鼠某指标(定量)的影响,研究者将 24 只大鼠随机等分为 4 组,2 组为血糖正常大鼠,另外 2 组制成糖尿病模型鼠,模型鼠和 2 组血糖正常大鼠分别进行给药和不给药 2 种处理,请问该研究的设计类型为(　　)

A.配对设计　　　　　　　B.完全随机设计　　　　　C.随机区组设计

D.交叉设计　　　　　　　E.拉丁方设计

18.某职业病防治院测定了年龄相近的 45 名男性用力肺活量,其中石棉肺患者、石棉肺可疑患者和正常人各 15 名,其用力肺活量分别为(1.79 ± 0.74)L、(2.31 ± 0.87)L 和(3.08 ± 0.65)L,拟推断石棉肺患者、石棉肺可疑患者和正常人的用力肺活量是否不同,宜采用的假设检验的方法是(　　)

A.两组均数比较的 t 检验

B.方差齐性检验

C.完全随机设计方差分析

D.随机区组方差分析

E.析因设计方差分析

19.某职业病防治院测定了年龄相近的 10 名男性工前、工中、工后肺活量,其用力肺活量分别为(3.08±0.65)L、(2.31±0.87)L 和(1.79±0.74)L,拟推断其工前、工中和工后的用力肺活量是否不同,宜采用的假设检验的方法是(　　)

    A.两组均数比较的 t 检验

    B.方差齐性检验

    C.完全随机设计方差分析

    D.随机区组方差分析

    E.析因设计方差分析

答案:1. E   2. E   3. B   4. C   5. C   6. E   7. D   8. A   9. E

10. E   11. D   12. D   13. D   14. D   15. C   16. B   17. D   18. C

19. D

三、多项选择题

1.下列关于方差分析的描述正确的是(　　)

A.方差分析的基本思想是将总变异按照变异的来源分为若干个部分

B.方差分析应用条件之一的方差齐性指的是各比较组对应的总体方差相等

C.完全随机设计的方差分析中的组间均方反映的是处理因素的效应与随机误差的综合结果

D.对于两组均数之间的比较,t 检验与方差分析完全等价

E.多组均数比较的方差分析,若 $P<0.05$,则应该进行多重比较

2.下列关于方差分析的描述正确的是(　　)

A.完全随机设计多组均数比较的方差分析,若 $P<0.05$,则结论为至少有两个总体均数不等

B.完全随机设计多组均数比较的方差分析,若处理因素无作用,则方差分析的 F 值在理论上应该接近 1

C.三组以上服从正态分布且方差齐性的计量资料的均数之间的两两比较,若采用 t 检验则增加了犯第一类错误的风险

D.随机区组设计的方差分析中,总自由度可分解为 $\nu_{总}=\nu_{组间}+\nu_{区组}+\nu_{误差}$

E.完全随机设计的方差分析中,总自由度可分解为 $\nu_{总}=\nu_{组间}+\nu_{误差}$

答案:1. ABCDE   2. ABCDE

四、简答题

1.简述完全随机设计和随机区组设计方差分析的基本思想。

参考答案:

(1)完全随机设计方差分析的基本思想

$$SS_{总}=SS_{组间}+SS_{组内}$$

$$\nu_{总}=\nu_{组间}+\nu_{组内}$$

$SS_{组间}$：反映了研究因素对结果的影响，同时也包含随机误差。

$SS_{组内}$：反映了随机误差对结果的影响。

（2）随机区组设计的方差分析的基本思想

$$SS_{总} = SS_{组间} + SS_{区组} + SS_{组内}$$

$$\nu_{总} = \nu_{组间} + \nu_{区组} + \nu_{组内}$$

$SS_{组间}$：反映了研究因素对结果的影响，同时也包含随机误差。

$SS_{区组}$：反映了区组因素对结果的影响，同时也包含随机误差。

$SS_{组内}$：反映了随机误差对结果的影响。

2.简述方差分析的基本思路。

参考答案：

（1）小样本多个样本均数的比较，首先进行正态性检验（矩法、W 检验、D 检验）和方差齐性检验（Bartlett 法、Levene 法），如果条件不满足，则首先采用变量变化，如果变换后满足正态性和方差齐性，则根据研究设计的类型选择完全随机设计或随机区组设计的方差分析。如果条件不满足，则采用非参数检验。

（2）若方差分析的结果得到 $p > 0.05$，慎重做出推断或增大样本继续研究得出结论。若 $p < 0.05$，考虑进行多个样本之间的两两比较（具体的选择方法见表 9-1）。

五、论述题

能否用 t 检验进行均数间的两两比较？如何正确进行多个样本均数之间的两两比较？

参考答案：

（1）不能，方差分析的结果提示若接受 H_1，则可以推断多个比较组间至少有 2 个比较组间存在显著性差别，但不清楚具体哪两组之间存在差异，因此需要进行两两比较，但是不能采用 t 检验，因为会增加犯第一类错误的概率。

（2）如果要正确进行多个样本均数之间的两两比较，可以进行多重比较，多个样本均数之间的两两比较的具体方法和适用条件见表 9-1。

表 9-1　多个样本均数之间的两两比较的具体方法和适用条件

选择方法	适用范围
Dunnett-t 检验	多个试验组与一个对照组均数差别的比较
LSD-t 检验	根据研究目的，仅对某一对或几对有特殊探索价值的均数间的两两比较
SNK-q 检验	任意两组间均数均进行比较，各比较组样本量含量可不相等
Tukey 法	任意两组间均数均进行比较，要求各比较组样本量含量相等
Scheffe 法	既可以进行因素水平的平均效应的比较，还可以比较因素水平平均效应的线性组合，多用于对比组样本含量不等的资料
Sidak t 检验	两两比较时检验水准为 a'（$a' = 1 - \sqrt[m]{1-a}$），a 为方差分析原检验水准，m 为两两比较次数，以使多次比较犯 I 类错误的概率控制在 a 以内的均数间两两比较

续表

选择方法	适用范围
Bonferroni 检验	将两两比较检验水准调整为 $a'(a'=a/m)$,以使多次比较犯 I 类错误的概率控制在 a 以内的均数间两两比较,是 Sidak t 检验的近似

六、分析讨论题

某研究欲比较 3 种不同的血糖状态组(正常血糖组、糖尿病前期组和糖尿病组)对象腰围(cm)的差异,研究随机选择 3 种不同血糖状态对象共计 333 例,其中正常血糖组对象 71 例,糖尿病前期组对象 185 例,糖尿病组对象 77 例,请根据提供的数据库资料进行以下问题的分析:

(1)简述单因素方差分析的基本思想。

(2)单因素方差分析涉及几个变量?

(3)单因素方差分析需满足的条件?

(4)单因素方差分析如果不满足正态性该如何处理?

(5)单因素方差分析如果不满足方差齐性该如何处理?

(6)请根据下列 SPSS 软件给出的几个主要结果(见表 9-2、表 9-3、表 9-4、表 9-5)完成假设检验的基本过程。

表 9-2　正态性检验分析结果

血糖状态		柯尔莫戈洛夫-斯米诺夫[a]			夏皮洛-威尔克		
		统计	自由度	显著性	统计	自由度	显著性
腰围	正常血糖组	.072	71	.200*	.990	71	.835
	糖尿病前期组	.050	184	.200*	.987	184	.080
	糖尿病组	.074	75	.200*	.978	75	.215

注:*.这是真显著性的下限。a.里利氏显著性修正。

表 9-3　腰围的方差齐性检验结果

莱文统计	自由度 1	自由度 2	显著性
.041	2	327	.960

表 9-4　腰围的方差分析结果

	平方和	自由度	均方	F	显著性
组间	872.790	2	436.395	5.652	.004
组内	25248.568	327	77.213		
总计	26121.358	329			

表 9-5 "盖姆斯-豪厄尔"腰围多重比较

血糖状态(I)	血糖状态(J)	平均值差值 ($I-J$)	标准误差	显著性	95%置信区间	
					下限	上限
正常血糖组	糖尿病前期组	-3.67977^*	1.21402	.008	-6.5578	$-.8017$
	糖尿病组	-4.41305^*	1.43352	.007	-7.8080	-1.0181
糖尿病前期组	正常血糖组	3.67977^*	1.21402	.008	.8017	6.5578
	糖尿病组	$-.73328$	1.19975	.814	-3.5754	2.1088
糖尿病组	正常血糖组	4.41305^*	1.43352	.007	1.0181	7.8080
	糖尿病前期组	.73328	1.19975	.814	-2.1088	3.5754

注:*.平均值差值的显著性水平为 0.05。

思路分析:

(1)单因素方差分析的基本思想是将总变异和自由度根据变异的来源进行分解为组间(处理因素所致)和组内(误差),即

$$SS_总 = SS_{组间} + SS_{组内};\upsilon_总 = \upsilon_{组间} + \upsilon_{组内}$$

(2)单因素方差分析涉及两个变量:一个为分组变量,一个为指标变量。

(3)单因素方差分析需满足的条件:独立性、正态性和方差齐性(传统或经典说法)。

(4)单因素方差分析如果不满足正态性,传统或经典做法是进行变量变换,如果变换后满足正态性,则采用单因素的方差分析,如果不满足时,应当采用非参数检验。但是国外的生物统计学学家认为,当资料不满足正态性时,由于单因素方差分析结果对资料不满足正态性的情况并不敏感,仍推荐使用单因素方差分析,不推荐非参数检验。主要原因是生物统计学家 John H. McDonald 模拟了一系列非正态分布数据采用单因素方差分析进行分析,包括低峰分布、高峰分布、偏态分布和双峰分布,最终发现:结果是假阳性的比例总是在 5%左右或更小。

(5)单因素方差分析如果不满足方差齐性,传统或经典做法是进行变量变换,如果变换后满足正态性,则采用单因素的方差分析,如果不满足时,应当采用非参数检验。但是国外的生物统计学学家认为,当资料不满足方差齐性,推荐采用"韦尔奇方差分析"(Welch's ANOVA),不推荐非参数检验。主要原因是非参数检验的应用前提虽然不要求数据的正态性,但要求不同组的数据具有相同的分布形状,然后对分布位置进行比较。但是各组的方差不同时,各组的分布也基本上不会相同。因此,当数据不满足方差齐性时,非参数检验也不比单因素方差分析更好,甚至可能更坏。

因此,综合(4)和(5)的分析得出:当资料不满足正态性的条件时,仍采用单因素方差分析;当不满足方差齐性的条件时,推荐使用"韦尔奇方差分析"。

(6)假设检验的基本过程

①正态性检验

根据表 9-2 正态性检验(夏皮洛-威尔克)的分析结果,以 $\alpha=0.1$ 为检验水准,正常血糖组和糖尿病组的数据均满足正态性,而糖尿病前期组不满足。由于单因素方差分析的结果对不满足正态性的情况并不敏感,故在实际应用中正态性条件可以忽略。

②方差齐性检验

由表 9-3 方差齐性检验分析结果显示,此处 $p=0.960>0.10$,表明各比较组方差齐性,可以直接根据表 9-4 单因素方差分析结果进行分析。由表 9-4 方差齐性分析结果显示,各比较组的腰围值存在显著性差别($F=5.652,P=0.004$),但是不知道各比较组两两之间均数的差别,因此需要进一步进行两两之间的多重比较。

两两之间多重比较的方法很多,表 9-5 给出了盖姆斯-毫厄尔检验(Games-Howell test)来进行两两比较。根据表 9-5"盖姆斯-豪厄尔"法对 3 组间的腰围进行两两比较,结果提示:正常血糖组与糖尿病前期组和糖尿病组之间的腰围值差异具有显著性,糖尿病前期组与糖尿病组的腰围值之间的差异不具有显著性。

七、重难点问题解析

某单位欲研究 4 种药物对小白鼠肉瘤的抑制作用,将性别相同、体重相近的同一配伍组的 4 只小白鼠分别用 A、B、C、D 4 种药物抑癌,共 5 个配伍组,得瘤重情况如表 9-6 所示。请回答以下问题:

(1)方差分析的基本思想是什么?

(2)该研究属于何种类型?资料属于何种类型?

(3)请根据方差分析表 9-7 完成区组间差异的假设检验。

(4)请根据方差分析表 9-7 完成处理组间差异的假设检验。

表 9-6　4 种药物抑瘤效果(瘤重,g)

区组	A	B	C	D
1	0.80	0.36	0.17	0.26
2	0.74	0.50	0.42	0.36
3	0.31	0.20	0.38	0.25
4	0.48	0.18	0.44	0.22
5	0.76	0.26	0.28	0.13

表 9-7　方差分析

变异来源	SS	V	MS	F	P
处理组间	0.411	3	0.137	7.54	<0.05
区组间	0.112	4	0.028	1.55	>0.05
误差	0.218	12	0.018		
总变异	0.741	19			

思路分析:

(1)方差分析的基本思想:$SS_{总}=SS_{组间}+SS_{区组}+SS_{误差}$,$\nu_{总}=\nu_{组间}+\nu_{区组}+\nu_{误差}$。

(2)设计类型:随机区组设计。资料类型:计量资料。

（3）区组间差异的假设检验

步骤1：H_0为各区组的总体均数相等

H_1为各区组的总体均数不相等或不全相等　　$\alpha=0.05$

步骤2：$F=\dfrac{MS_{区组间}}{MS_{误差}}=\dfrac{0.028}{0.018}=1.55$

步骤3：$F=1.55<3.26,P>0.05$

步骤4：接受 H_0，说明各区组的总体均数相等。

（4）处理组间差异的假设检验

步骤1：H_0为4种药物抑制癌症作用的总体均数相等

H_1为4种药物抑制癌症作用的总体均数不相等或不全相等　　$\alpha=0.05$

步骤2：$F=\dfrac{MS_{组间}}{MS_{误差}}=\dfrac{0.137}{0.018}=7.61$

步骤3：$F=7.61>3.49,P<0.05$

步骤4：接受 H_1，说明4种药物抑制癌症作用的总体均数不相等或不全相等。

（孟祥勇、王珍）

第十章　卡方检验

一、教学大纲要求

(一)教学目的与要求

1.了解

(1)χ^2分布及其特点

(2)Fisher确切概率法

2.熟悉

(1)χ^2检验的基本用途

(2)多个样本间率的多重比较

(3)χ^2检验的注意事项

3.掌握

(1)χ^2检验的基本思想

(2)完全随机设计四格表资料χ^2检验的分析思路

(3)配对设计四格表资料χ^2检验的分析思路

(4)$R \times C$列联表资料χ^2检验的分析思路

(二)学习内容

1.完全随机设计四格表资料的χ^2检验

2.配对设计四格表资料的χ^2检验

3.$R \times C$列联表资料的χ^2检验

(三)本章重点

1.χ^2检验的基本思想

2.完全随机设计四格表资料的χ^2检验的分析思路和应用

3.配对设计四格表资料的χ^2检验的分析思路和应用

4.$R \times C$列联表资料的χ^2检验的分析思路和应用

(四)本章难点

1.χ^2分布及其特点

2.完全随机设计四格表资料的χ^2检验的分析思路和应用

3.配对设计四格表资料的χ^2检验的分析思路和应用

4.$R \times C$列联表资料的χ^2检验的分析思路和应用

5.多个样本间率的多重比较

(五)复习思考题

1.χ^2分布的应用

2.完全随机设计四格表资料的χ^2检验的分析思路和应用

3.配对设计四格表资料的χ^2检验的分析思路和应用

4.$R \times C$列联表资料的χ^2检验的分析思路和应用

5.多个样本间率的多重比较

6.χ^2检验的注意事项

二、单项选择题

1.要比较两种治疗方法治疗某病的效果,结局指标为二分类变量指标,如果要进行假设检验,其无效假设为（　　）

A.两样本率相同

B.两样本率不相同

C.两样本率等于两总体率

D.两总体率相同

E.两总体率不相同

2.要比较三种治疗方法治疗某病的效果,结局指标为二分类变量指标,若假设检验得到$P < 0.05$,则结论为（　　）

A.三个样本率各不相同

B.总体率之间两两有差别

C.至少有两个样本率有差别

D.至少有两个总体率有差别

E.三个样本率不全相等或完全不相等

3.完全随机设计四格表资料的χ^2检验,其计算公式的校正条件是（　　）

A.总例数大于40

B.有一个实际数小于5大于1,且$n > 40$

C.有一个理论数小于5大于1,且$n > 40$

D. 至少有一个实际数小于 1

E. 至少有一个理论数小于 1

4. $R×C$ 列联表的 χ^2 检验,正确的是(　　　)

A. 任一格子理论数小于 5,则需进行校正卡方检验

B. 任一格子理论数小于 5,则需将相应行或列合并

C. 若 1/5 以上的格子理论数小于 5,则需进行校正卡方检验

D. 若 1/5 以上的格子理论数小于 5,则需将相应行或列合并

E. 若 1/5 以上的格子理论数小于 5,则需做方差分析

5. 要比较 3 种治疗方法治疗某病的效果,结局指标为二分类变量指标,对于 3 个样本率资料做卡方检验,自由度等于(　　　)

A. 1　　　　　　　　　　B. 2　　　　　　　　　　C. 4

D. 6　　　　　　　　　　E. 8

6. 有 52 例可疑宫颈癌患者,分别用甲、乙两法进行诊断,其中得出甲法阳性 28 例,乙法阳性 25 例,两法均为阳性 20 例,欲比较两法阳性率有无差别,宜用(　　　)

A. 四格表卡方检验　　　B. 配对四格表卡方检验　　　C. $R×C$ 表卡方检验

D. t 检验　　　　　　　E. 方差分析

7. χ^2 检验不能用于(　　　)

A. 至少有一个理论数小于 1 的完全随机设计的两样本率的比较

B. 配对设计两样本率的比较

C. 多个样本率或构成比的比较

D. 频数分布的拟合优度检验

E. 率的线性趋势检验

8. 下列问题中不能采用卡方检验进行统计推断的是(　　　)

A. 比较几种不同的治疗方法治疗某种疾病的效果,结局指标为等级资料

B. 比较小学生、中学生、高中生近视眼的发生率有无差异

C. 比较不同性别人群高血压的患病率有无差异

D. 比较新药和常规药物的疗效(有效、无效)有无差异

E. 比较不同民族血型的分布有无差异

9. 某样本纳入 500 个对象,将 500 个对象随机分为 5 组,比较 5 种不同方法治疗某种疾病的有效率,其自由度为(　　　)

A. 499　　　　　　　　　B. 496　　　　　　　　　C. 1

D. 4　　　　　　　　　　E. 9

10. 有 52 例可疑宫颈癌患者,分别用甲、乙两法进行诊断,其中得出甲法阳性 28 例,乙法阳性 25 例,两法均为阳性 20 例,欲比较两法阳性率有无差别,将资料整理为配对四格表资料,若进行卡方检验,需满足条件为(　　　)

A. $n≥40$　　　　　　　B. $T≥5$　　　　　　　　C. $b+c<40$

D. $b+c≥40$　　　　　　E. $T≥1$

11. $R \times C$ 列联表卡方检验,如果某些格子的理论频数太小,最好的处理是(　　)

A. 增大样本含量,以达到增大理论频数的目的

B. 删去理论频数太小的格子所对应的行或列

C. 将理论频数太小的行或列合并,相应的实际频数相加

D. 采用四格表连续性校正的公式进行校正

E. 采用确切概率法

12. 某样本纳入 50 个对象,将 50 个对象随机分为 4 组,比较 4 种不同方法治疗某种疾病的有效率,在进行 4 个样本频率比较时,有一个理论频数小于 5 大于 1 时(　　)

A. 必须先做合理的并组　　　B. 直接做卡方检验　　　C. 不能做卡方检验

D. 必须做校正卡方检验　　　E. 不能确定是否需要校正

13. 对 100 名钩端螺旋体病患者同时用间接免疫荧光抗体实验和显微镜凝聚实验进行血清学诊断,结果间接免疫荧光抗体实验诊断阳性率为 80%,显微镜凝聚实验诊断阳性率为 70%,两法诊断一致阳性率为 60%,则两种方法检验一致阴性的人数为(　　)

A. 10　　　　　　　　　　B. 15　　　　　　　　　　C. 20

D. 25　　　　　　　　　　E. 30

14. 用触诊和 X 线摄片对 100 名妇女做乳腺检查,触诊有 40 名阳性,X 线摄片有 70 名阴性,两种方法均阳性者有 10 名,两种方法检查均阴性的人数为(　　)

A. 20　　　　　　　　　　B. 30　　　　　　　　　　C. 50

D. 40　　　　　　　　　　E. 60

15. 要比较 3 种治疗方法治疗某病的效果,结局指标为二分类变量指标,在进行 3 个样本率比较的卡方检验时,若统计推断结果为 $P < 0.05$,则结论为(　　)

A. 3 个样本率都不相同

B. 3 个总体率都不相同

C. 3 个样本率不全相同

D. 3 个总体率不全相同

E. 3 个样本率和总体率均不相同

16. 当自由度不变时,关于 χ^2 值与 P 值的关系,下列哪一项是正确的?(　　)

A. χ^2 值越大,P 值越大

B. χ^2 值越大,P 值越小

C. χ^2 值变化时,P 值不变

D. χ^2 值变化时,P 值变大或变小

E. χ^2 值变化时,P 值可能变也可能不变

17. 欲研究某地 15 岁及以上城市居民的饮酒率随年龄变化的趋势,可以采用(　　)

A. 拟合优度卡方检验　　　B. 线性趋势卡方检验　　　C. 独立样本卡方检验

D. 配对设计卡方检验　　　E. 四格表确切概率法

18. 比较某地区两个年份死因构成(呼吸系统、脑血管疾病、恶性肿瘤、心脏病、损伤与中毒等)分布有无差别,适宜的统计推断方法为(　　)

A. 配对四格表资料的卡方检验

B. 成组四格表资料的卡方检验

C. $R \times C$ 表资料的卡方检验

D. 确切概率法

E. 方差分析

19. 对四种药物进行临床试验,计算显效率,规定检验水准 $a=0.05$,若需要进行多重比较,采用 Bonferroni 方法校正后的检验水准应该是(已知多个实验组间的两两比较,检验水准的校正公式为 $k(k-1)/2$;实验组与同一个对照组的比较,检验水准的校正公式为 $a/(k-1)$ (   )

A. 0.017   B. 0.008   C. 0.025

D. 0.005   E. 0.013

20. 某研究欲探讨某疾病和遗传因素的关系,对 200 对双生子进行调查,其中单卵双生中两人都患病的有 80 对,一人患病的有 45 对;双卵双生中两人都患病的有 55 对,一人患病的有 20 对,应采用的分析方法为(   )

A. 配对四格表资料的卡方检验

B. 成组四格表资料的卡方检验

C. 2×4 列联表资料的卡方检验

D. 连续校正四格表资料的卡方检验

E. 确切概率法

答案:1. D   2. D   3. C   4. D   5. B   6. B   7. A   8. A   9. E

10. D   11. A   12. B   13. A   14. D   15. D   16. B   17. B   18. C

19. B   20. B

三、多项选择题

1. 下列关于随机设计四格表资料的卡方检验的描述正确的是(   )

A. 两个率比较的四格表资料的卡方检验适用于分类变量资料的统计推断,从设计类型上属于完全随机设计的卡方检验

B. 完全随机设计的卡方检验其基本思想是比较"实际频数"与"理论频数"的吻合程度,以判断两者之差是由抽样误差引起还是由于两个总体率之间存在本质上的差异

C. 无论是四格表的基本公式还是专用公式,在使用时都要注意其适用条件是否满足

D. 配对设计四格表资料的卡方检验适用于分类资料的统计推断,可用于分析施用于同一批对象的两种处理措施的差异

E. 分类变量资料的配对设计常用于两种检验方法、培养方法、诊断方法的比较

2. 当进行 $R \times C$ 列联表资料的卡方检验时,要求单元格的理论频数不应小于 1,并且理论频数大于 1 且小于 5 的格子数不宜超过格子总数的 1/5,若出现这种情况,应采取的措施为(   )

A. 在可能的情况下再增加样本含量

B. 从专业上如果允许,可将太小的理论数所在的行或列的实际数与性质相近的邻行或邻列中的实际数合并

C. 删去理论数太小的行或列

D. 改用 $R \times C$ 表资料的确切概率法

E. 可以将每个单元格都加上一个特定的常数

3. 下列关于卡方检验的描述正确的是(　　　)

A. 多个样本率的资料的比较,当假设检验的结果拒绝 H_0,接受 H_1,只能说明各总体率之间存在差别

B. 多个样本率的资料的比较,当假设检验的结果提示各总体率之间存在差别,则需要进一步进行多重比较

C. $R \times C$ 列联表资料的卡方检验与分类结果的排序无关

D. 对于 $R \times C$ 列联表资料,如果结局指标为有序变量,分析的目的是构成比的比较,仍然可以进行卡方检验

E. 对于 $R \times C$ 列联表资料,如果结局指标为有序变量,分析的目的是进行疗效的比较,则需要进行非参数检验

答案:1. ABCDE　　　2. ABCD　　　3. ABCDE

四、简答题

1. 卡方检验有哪些用途?

参考答案:

(1)拟合优度检验,即检验某个连续变量的分布是否与某种理论分布相一致。比如是否符合正态分布、均匀分布、服从 Poisson 分布等。

(2)检验某个分类变量各类别的出现概率是否等于指定概率。比如在掷骰子的游戏中,1 到 6 个点数每个点数出现的概率是否为 1/6;掷硬币时,正反两面出现的概率是否均为 1/2。

(3)检验某两个分类变量是否相互独立。比如吸烟与否(二分类变量)是否与饮酒(二分类变量)有关;血型(多分类变量)是否与 A 型性格(二分类变量)有关。

(4)控制某种或某些分类因素(混在因素)的影响后,某两个分类变量是否相互独立。比如要饮酒吸烟与否(二分类变量)是否与饮酒(二分类变量)有关,可事先控制性别和年龄因素的影响后,再探讨吸烟是否与饮酒有关。

(5)检验两个或多个率之间是否存在差异。

(6)检验两组或多组资料的某个无序多分类变量的分布是否存在差异。

(7)检验某两种方法的检验结果是否一致。比如采用两种诊断方法对同一批人进行诊断,评价其诊断结果是否存在差异;也可以用于比较两种方法对某项结果的预测能力。

2. 简述四格表资料卡方检验的使用条件及适用公式。

参考答案:

(1)当样本量大于 40 且四个格子理论频数都大于或等于 5 时,可使用卡方检验的基本公式或专用公式。

(2)当样本含量大于 40 但有理论频数大于等于 1 且小于 5 时,需要采用校正的卡方检验的基本公式或专用公式。

(3)当样本含量小于 40 或理论频数小于 1 时,只能用确切概率法计算概率。

3. SPSS 统计软件有两个菜单可以完成卡方检验,一处是调用分析→描述→交叉表进行卡方检验(第一种);另一处是分析→非参数→卡方进行卡方检验(第二种),请问这两个地方的卡方检验是否有区别?

参考答案:

卡方检验的基本思想是检验观测(实际)频数与理论频数的吻合程度。但是本题中的两种类型的卡方检验是有区别的,各自执行不同的任务。

第一种属于列联表数据的卡方检验,也称为独立性检验,主要用于考察列联表资料中行变量与列变量是否独立或存在关系,其原假设是变量间相互独立。通俗地讲,列联表数据的卡方检验主要用于两组或多组率或构成比有无差异。

第二种属于拟合度检验,用于考察单组多分类变量其分类水平是否符合特定比例的统计方法,其原假设是各分类水平构成比例是否符合某特定比例。比如某医院院长认为从周一到周日的医院普通门诊量是相同的,某医生对某周医院的门诊量进行了统计,来验证是否与院长的假设一致,这种情况就需要用到第二种卡方检验。

五、论述题

1. 论述行列 $(R \times C)$ 表的分类及其检验方法的选择。

参考答案:

(1)双向无序 $R \times C$ 表:①若研究目的为多个样本率(或构成比)的比较,可用 $R \times C$ 表 χ^2 检验;②若研究目的为分析两个分类变量之间有无关联性以及密切程度时,可用 $R \times C$ 表 χ^2 检验以及 Pearson 列联系数进行分析。

(2)单向有序 $R \times C$ 表:①分组变量有序,指标变量无序,可用 $R \times C$ 表 χ^2 检验;②指标变量有序,分组变量无序,可用秩和检验。

(3)双向有序 $R \times C$ 表:$R \times C$ 表中两分类变量皆为有序且属性相同,宜用一致性检验(Kappa)。

(4)双向有序 $R \times C$ 表:$R \times C$ 表中两分类变量皆为有序且属性不同:①若分析不同年龄组患者疗效之间有无差别时,选用秩和检验;②若两个分类变量之间有无相关关系,宜用等级相关或 Pearson 积矩相关分析;③若要分析两有序分类变量间是否呈直线变化关系,则需要进行线性趋势检验。

2. 论述科研工作中几种卡方检验滥(误)用的现象。

参考答案:

卡方检验是医学科研中最常用的统计学方法之一,主要用于对分类资料进行比较分析。但是,在医学期刊上,滥(误)用卡方检验的情况十分普遍。主要存在以下几种情况。

(1)分析时不考虑样本量和最小理论频数等卡方检验公式选择的条件。

(2)不考虑分析目的、设计类型而盲目套用卡方检验。比较常见的是将配对卡方检验用完全随机设计卡方检验来进行处理。

(3)误用卡方检验处理等级资料。如果结局变量为等级资料,比如治疗的效果,就不能采用卡方检验,而需要用到非参数检验中的秩和检验。

(4)对于多组资料反复使用卡方检验进行比较,会增大 Ⅰ 类误差的概率。正确的做法应该是采用卡方分割法,通过改校正验水准的方式来进行两两比较。

六、分析讨论题

1.某医学院抽样调查某小学一年级和五年级学生近视眼患病情况,一年级学生调查人数为28人,近视率为7.14%,五年级学生调查人数为14人,近视率为35.71%,请回答以下问题:

(1)简述卡方检验的基本思想。

(2)资料整理成表格形式(注意制表原则)。

(3)该研究属于何种类型?资料属于何种类型?

(4)该校一年级和五年级学生的近视率有无不同?(请写出假设检验的基本步骤)。

四格表的专用公式为:

$$\chi^2 = \frac{(ad-bc)^2 n}{(a+b)(c+d)(a+c)(bb+d)}$$

四格表的专用公式校正式:

$$\chi^2 = \frac{(|ad-bc| - \frac{n}{2})^2 n}{(a+b)(c+d)(a+c)(bb+d)}$$

思路分析:

(1)卡方检验的基本思想:将资料整理成基本四格表,分别计算并比较四个格子的实际频数 $A(O)$ 与理论频数 T,回答实际频数 $A(O)$ 与理论频数 T 的差异是否由抽样误差引起。

(2)资料整理形式(见表10-1)。

表 10-1　某小学一年级、五年级近视率比较情况

年级	近视	非近视	合计/人	近视率/%
一年级	2(4.67)	26(23.33)	28	7.14
五年级	5(2.33)	9(11.69)	14	35.71
合计	7	35	42	16.67

(3)设计类型:完全随机设计;资料类型:计数资料。

(4)假设检验的基本步骤:

①条件判断:本例 $n=78$,但 $T_{22}=4.67$,故需要采用校正公式

②建立假设,确定检验水准和单双侧

$H_0: \pi_1 = \pi_2$

$H_1: \pi_1 \neq \pi_2$

$$\alpha = 0.05$$

③计算检验统计量

$$\chi^2 = \frac{(|ad-bc| - \frac{n}{2})^2 n}{(a+b)(c+d)(a+c)(bb+d)} = 3.62$$

④确定 P 值,作结论

$$\chi^2 = 3.62 < 3.84$$

$$P > 0.05$$

按 $\alpha = 0.05$ 检验水准不拒绝 H_0，尚不能认为该校一年级和五年级学生的近视率有差别。

2.某研究者欲比较心电图和生化测定诊断低钾血症的价值，分别采用两种方法对 79 名临床确诊的低钾血症患者进行检查，已知心电图结果阳性者为 70 例，阴性者为 9 例；生化测定结果阳性者为 49 例，阴性者为 30 例，且两种检查结果均阳性者为 45 例，请回答以下问题：

(1)资料整理成表格形式(注意制表原则)。

(2)该研究属于何种类型？资料属于何种类型？

(3)问两种检测方法的结果有无不同？(请写出假设检验的基本步骤)。

$$\chi^2 = \frac{(b-c)^2}{b+c} \text{ 或 } \chi^2 = \frac{(|b-c|-1)^2}{b+c}$$

思路分析：

(1)资料整理形式如表 10-2 所示。

表 10-2 两种方法诊断低钾血症的结果情况 (单位：例)

心电图	生化测定		合计
	+	—	
+	45	25	70
—	4	5	9
合计	49	30	79

(2)设计类型：配对设计；资料类型：计数资料。

(3)假设检验的基本步骤：

①条件判断：本例 $b+c = 29 < 40$，故需要采用校正公式。

②建立假设，确定检验水准和单双侧

$H_0 : B = C$

$H_1 : B \neq C$

$$\alpha = 0.05$$

③计算检验统计量

④确定 P 值，作结论

$$\chi^2 = 13.79 > 3.84$$

$$P < 0.05$$

按 $\alpha = 0.05$ 检验水准拒绝 H_0，接受 H_1，故认为两种检验方法有差别。

七、重难点问题解析

1.谈谈你对卡方分布的理解？

参考答案：

卡方分布起源于正态分布。假定某个随机变量 ζ 服从正态分布 (μ, σ^2)，将该随机变量进行标准正态变换 $\left(z = \frac{\zeta - \mu}{\sigma} \right)$，将每一个 z 值平方后得到 z^2。研究发现 z^2 的抽样分布服从自由度为 1 的卡方分布。

若 n 个相互独立的正态随机变量 $\zeta_1, \zeta_2, \cdots, \zeta_n$ 通过标准正态变换,得到 n 个服从标准正态分布的变量,则这 n 个服从标准正态分布的随机变量的平方和 $Q = \sum\limits_{i=1}^{n} z_i^2$ 构成一新的随机变量,研究发现 Q 的抽样分布服从自由度为 n 的卡方分布。

卡方分布曲线的形状是由自由度决定的。卡方分布的自由度可表示为 $\nu = n - k$,n 表示随机变量的个数,k 表示限制条件,卡方分布的自由度与随机变量的个数和限制条件数有关。卡方分布自由度的确定方法:若式子包含有 n 个变量,如果有 k 个被限制的样本统计量,则这个表达式的自由度为 $n - k$。比如某个卡方分布包含 n 个变量($\zeta_1, \zeta_2, \cdots, \zeta_n$),其中 $n-1$ 个变量($\zeta_1 - \zeta_{n-1}$)相互独立,但 ζ_n 为其余变量的平均值,即 ζ_n 不独立,因此该卡方分布的自由度为 $n-1$。

卡方分布具有如下特点:①当自由度 1 时,卡方分布曲线呈"L"型;②随着自由度的增加,卡方分布曲线逐渐趋于对称;③自由度趋进 ∞ 时,卡方分布曲线逼近正态曲线。

2. χ^2 检验的基本公式及其应用条件是什么?

参考答案:具体见表 10-3。

表 10-3　χ^2 检验的基本公式及其应用条件

公式	自由度(v)	应用条件
四格表或行列表基本公式 $\chi^2 = \sum \dfrac{(A-T)^2}{T}$	根据基本单元格的行数和列数而定;如果是四格表资料,则为 1,如果是行列表资料,则为(行数－1)×(列数－1)	$n \geqslant 40$,且 $T \geqslant 5$
四格表或行列表基本公式的校正式 $\chi^2 = \sum \dfrac{(\lvert A-T \rvert - 0.5)^2}{T}$	根据基本单元格的行数和列数而定;如果是四格表资料,则为 1,否则为(行数－1)×(列数－1)	$n \geqslant 40$,且 $1 \leqslant T < 5$
四格表资料 $\chi^2 = \dfrac{(ad-bc)^2 n}{(a+b)(c+d)(a+c)(b+d)}$	1	$n \geqslant 40$,且 $T \geqslant 5$
四格表资料的校正式 $\chi^2 = \dfrac{\left(\lvert ad-bd \rvert - \frac{n}{2}\right)^2 n}{(a+b)(c+d)(a+c)(b+d)}$	1	$n \geqslant 40$,且 $1 \leqslant T < 5$
行列表(列联表)资料 $\chi^2 = n\left(\sum \dfrac{A^2}{n_k n_c} - 1\right)$	(行数－1)×(列数－1)	不宜有 1/5 以上的单元格 $T < 5$ 或有一个单元格 $T < 1$
配对四格表公式 $\chi^2 = \dfrac{(b-c)^2}{b+c}$	1	$b + c \geqslant 40$
配对四格表的校正式 $\chi^2 = \dfrac{(\lvert b-c \rvert - 1)^2}{b+c}$	1	$b + c < 40$

(王珍、冯文明)

第十一章　非参数检验

一、教学大纲要求

(一)教学目的与要求

1.了解

(1)配对设计资料的符号秩和检验(结局变量为等级资料)

(2)两独立样本比较的秩和检验(结局变量为等级资料)

(3)多个独立样本比较的秩和检验

2.熟悉

(1)非参数统计的基本概念和特点

(2)非参数统计的适用场合

(3)非参数检验的优点

3.掌握

(1)配对设计资料的符号秩和检验(结局变量为计量资料)的分析思路

(2)两独立样本比较的秩和检验(结局变量为计量资料)的分析思路

(二)学习内容

1.配对设计资料的符号秩和检验

2.成组两样本差别的秩和检验

3.多个独立样本比较的秩和检验

(三)本章重点

1.配对设计资料的符号秩和检验(结局变量为计量资料)的分析思路

2.两独立样本比较的秩和检验(结局变量为计量资料)的分析思路

(四)本章难点

1.配对设计资料的符号秩和检验(结局变量为计量资料)的分析思路

2.两独立样本比较的秩和检验(结局变量为计量资料)的分析思路

3.配对设计资料的符号秩和检验(结局变量为等级资料)

4.两独立样本比较的秩和检验(结局变量为等级资料)

(五)复习思考题

1.非参数统计的基本概念和特点

2.非参数统计的适用场合

3.非参数检验的优点

4.参数统计与非参数统计的区别与联系

5.配对设计资料的符号秩和检验(结局变量为计量资料)的分析思路

6.两独立样本比较的秩和检验(结局变量为计量资料)的分析思路

7.配对设计资料的符号秩和检验(结局变量为等级资料)的分析思路

8.两独立样本比较的秩和检验(结局变量为等级资料)的分析思路

二、单项选择题

1.下列关于非参数检验的叙述错误的是(　　　)

A.非参数检验不依赖于总体的分布类型,适用范围很广

B.非参数检验仅用于等级资料比较

C.符号秩和检验是一种非参数检验方法

D.符号检验是一种非参数检验方法

E.非参数检验会损失部分样本信息,适合参数检验的资料采用非参数检验会降低检验效能

2.两种药物疗效(治愈、显效、好转、无效)比较,宜用(　　　)

A.卡方检验　　　　　　　　B.方差分析　　　　　　　　C.秩和检验

D.t 检验　　　　　　　　　E.H 检验

3.某研究欲采用鲫鱼汤治疗产后缺乳,以蔬菜汤作对照,鲫鱼汤组中有效者为 24 例,无效者为 6 例,蔬菜汤组有效者为 4 例,无效者为 12 例。欲分析鲫鱼汤治疗是否有效,应用(　　　)

A.卡方检验　　　　　　　　B.方差分析　　　　　　　　C.秩和检验

D.t 检验　　　　　　　　　E.H 检验

4.定量资料多组比较,满足参数检验条件,假设检验时宜采用(　　　)

A.秩和检验　　　　　　　　B.方差分析　　　　　　　　C.t 检验

D.卡方检验　　　　　　　　E.McNemar 检验

5.定量资料多组比较,当分布类型不清时,宜用(　　　)

A.K-W 检验　　　　　　　　B.方差分析　　　　　　　　C.t 检验

D.卡方检验　　　　　　　　E.McNemar 检验

6.对于多组独立有序多分类变量资料比较,假设检验时宜采用(　　　)

A.K-W 检验　　　　　　　　B.方差分析　　　　　　　　C.t 检验

D.卡方检验　　　　　　　　E.McNemar 检验

7.非参数统计的应用条件为（　　）

A. 样本数据来自正态总体

B. 若两组比较,要求两样本方差相等

C. 总体分布类型未知

D. 要求样本例数很大

E. 总体属于某种已知的分布类型

8.配对设计资料的符号秩和检验,如何编秩?（　　）

A. 将结局变量的差数绝对值从小到大编秩,排好后秩次保持原差数的正负号

B. 将结局变量的差数绝对值从小到大编秩,秩次不保存正负号

C. 将两组结局变量混合起来按绝对值从小到大编秩

D. 将结局变量的差数分别统计正号和负号的个数

E. 将两组结局变量混合起来按绝对值从大到小编秩

9.用两种方法检查已确诊的某癌患者 120 名。甲法的检出率为 60%,乙法的检出率为 50%,甲、乙两法一致检出率为 35%,试问两种方法何者为优,宜用（　　）

A. K-W 检验　　　　　　　B. 方差分析　　　　　　　C. t 检验

D. 卡方检验　　　　　　　E. McNemar 检验

10.进行两小样本定量资料比较的假设检验时,首先应考虑（　　）

A. t 检验

B. Z 检验

C. 秩和检验

D. U 检验

E. 满足参数检验还是非参数检验的条件

11.某医师做了一个配对秩和检验,$n=10$,$T_+=15$,$T_-=40$,查 T 界值表:概率为 0.05 的 T 界值为 8－47,则 P 值为（　　）

A. $P>0.05$　　　　　　　B. $P<0.05$　　　　　　　C. $P=0.05$

D. $P \leqslant 0.05$　　　　　　　E. 条件不足无法判断

12.两种方法测定车间空气中某有毒蒸气的含量(定量资料),10 个样品中只有 1 个样本用两种方法测定的结果相同,若已知正的秩次和为 10.5,则负的秩次和为（　　）

A. 44.5　　　　　　　　　B. 35.5　　　　　　　　　C. 34.5

D. 32.5　　　　　　　　　E. 无法计算

13.等级资料两样本比较的秩和检验,使用正态近似法在计算 Z 值时,如相同秩次过多,需要对 Z 进行校正值,校正的结果使（　　）

A. Z 值减小,P 值减小

B. Z 值增加,P 值增加

C. Z 值减小,P 值增加

D. Z 值增加,P 值减小

E. Z 值增加,P 值减小或增大

14.某资料经配对秩和检验得 $T=34$,由 $n=20$ 查双侧 T 界值如下:双侧 0.10 的 T 界值为 60－150;双侧 0.05 的 T 界值为 52－158;双侧 0.01 的 T 界值为 37－173;则 P 值

为（　　）

  A. $P>0.10$ B. $0.05<P<0.10$ C. $0.01<P<0.05$

  D. $P<0.01$ E. 条件不足无法判断

15. 对于单样本设计的定量资料不满足参数检验的条件时,进行假设检验应选用（　　）

  A. 秩和检验   B. H 检验   C. t 检验

  D. $K\text{-}W$ 检验   E. McNemar 检验

16. 比较三种药物治疗效果有无差异,如果治疗效果为有序分类变量,宜采用（　　）

  A. Wilcoxon 负号检验   B. 方差分析   C. 卡方检验

  D. Wilcoxon 秩和检验   E. H 检验

17. 非参数统计方法不适用于（　　）

  A. 正态分布且方差齐的多组定量资料比较

  B. 偏态分布的资料

  C. 分布不明确的资料

  D. 有过大值或过小值的资料

  E. 等级资料多组比较

18. 配对设计四格表资料,进行假设检验应选用（　　）

  A. 秩和检验   B. 方差分析   C. t 检验

  D. 卡方检验   E. McNemar 检验

19. 成组设计两样本比较的秩和检验,检验统计量 T 通常为（　　）

  A. 较小的秩和

  B. 较大的秩和

  C. 样本含量较小组的秩和

  D. 样本含量较大组的秩和

  E. 任取一组的秩和均可

20. 定量资料两组比较的假设检验,首先应考虑（　　）

  A. t 检验

  B. 秩和检验

  C. 方差分析

  D. 资料符合 t 检验还是秩和检验的条件

  E. 样本量的大小

21. 配对设计秩和检验,若检验假设 H_0 成立,则（　　）

  A. 差值为正的秩和与差值为负的秩和相差不会很大

  B. 差值为正的秩和与差值为负的秩和可能相差很大

  C. 差值为正的秩和与差值为负的秩和肯定相等

  D. 正秩和的绝对值大于负秩和的绝对值

  E. 正秩和的绝对值小于负秩和的绝对值

22. 两样本秩和检验,若 $n_1=12$,$T_1=3$,$n_2=10$,$T_2=80$,查 T 界值表 $T_{0.05}=84-146$,则 P 值为（　　）

  A. $P>0.05$ B. $P<0.05$ C. $P=0.05$

D. $P \leqslant 0.05$　　　　　　E. $P \geqslant 0.05$

23. 以下方法中属于参数检验方法的是（　　）

A. t 检验　　　　　　B. H 检验　　　　　　C. M 检验

D. Wilcoxon 符号检验　　　　E. Wilcoxon 秩和检验

24. 两组定量资料的比较，若已知 n_1、n_2 均小于 30，总体方差不齐且呈极度偏态分布，宜用（　　）

A. t 检验　　　　　　B. t' 检验　　　　　　C. Z 检验

D. 方差分析　　　　　　E. Wilcoxon 秩和检验

25. 某医院统计某种疾病的四种类型在春、夏、秋、冬四个季节中发病数据如下：类型 1，春季 200 例，夏季 50 例，秋季 30 例，冬季 250 例；类型 2，春季 49 例，夏季 30 例，秋季 60 例，冬季 20 例；类型 3，春季 60 例，夏季 21 例，秋季 39 例，冬季 12 例；类型 4，春季 45 例，夏季 32 例，秋季 66 例，冬季 45 例。为了解该疾病的四种类型在四个季节中发病人数分布之间的差异，宜用（　　）

A. t 检验　　　　　　B. 卡方检验　　　　　　C. 秩和检验

D. F 检验　　　　　　E. Z 检验

26. 配对比较甲、乙两种方法治疗扁平足效果记录如下，甲法：＋，＋，＋＋，＋＋＋，－，＋＋，＋＋＋，＋，＋，＋＋，＋＋＋，－，＋＋，＋＋＋；乙法：＋，＋，＋＋，＋＋＋，－，－，＋＋＋，＋，＋，＋＋，－，－，＋＋，＋＋，若比较两种疗法的疗效，宜用（　　）

A. t 检验　　　　　　B. 卡方检验　　　　　　C. 秩和检验

D. F 检验　　　　　　E. Z 检验

27. 在针刺麻醉下对肺癌、肺化脓、肺结核三组患者进行肺切除手术，效果分治愈、显效、缓解和无效四个等级，分析三组患者的治疗效果的构成有无差别，宜用（　　）

A. 四格表资料卡方检验

B. 方差分析

C. 秩和检验

D. t 检验

E. 行×列表资料的卡方检验

答案：1. B　　2. C　　3. A　　4. B　　5. A　　6. A　　7. C　　8. A　　9. D

10. E　　11. A　　12. C　　13. D　　14. D　　15. A　　16. E　　17. A　　18. E　　19. C

20. D　　21. A　　22. B　　23. A　　24. E　　25. B　　26. C　　27. E

三、多项选择题

1. 下列关于非参数检验的叙述不正确的是（　　）

A. 非参数检验不依赖于总体的分布类型

B. 非参数检验仅用于等级资料比较

C. 适合参数检验的资料采用非参数检验会降低检验效能

D. 非参数检验会损失部分样本信息

E. 秩和检验是一种非参数检验方法

2.下列资料类型中,采用秩和检验的是(　　　　)

A.正态分布资料　　　　　B.等级资料　　　　　　　　C.分布类型未知资料

D.极度偏态分布资料　　　E.数据一端不确定的资料

答案:1. ACDE　　2. BCDE

四、简答题

1.什么是参数检验? 举例说明参数检验的局限性。

参考答案:

(1)参数检验全称参数假设检验,又称统计假设检验,是统计学中根据一定假设条件由样本推断总体的一种方法。参数检验指的是已知总体的分布类型,对未知参数进行统计推断。参数检验依赖于特定的分布类型,比较的是参数。

参数检验的基本原理是首先对总体参数提出假设,然后从总体中随机抽取样本构造检验统计量,根据小概率原理来检验所提出的假设是否成立。当总体分布已知时(如正态分布或者近似正态分布),可根据样本数据对总体分布的统计参数(总体平均值、总体方差)进行推断,判断样本与样本、样本与总体的差异是由抽样误差引起的还是本质差别造成的。

(2)参数检验的局限性在于首先需要对总体参数提出建设,以 t 检验为例,独立 t 检验要求满足独立、正态和方差齐性,配对 t 检验要求差值满足正态性和个体间的独立性。

2.简述非参数检验的特点。

参考答案:

(1)非参数检验具有广泛的适应性和较好的稳定性。

(2)在非参数检验中,一般不直接用样本观察值做分析,统计量的计算是基于原始数据在整个样本中按照大小排列所占的位次。

(3)由于非参数检验没有利用观察值的具体数值,而只利用了其大小排列秩序的信息,信息利用不够成分。

(4)凡是适合参数检验的资料,应首选参数检验,若资料服从参数检验的条件,用非参数检验会损失大部分信息,降低检验效能(比如如果两种药物之间的疗效比较,真实的情况是两种药物的疗效之间存在差别,但是采用非参数检验却可能得到两种药物疗效无差别的结论)。

3.简述非参数检验的类型。

参考答案:

凡是在分析过程中不涉及总体分布参数的检验方法,都可以称为"非参数检验"。与参数检验一样,非参数检验包括许多方法。表 11-1 列举了几种最常见的参数检验对应的非参数检验方法。

表 11-1　几种最常见的参数检验对应的非参数检验方法

功能	参数检验	非参数检验
与已知总体均数的比较	单样本 t 检验	单样本 Wilcoxon 符号秩和检验

续表

功能	参数检验	非参数检验
配对数据的比较	配对样本 t 检验	配对 Wilcoxon 符号秩和检验
两组数据的比较	独立样本 t 检验	Wilcoxon 秩和检验
多组数据的比较	单因素方差分析	Kruskal-Wallis 检验

五、论述题

什么是非参数检验？其优点、缺点和应用场合是什么？

参考答案：

(1)非参数检验是指不对总体数据做出某种假定或假定很少的情况下,利用样本数据对总体提出的某种假定进行检验的统计方法。由于非参数检验很少依赖于总体的分布,因而也被称为与分布无关的检验。

(2)优点：①对总体假定较少；②不需要对总体参数进行假定；③结果稳定性好,当一组数据满足参数检验的条件,采用非参数检验时,两者结果接近；④参数检验一般针对数值变量资料,而非参数检验几乎适合任何类型的资料(比如参数检验难以处理的资料,等级资料或两端含有不确定性数值的资料)；⑤方法简便,比较容易计算,应用范围广。

(3)缺点：①方法比较粗糙,对于符合参数检验条件者,采用非参数检验可能会损失部分信息,其检验效能低；②样本含量较大时,两者结论常一致；③样本量大时手算比较麻烦；④一些需要查的表(比如界值表)不易得到。

(4)非参数检验主要适用于：①等级资料；②总体分布不明的资料；③非正态分布的资料；④对比组间方差不齐的资料；⑤一端或两端观察值不确切的资料。

六、分析讨论题

某研究探讨某中药对某癌症疼痛的治疗效果,随机抽取了30例某癌症患者进行干预研究,干预时间为15天,按照疼痛的好转程度分别赋值+3、+2、+1、0、−1、−2、−3,结果如表11-2所示,试对干预的效果进行评价。

表 11-2 某中药治疗某癌症疼痛患者的效果情况

变化分数	+3	+2	+1	0	−1	−2	−3
人数	6	5	5	3	6	3	2

思路分析：

(1)建立检验假设,确定检验水准

$H_0:M_d=0$,前后变化分数的总体中位数为0

$H_1:M_d\neq0$,前后变化分数的总体中位数不为0

$$\alpha=0.05$$

（2）计算检验统计量 T

记录疼痛分数变化的绝对值为 d，将绝对值编秩并分别计算正负秩和，结果见表 11-3。

表 11-3　某中药治疗某癌症疼痛患者的效果情况

d	频数			秩次范围	平均秩次	负秩次	正秩次
	−	+	总和				
(1)	(2)	(3)	(4)	(5)	(6)	(7)	(8)
1	6	5	11	1—11	5.5	33	27.5
2	3	5	8	12—19	15.5	46.5	77.5
3	2	6	8	20—27	23.5	47	141
合计	11	16	27	—	—	$T_+ = 126.5$	$T_- = 246$

（3）确定 P 值，做出统计推断

查 T 界值表，得到 $T_{0.05(27)} = 107 - 271$，$T = T_- = 126.5$，T 统计量落在界值中间，$P > 0.05$，按照 $\alpha = 0.05$ 的水准，不拒绝 H_0，即尚不能认为某中药治疗某癌症疼痛患者有效果。

七、重难点问题解析

某研究探讨 40 例糖耐量异常者和 50 例糖尿病患者的尿糖测量结果（见表 11-4），问正常人和糖尿病患者的尿糖水平有无差异？

表 11-4　糖耐量异常者和糖尿病患者的尿糖水平的秩和计算结果

尿糖水平	例数		统一编秩		例数较小组的秩和
	糖耐量异常者	糖尿病患者	秩次范围	平均秩次	
(1)	(2)	(3)	(4)	(5)	(6) = (2)×(5)
−	5	2	1—7	4	20
+	5	3	8—15	11.5	57.5
++	20	15	16—50	33	660
+++	10	30	51—90	70.5	700.5
合计	40	50	—	—	$T_1 = 1438$

思路分析：

（1）建立检验假设，确定检验水准

H_0：糖耐量异常者和糖尿病患者的尿糖水平的总体分布无差异

H_1：糖耐量异常者和糖尿病患者的尿糖水平的总体分布有差异

$$\alpha = 0.05$$

（2）计算检验统计量

表 11-4 为糖耐量异常者和糖尿病患者的尿糖水平的秩和计算，取例数较小组的秩和，

$T = T_1 = 1438$，将其代入下述公式得出：

$$Z_c = \frac{\mid T_1 - n_1(N+1)/2 \mid - 0.5}{\sqrt{\dfrac{n_1 \times n_2}{12N(N-1)}[N^3 - N - \sum(t^3 - t)]}}$$

$$= \frac{\mid 1438 - 40(90+1)/2 \mid - 0.5}{\sqrt{\dfrac{40 \times 50}{12 \times 90(90-1)}[90^3 - 90 - (7^3 - 7 + 8^3 - 8 + 35^3 - 35 + 40^3 - 40)]}}$$

$$= 3.38$$

(3)确定 P 值，做出统计推断

由于 $Z_c = 3.38 > 1.96$，故 $P < 0.05$，按照 $\alpha = 0.05$ 的水准，拒绝 H_0，接受 H_1，故认为正常人和糖尿病患者的尿糖水平之间存在差异。

（孟祥勇、王珍）

第十二章　两变量相关分析

一、教学大纲要求

(一)教学目的与要求

1. 了解

反双曲正切函数转换以及相关系数的可信区间估计

2. 熟悉

一个样本两种(多)属性之间相关分析的卡方检验与两个或多个样本某种属性取值分布的卡方检验之间的区别

3. 掌握

(1)两个正态分布变量相关性分析的分析思路

(2)一个连续性变量与一个等级变量或两个等级变量之间相关性分析的分析思路

(3)两个分类变量之间相关性分析的分析思路

(4)Pearson 积矩相关与 Spearman 秩相关的区别与联系

(二)学习内容

1. 直线相关

2. 秩相关

3. 分类变量的关联性分析

(三)市章重点

1. 两个正态分布变量相关性分析的分析思路

2. 一个连续性变量与一个等级变量或两个等级变量之间相关性分析的分析思路

3. 两个分类变量之间相关性分析的分析思路

4. Pearson 积矩相关与 Spearman 秩相关的区别与联系

(四)市章难点

1. 反双曲正切函数转换以及相关系数的可信区间估计

2. Pearson 积矩相关与 Spearman 秩相关的区别与联系

(五)复习思考题

1. 两个正态分布变量相关性分析的分析思路
2. 一个连续性变量与一个等级变量或两个等级变量之间相关性分析的分析思路
3. 两个分类变量之间相关性分析的分析思路
4. Pearson 积矩相关与 Spearman 秩相关的区别与联系

二、单项选择题

1. 在探讨 10 岁男性儿童身高与体重的关系时,假定双变量服从正态分布,由样本求得相关系数 $r=0.98$,且假设检验 $P<0.01$,下列叙述中不正确的是(　　)

A. 两变量之间有高度相关性

B. r 来自高度相关的总体

C. 对应的总体相关系数大于 0

D. 对应的总体相关系数小于 0

E. 两变量之间有正相关性关系

2. 在研究初中生阅读测试与每周阅读时间的关系时,样本例数越大,则(　　)

A. 两变量相关性越好

B. 结论可信度越大

C. 认为总体具有线性相关的理由越充分

D. 抽样误差越小

E. 抽样误差越大

3. 在分析相关系数 r 时,下列叙述中正确的是(　　)

A. 各散点越靠近回归直线计算得到的相关系数越大

B. 各散点越离开回归直线计算得到的相关系数越大

C. 如果双变量服从正态分布且呈直线趋势,算得 r 值后尚需做假设检验才能推断 X 和 Y 有无线性相关

D. 根据两组 $|r|$,可直接比较相关密切程度

E. 以上都不对

4. 对来自同一样本的两个分类变量的频数表资料做关联性分析,可用(　　)

A. 积差相关　　　　　　　B. 秩相关　　　　　　　C. 列联系数

D. 线性相关　　　　　　　E. 以上都不是

5. 直线相关分析中,若总体相关系数 $\rho>0$,则从该总体中抽取的样本相关系数(　　)

A. 大于 0

B. 小于 0

C. 等于 0

D. 可能大于 0,小于 0 或等于 0

E. 以上都对

6. 在 X 和 Y 的直线相关分析中，$|r|$ 越大,则(　　)

A. 各散点越靠近回归直线

B. 各散点越离开回归直线

C. 算得 r 值后尚需做假设检验才能推断 X 和 Y 有无线性相关

D. 回归直线越陡峭

E. 回归直线越平坦

7. 在分析两个连续性变量相关性的时候,计算得到样本相关系数 $r=0$ 时,下列叙述不正确的是(　　)

A. 需对总体相关系数进行假设检验

B. 应先绘制散点图

C. 两变量的关系不能确定

D. 两变量间必然存在某种曲线关系

E. 两变量间不存在直线关系,但不排除存在某种曲线关系

8. 从同一个总体中随机抽取两个样本,进行两连续性变量的直线相关分析,对样本 1 进行假设检验得到 $P<0.05$,对样本 2 进行假设检验得到 $P<0.001$,可以认为(　　)

A. 第一组的两个变量关系比第二组密切

B. 第二组的两个变量关系比第一组密切

C. 更有理由认为第一组的两个变量之间有直线关系

D. 更有理由认为第二组的两个变量之间有直线关系

E. 两组变量关系同样密切

9. 对来自同一样本的两个连续性正态分布变量进行相关性分析,散点呈直线趋势,当 x 减小而 y 增加时,可初步判断两变量为(　　)

A. 正的直线相关关系　　　　B. 无直线相关关系　　　　C. 非线性关系

D. 负的直线相关关系　　　　E. 无法确定

10. 对来自同一样本的两个变量,一个变量为连续性计量资料,另一个变量为等级资料,在秩相关分析中,下列描述不正确的是(　　)

A. 适用于不满足双变量正态分布资料

B. 适用于等级资料的相关分析

C. 适用于分布不明资料

D. 适用于四格表资料的关联性分析

E. 秩相关系数的解释与简单相关系数类似

11. 直线相关分析可用于分析下列哪两者的数量关系?(　　)

A. 性别与体重　　　　B. 性格与血型　　　　C. 体重与体表面积

D. 母亲职业与儿童智商　　　　E. 工龄与患病率

12. 某研究欲探讨体重与体表面积的关系,对样本相关系数进行假设检验,得到检验统计量 t 值小于查表得到的 t 界值,则结论为(　　)

A. 两变量的差别无统计意义

B. 两变量存在直线相关关系

C. 两变量肯定不存在直线相关关系

D. 两变量存在直线相关关系的可能性小于 5%

E. 就本资料而言,尚不能认为两变量存在直线关系

13. 查表法对某样本的相关系数 r 进行假设检验,结果为 $P<0.05$,则（　　）

A. 两变量的差别无统计意义

B. 两变量存在直线相关关系

C. 两变量肯定不存在直线相关关系

D. 两变量存在直线相关的可能性小于 5%

E. 就本资料而言,尚不能认为两变量存在直线关系

14. 直线相关分析是为了（　　）

A. 研究两组变量间的关系

B. 研究双变量间的直线依存变化关系

C. 研究两组双变量间的差别

D. 研究双变量间的直线互相依靠的关系

E. 研究双变量间的直线关系

15. 直线相关分析中,对相关系数做假设检验,其目的是（　　）

A. 检验相关系数 r 是否等于 0

B. 推断两变量间是否存在直线相关关系

C. 检验两总体相关系数是否相等

D. 推断两变量间相关方向

E. 推断两变量间密切程度

16. 某研究欲探讨青少年近视程度与每天看电视时长的关系,得到两变量的散点图,发现散点分布在一条直线上,则有（　　）

A. $r=1$ 　　　　　　　　B. $r=0$ 　　　　　　　　C. $b=1$

D. $b=0$ 　　　　　　　　E. $a=0$

17. 某研究欲探讨青少年近视程度与每天看电视时长的关系,对相关系数进行假设检验,无效假设是（　　）

A. $\rho=0$ 　　　　　　　　B. $\rho\neq0$ 　　　　　　　　C. $\rho>0$

D. $\rho<0$ 　　　　　　　　E. $\rho\geq0$

18. 据 16 名男大学生的身高（X）与肺活量（Y）资料,算得的相关系数为 0.67,$P>0.05$,由此得出的统计学结论是（　　）

A. 身高与肺活量呈高度相关

B. 身高与肺活量为正相关关系

C. $P>0.05$ 表示此次抽样得到的 $r=0.67$ 是抽样误差造成的

D. 若增大样本例数,$P>0.05$ 的结果不会改变

E. $P>0.05$ 表示此次抽样得到的 $r=0.67$ 是本质上的差异造成的

19. 在秩相关的分析中,下列叙述不正确的是（　　）

A. 它适用于不服从双变量正态分布的资料

B. 总体分布类型未知的资料宜计算 r_s

C. $|r_s|\leq1$

D. 查 r_s 界值表时,计算的统计量 $|r_s|$ 越小,所对应的 P 越小

E. 它也适用于等级资料

20. 对 R×C 列联表资料做频数分布的比较与做两变量关联性分析(　　)

A. 设计不同,χ^2 统计量一样

B. 两者仅假设不同

C. 两者仅结论不同

D. 两者的 P 值不同

E. 两者检验水准不同

答案:1. D　　2. B　　3. C　　4. C　　5. D　　6. A　　7. D　　8. C　　9. D

10. D　　11. C　　12. E　　13. B　　14. D　　15. B　　16. A　　17. A　　18. C　　19. D

20. A

三、多项选择题

1. 在探讨 10 岁男性儿童身高与体重的关系时,假定双变量服从正态分布,由样本求得相关系数 $r=0.98$,且假设检验 $P<0.01$,下列叙述正确的是(　　)

A. 两变量之间有高度相关性

B. r 来自高度相关的总体

C. 对应的总体相关系数大于 0

D. 对应的总体相关系数小于 0

E. 两变量之间有正相关性关系

2. 在分析两个连续性变量的相关性的时候,计算得到样本相关系数 $r=0$ 时,下列叙述正确的是(　　)

A. 需对总体相关系数进行假设检验

B. 应先绘制散点图

C. 两变量的关系不能确定

D. 两变量间必然存在某种曲线关系

E. 两变量间不存在直线关系,但不排除存在某种曲线关系

3. 在对来自同一样本的两个变量,一个变量为连续性计量资料,另一个变量为等级资料,在秩相关分析中,下列叙述正确的是(　　)

A. 适用于不满足双变量正态分布资料

B. 适用于等级资料的相关分析

C. 适用于分布不明资料

D. 适用于四格表资料的关联性分析

E. 秩相关系数的解释与简单相关系数类似

4. 在秩相关的分析中,下列叙述正确的是(　　)

A. 它适用于不服从双变量正态分布的资料

B. 总体分布类型未知的资料宜计算 r_s

C. $|r_s|\leqslant 1$

D. 查 r_s 界值表时,计算的统计量 $|r_s|$ 越小,所对应的 P 越小

E. 它也适用于等级资料

答案:1. ABCE   2. ABCE   3. ABCE   4. ABCE

四、简答题

简述直线相关的概念、直线相关系数计算及假设检验方法。

参考答案:

(1)概念

直线相关又称简单相关,用于双变量正态分布资料。

(2)直线相关系数又称积差相关系数,以符号 r 表示样本相关系数,ρ 表示总体相关系数。它是反映具有直线关系的两个变量间相关关系的密切程度与相关方向的指标。计算公式可表示为:

$$r = \frac{\sum (X - \bar{X})(Y - \bar{Y})}{\sqrt{\sum (X - \bar{X})^2} \sqrt{(Y - \bar{Y})^2}} = \frac{I_{xy}}{\sqrt{I_{xx}} \sqrt{I_{yy}}}$$

相关系数 r 没有单位,其取值范围为 $-1 \leqslant r \leqslant 1$。其绝对值愈接近 1,两个变量间的直线相关愈密切;愈接近 0,相关愈不密切。r 值为正表示正相关,说明一变量随另一变量增减而增减,方向相同;r 值为负表示负相关,说明一变量增加、另一变量减少,即方向相反;r 的绝对值等于 1 为完全相关。

(3)相关系数 r 的假设检验:①r 界值表法;②t 检验法。

五、论述题

论述 Pearson 积矩相关与 Spearman 秩相关的联系与区别。

参考答案:

(1)联系:①两者都可以用于分析两变量间线性相关的方向与密切程度,取值范围与数值大小的统计学意义相同;②两者都要求个体间满足独立性;③Spearman 秩相关系数的计算有专门的计算公式,也可采用对秩次的 Pearson 积矩相关系数的计算来实现;④样本量大时,两者的假设检验方法近似。

(2)区别:Pearson 积矩相关系数的计算要求双变量服从正态分布,属于参数统计量;而 Spearman 秩相关系数不要求变量服从正态分布,适用于双变量不服从正态分布、总体分布类型未知、数据本身有不确定值和等级资料的情形,属于非参数统计量。

六、分析讨论题

1.某研究要探讨初中二年级学生语文考试阅读成绩与每周平均阅读量的关系,随机抽取了某学校初中二年级学生 20 名进行阅读能力的水平测试以及每周平均阅读量的调研,假定两变量都服从正态分布,相关资料见表 12-1。

(1)绘制散点图。

(2)计算相关系数。

(3)对相关系数进行假设检验。

(4)估计总体相关系数 95％可信区间。

表 12-1　某校初中二年级学生阅读能力测试与每周平均阅读量的情况

编号	1	2	3	4	5	6	7	8	9	10
分数/分	75	85	70	90	88	50	65	90	81	83
阅读量/分钟	60	120	50	80	90	0	30	100	60	50
编号	11	12	13	14	15	16	17	18	19	20
分数/分	55	87	88	45	86	80	65	95	74	60
阅读量/分钟	30	90	80	30	90	60	20	180	60	20

思路分析：

(1)根据原始数据绘制的散点图进行初步分析(见图 12-1)，估计阅读能力测试(分)与每周平均阅读量(分钟)之间有直线趋势。

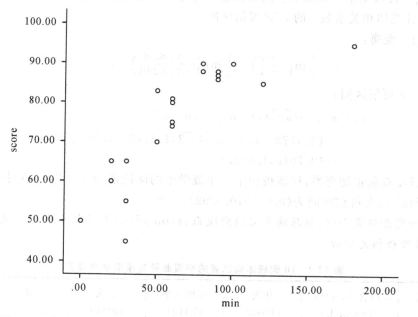

图 12-1　某校初中二年级学阅读能力测试(分)与每周平均阅读量(分钟)散点图

(2)计算相关系数

该资料两变量都属于连续性资料，且都服从正态分布，两变量的散点图分析呈直线趋势，故可以计算 Pearson 积矩相关系数(r)。

$$\sum X = 1300, \sum X^2 = 116800, \overline{X} = 65$$

$$\sum Y = 1512, \sum Y^2 = 118354, \overline{Y} = 75.6$$

$$l_{XX} = \sum X^2 - (\sum X)^2/n = 116800 - \frac{1300 \times 1300}{20} = 32300$$

$$l_{YY} = \sum Y^2 - (\sum Y)^2/n = 118354 - \frac{1512 \times 1512}{20} = 4046.8$$

$$l_{XY} = \sum XY - (\sum X)(\sum Y)/n = 107730 - \frac{1300 \times 1512}{20} = 9450$$

$$r = \frac{l_{XY}}{\sqrt{l_{XX}l_{YY}}} = \frac{9450}{\sqrt{32300 \times 4046.8}} = \frac{9450}{11432.9} = 0.8266$$

(3)相关系数进行假设检验

$H_0 : \rho = 0$

$H_1 : \rho \neq 0$

$$\alpha = 0.05$$

$$t = \frac{r-0}{s_r} = \frac{r}{\sqrt{(1-r^2)/(n-2)}} = \frac{0.8266 \times \sqrt{20-2}}{\sqrt{1-0.8266^2}} = 6.2312$$

$$\alpha = 0.05$$

$\nu = 20 - 2 = 18$，查 t 界值表，得 $t_{0.05,18} = 2.101$，$P < 0.05$，按 $a = 0.05$ 水准拒绝 H_0，接受 H_1，故可认为该校初中二年级学生的阅读能力与每周平均阅读量之间存在相关性。

(4)估计总体相关系数 ρ 的 95% 可信区间

对 r 做 z 变换：

$$z = \frac{1}{2}\ln\left(\frac{1+r}{1-r}\right) = \frac{1}{2}\ln\left(\frac{1+0.8266}{1-0.8266}\right) = 1.1773$$

z 的 95% 可信区间：

$$(z - u_{0.05}/\sqrt{n-3}, z + u_{0.05}/\sqrt{n-3})$$

$$= (1.1773 - 1.96/\sqrt{20-3}, 1.1773 + 1.96/\sqrt{20-3})$$

$$= (0.7019, 1.6527)$$

将 z 做反双曲正切变换，得该校初中二年级学生的阅读能力与每周平均阅读量之间总体相关系数的 95% 可信区间为 $(0.6056, 0.9292)$。

2. 某研究者研究 10 例糖尿病患者的空腹血糖（mmol/L）与尿糖水平的相关性，结果见表 12-2，试做秩相关分析。

表 12-2　10 例糖尿病患者的空腹血糖与尿糖水平情况

病人编号 (1)	血糖含量(X)(2) /(mmol/L)	秩次 (P)(3)	尿糖水平 (Y)(4)	秩次 (q)(5)	d (3)-(5)	d^2
1	7.5	1	—	1	0	0
2	13.6	7	+++	8	-1	1
3	15	8	++	5.5	2.5	6.25
4	9	5	+	3	2	4

病人编号 (1)	血糖含量（X）(2) /(mmol/L)	秩次 (P)(3)	尿糖水平 (Y)(4)	秩次 (q)(5)	d (3)－(5)	d^2
5	8.8	4	＋	3	1	1
6	10.8	6	＋	3	3	9
7	16	9	＋＋＋	8	1	1
8	20	10	＋＋＋	8	2	4
9	8.1	2	＋	3	－1	1
10	8.3	3	＋＋	5.5	－2.5	6.25
合计	－	55	－	48	－	－

思路分析：

（1）计算相关系数

因为两个变量一个是连续性变量，一个是等级资料，要分析两个变量之间的关系，可选择采用斯皮尔曼（Spearman）秩相关系数（r_s）进行计算，$r_s = 1 - \dfrac{6\sum d_i^2}{n(n^2-1)}$。该方法对变量的类型及分布没有什么要求，只要两个变量的观测值是成对的等级评定资料，或者是由连续变量观测资料转化得到的等级资料，不论两个变量的总体分布形态、样本容量的大小如何，都可以用斯皮尔曼秩相关系数来进行研究。

将表 12-2 的相关数据代入 r_s 的计算公式，得到：

$$r_s = 1 - \frac{6\sum d_i^2}{n(n^2-1)} = 1 - \frac{6 \times 33.5}{10(10^2-1)} = 0.797$$

（2）相关系数的假设检验

$H_0 : \rho_s = 0$

$H_1 : \rho_s \neq 0$

$$t = r_s \sqrt{\frac{n-2}{1-\rho_s^2}} = 0.2030 \sqrt{\frac{10-2}{1-0.2030^2}} = 0.2030 \times 3.1686 = 0.6432$$

$$t < t_{8,0.05} = 2.306,$$

$$P > 0.05$$

按 $\alpha = 0.05$ 水准拒绝 H_1，接受 H_0，故可认为糖尿病患者的空腹血糖与尿糖水平之间没有关系。

七、重难点问题解析

为观察行为类型与冠心病的关系，某研究组收集了 100 个样本，并将观察对象按行为类型分为 A 型（脾气暴躁、较具野心、进取心和有竞争性）和 B 型（较沉着、冷静、和做事不慌忙）。对每个个体分别观察是否为冠心病患者和行为类型两种属性，结果整理成 2×2 四格表（见表 12-3）。试分析两种属性的关联性。

表 12-3　行为类型与冠心病的关系

行为类型	冠心病		合计
	有	无	
A	35	20	55
B	15	30	45
合计	50	50	100

思路分析：

这里分析的资料是按两种属性分类的频数表资料，含配对分类频数资料。该资料可用 χ^2 的独立性检验和列联系数来考查两变量间的关联性。

需要注意的是，这里采用的 χ^2 的独立性检验与前面 χ^2 检验章节用于两个或多个频数表分布比较的 χ^2 检验所用的公式完全相同，但其设计和意义存在根本区别，这里用作关联性分析的资料是一个随机样本，同时按照两种属性分类，而 χ^2 检验章节用于两个或多个频数表分布比较的 χ^2 检验的资料是两个或多个随机样本，根本谈不上关联性问题。当两个变量都是二分类或无序分类变量时，可用 Pearson 列联系数做两变量间关联性分析，计算公式为 $r=\sqrt{\dfrac{\chi^2}{\chi^2+n}}$，关于 Pearson 列联系数是否为 0 的检验也等价于 Pearson χ^2 检验。

（1）两属性关联性的假设检验

H_0：行为类型与冠心病之间互相独立

H_1：行为类型与冠心病之间有关联

$$\alpha=0.05$$

$$\chi^2=\frac{(ad-bc)^2\times n}{(a+b)(b+c)(c+d)(b+d)}=\frac{(35\times30-20\times15)^2\times100}{55\times45\times50\times50}=8.73$$

$\chi^2_{0.05,1}=3.84$，$\chi^2>3.84$，$P<0.05$，说明行为类型与冠心病之间存在关联性。

（2）计算两相关变量的关联系数

$$r=\sqrt{\frac{\chi^2}{\chi^2+n}}=\sqrt{\frac{8.73^2}{8.73^2+100}}=0.6576$$

（李柯然、王珍）

第十三章　两变量回归分析

一、教学大纲要求

(一)教学目的与要求

1.了解

(1)直线回归分析散点图的绘制

(2)因变量总体条件均数的置信区间估计方法

(3)因变量个体 Y 值的预测区间的估计方法

2.理解

(1)直线回归分析需注意的问题及回归系数假设检验(t 检验)

(2)直线相关与回归分析的注意事项

3.掌握

(1)直线回归方程的建立

(2)回归系数假设检验(方差分析)

(3)直线回归与直线相关分析的区别与联系

(二)学习内容

1.直线回归方程的建立

2.回归系数的假设检验

3.直线回归分析的应用

4.直线相关与回归分析的注意事项

(三)本章重点

1.直线回归方程的建立

2.回归系数的假设检验

3.直线回归分析的应用

4.直线相关与回归分析的注意事项

(四)本章难点

1. 回归系数假设检验(方差分析)
2. 直线回归分析需注意的问题

(五)复习思考题

1. 方差分析用于回归系数假设检验的基本思想
2. 直线回归和直线相关分析的区别与联系
3. 对回归系数进行假设检验可以采用哪些方法

二、单项选择题

1. 若对回归系数 b 的假设检验采用 t 检验,其自由度 v 为(　　　)

A. n　　　　　　　　　　B. $n-1$　　　　　　　　　　C. $n-2$

D. $2n-1$　　　　　　　　E. $2n-2$

2. 在正态双变量 (x,y) 的相关与回归分析中描述不正确的是(　　　)

A. r 值增加, b 值增加

B. 对 r 假设检验与对 b 的假设检验等价

C. $r>0$ 时, $b>0$

D. $r<0$ 时, $b<0$

E. $r=0$ 时, $b=0$

3. 如果两样本的两个正态随机变量的相关系数相等,即 $r_1=r_2$, $n_1>n_2$,则有(　　　)

A. $b_1=b_2$　　　　　　　B. $b_1>b_2$　　　　　　　C. 两样本回归系数等价

D. 两样本决定系数相等　　E. 以上都不对

4. 下列关于相关系数和回归系数的叙述中不正确的是(　　　)

A. r 与 b 的符号一致

B. $|r|$ 越大, $|b|$ 不一定越大

C. r 没有单位

D. b 的单位是 x 的单位/ y 的单位

E. $r=0$, $b=0$

5. 研究某年龄段儿童身高和体重之间是否有数量依存关系宜采用(　　　)

A. t 检验　　　　　　　　B. u 检验　　　　　　　　C. F 检验

D. 相关分析　　　　　　　E. 回归分析

6. 如果两样本的两个正态随机变量的相关系数相等,即 $r_1=r_2$, $n_1>n_2$,则下列描述正确的是(　　　)

A. $b_1=b_2$　　　　　　　B. $tr_1=tr_2$　　　　　　　C. $b_1>b_2$

D. $tb_1=tr_1$　　　　　　E. $tb_1=tb_2$

7. 若分析肺活量和体重之间的数量关系,拟用体重值预测肺活量值,宜采用(　　　)

A. 简单相关分析　　　　　B. 秩相关分析　　　　　　　C. 直线回归分析

D. 方差分析　　　　　　　　E. 多重线性回归分析

8. 求得 Y 关于 X 的线性回归方程后,对回归系数做假设检验的目的是对哪个总体参数进行统计推断?(　　)

　　A. 样本斜率　　　　　　　B. 总体斜率　　　　　　　C. 样本均数

　　D. 总体均数　　　　　　　E. 样本分布

9. 对于既可以进行相关分析又可以进行回归分析的同一资料,进行直线相关与回归分析,有(　　)

　　A. $r>0,b<0$　　　　　　B. $r>0,b>0$　　　　　　C. $r<0,b>0$

　　D. $r=b$　　　　　　　　E. r 与 b 的符号无关系

10. 回归系数的假设检验(　　)

　　A. 只能用 r 的检验　　　B. 只能用 t 检验　　　　C. 只能用 F 检验

　　D. 三者都可以　　　　　　E. 只能用 F 检验或卡方检验

11. 最小二乘估计方法的基本原理是(　　)

　　A. 各点到直线的垂直距离的和最小

　　B. 各点到 x 轴的纵向距离的平方和最大

　　C. 各点到直线的垂直距离的平方和最小

　　D. 各点到直线的纵向距离的平方和最小

　　E. 各点到直线的纵向距离的平方和最大

12. 在简单线性回归分析中,$S_{y \cdot x}$(又称剩余标准差)反映(　　)

　　A. 应变量 Y 的变异度

　　B. 自变量 X 的变异度

　　C. 扣除 X 影响后 Y 的变异度

　　D. 扣除 Y 影响后 X 的变异度

　　E. 回归系数 b 的变异度

13. 在简单线性回归分析中,若直线回归系数 $b=0$,则一定有(　　)

　　A. 绘制散点图一定呈圆形

　　B. 两变量间不存在回归关系

　　C. 两变量间不存在线性回归关系

　　D. 两变量间毫无关系

　　E. 两变量间既不存在相关关系亦不存在回归关系

14. 在简单线性相关分析中,如果直线相关系数 $r=1$,则一定有(　　)

　　A. 直线回归的截距等于 0

　　B. 直线回归的截距等于 Y 的均数或 X 的均数

　　C. 直线回归的 $SS_{残}$ 等于 0

　　D. 直线回归的 $SS_{总}$ 等于 0

　　E. 直线回归的 $SS_{残}$ 等于 $SS_{回}$

15. 某研究随机抽取某地 1~7 岁儿童 250 名,建立体重(y,kg)关于年龄(x,岁)的回归模型,回归系数 $b=2$,则回归系数的解释为(　　)

　　A. 对于所有的儿童,年龄每增加 1 岁,体重平均增加 2kg

B. 对于所有的儿童,年龄每增加1岁,体重均增加2kg

C. 对于该地1~7岁儿童,年龄每增加1岁,体重平均增加2kg

D. 对于1~7岁儿童,年龄每增加1岁,体重必定增加2kg

E. 对于所有儿童,年龄增加,体重一定增加

16. 研究一年级女大学生肺活量随着体重变化的回归关系时,$SS_{残差}$的大小可由什么来解释?(　　)

　　A. 体重

　　B. 个体的差异

　　C. 体重以外的其他一切因素

　　D. 体育锻炼

　　E. 遗传因素

17. 在求出Y关于X变化的线性回归方程后,发现将原始数据中的某一点(x_k, y_k)的横坐标值代入方程所得的值不等于y_k,则可以认为(　　)

　　A. 此现象无法解释

　　B. 此现象正常

　　C. 计算有错误

　　D. X与Y之间呈非线性关系

　　E. X与Y之间呈线性关系

18. 某研究欲建立女大学生的胸围(cm)与肺活量(L)的线性回归分析,以下叙述正确的是(　　)

　　A. 胸围和肺活量必须先进行标准化变换,以消除度量衡单位不同的影响

　　B. 肺活量为自变量,胸围为应变量

　　C. 先绘制散点图,散点呈现线性趋势,则进行线性回归分析

　　D. 回归系数不论有无统计学意义,都必须解释回归系数

　　E. 回归系数有统计学意义,则胸围与肺活量间一定为因果关联

19. 直线回归中,如果自变量X乘以一个不为0或1的常数,则有(　　)

　　A. 截距改变　　　　　　B. 回归系数改变　　　　　　C. 两者都改变

　　D. 两者都不改变　　　　E. 以上情况都可能

20. 下列有关直线相关与回归分析的叙述不正确的是(　　)

　　A. 已知r来自ρ不为0的总体,则r>0表示正相关,r<0表示负相关

　　B. b>0表示直线从左下方走向右上方

　　C. a>0表示直线与纵轴的交点在原点上方

　　D. 回归直线一定通过坐标原点

　　E. 散点距回归直线的纵向距离的平方和是最小的

21. 某研究探讨男性腰围与腹腔内脂肪面积的关系,对20名男性志愿受试者测量其腰围(cm),并采用核磁共振成像法测量其腹腔内脂肪面积(cm^2),建立用腰围估计腹腔内脂肪面积的回归模型,回归系数为$b=2.110$,则回归系数的解释为(　　)

　　A. 对于健康成年人,腰围每增加1cm,腹腔内脂肪面积平均增加2.110cm^2

　　B. 对于健康成年人,腰围增加1cm,腹腔内脂肪面积一定增加2.110cm^2

C. 对于健康成年人,腰围越大,腹腔内脂肪面积一定越大

D. 对于健康成年男性,腰围每增加 1cm,腹腔内脂肪面积平均增加 2.110cm²

E. 对于健康成年男性,腰围增加 1cm,腹腔内脂肪面积一定增加 2.110cm²

答案:1. C　　　2. A　　　3. D　　　4. D　　　5. E　　　6. D　　　7. C　　　8. B　　　9. B

10. D　　11. D　　12. C　　13. C　　14. C　　15. C　　16. C　　17. B　　18. C　　19. B

20. D　　21. D

三、多项选择题

1. 在正态双变量 (x,y) 的相关与回归分析中叙述正确的是(　　　)

A. r 值增加,b 值增加

B. 对 r 假设检验与对 b 的假设检验等价

C. $r>0$ 时,$b>0$

D. $r<0$ 时,$b<0$

E. $r=0$ 时,$b=0$

2. 下列关于相关系数和回归系数的叙述正确的是(　　　)

A. r 与 b 的符号一致

B. $|r|$ 越大,$|b|$ 不一定越大

C. r 没有单位

D. b 的单位是 x 的单位/y 的单位

E. $r=0$,$b=0$

3. 下列关于回归系数假设检验的方法叙述不正确的是(　　　)

A. 只能用 r 的检验

B. 只能用 t 检验

C. 只能用 F 检验

D. 三者都可以

E. 只能用 F 检验或卡方检验

答案:1. CDEF　　　2. ABCE　　　3. ABCE

四、简答题

简述直线回归方程的概念、直线回归系数的计算、直线回归系数的假设检验、直线回归的应用。

(1)直线回归方程的概念

通过一个直线方程来描述两个变量间的依存关系,这样的直线方程称为直线回归方程。直线回归是回归分析中最基本、最简单的一种,故又称简单回归。回归系数和常数项估计的基本原理为最小二乘法,该方法保证各实测点与该直线纵向距离的平方和为最小。

(2)直线回归系数的计算

$$b = \frac{\sum (X - \overline{X})(Y - \overline{Y})}{\sum (X - \overline{X})^2} = \frac{l_{xy}}{l_{xx}}$$

$$a = \overline{Y} - b\overline{X}$$

其中，l_{xy} 表示变量 X 和变量 Y 的离均差积和，l_{xx} 表示变量 X 的离均差平方和。$\overline{X}$ 和 $\overline{Y}$ 分别是两个变量的均值。

(3)直线回归系数的假设检验：方差分析或 t 检验。

(4)直线回归的应用：①描述两变量的依存关系；②用回归方程进行预测；③用回归方程进行统计控制。

五、论述题

论述直线回归与相关的区别与联系。

(1)区别

①资料要求：直线回归要求因变量 Y 服从正态分布，X 是可以精确测量和严格控制的变量，一般称为Ⅰ型回归；直线相关要求两个变量 X、Y 服从双变量正态分布，这种资料若进行回归分析称为Ⅱ型回归。

②应用情况：直线回归是说明两变量依存变化的数量关系；直线相关是说明两变量间的相关关系。

③意义：b 表示 X 每增(减)一个单位时，Y 平均改变 b 个单位；r 说明具有直线关系的两个变量间关系的密切程度与相关方向。

④计算：$b = l_{xy} / l_{xx}$；$r = l_{xy} / \sqrt{l_{xx}l_{yy}}$。

⑤取值范围：$-\infty < b < +\infty$；$-1 \leqslant r \leqslant 1$。

⑥单位：b 有单位；r 没有单位。

(2)联系

①方向一致：对一组数据若能同时计算 b 和 r，它们的符号一致。

②假设检验等价：对同一样本，b 和 r 的假设检验得到的 t 值相等，即 $t_b = t_r$。

③用回归解释相关：决定系数 $r^2 = \frac{l_{xy}^2}{l_{xx}l_{yy}} = SS_{回} / SS_{总}$，回归平方和越接近总平方和，则 r^2 越接近 1，说明引入相关的效果越好。

六、分析讨论题

1.某高校 15 名一年级女大学生的身高(cm)与体重(kg)数据表如表 13-1 所示，假定双变量服从正态分布。根据软件分析的结果进行下列问题的分析：

(1)根据表 13-2 以及相关系数假设检验的公式，写出相关系数假设检验的基本过程。

(2)根据表 13-3 写出回归系数假设检验的基本过程。

(3)采用方差分析对回归方程进行假设检验，其假设检验的基本思想是什么？

(4)根据表 13-4 计算回归系数 95％置信区间。

(5)根据表 13-5 对决定系数(R^2)进行解释。

表 13-1　某高校 15 名一年级女大学生的身高与体重数据情况

身高/cm	159	157	160	163	170	162	165	166	164	171	158	167	160	173	172
体重/kg	50	45	53	55	60	54	55	56	55	62	48	58	54	65	64

表 13-2　相关分析结果情况

		身高	体重
身高	皮尔逊相关性	1	.966**
	显著性（双尾）		.000
	个案数	15	15
体重	皮尔逊相关性	.966**	1
	显著性（双尾）	.000	
	个案数	15	15

注：**．在 0.01 检验水准（双尾），相关性显著。($t_r = 38.9830$)。

表 13-3　方差分析表[a]

模型	平方和	自由度	均方	F	显著性
回归	396.988	1	396.988	182.070	.000[b]
残差	28.345	13	2.180		
总计	425.333	14			

注：a 为因变量：体重；b 为预测变量：（常量）身高。

表 13-4　系数[a]分析结果

模型	未标准化系数		标准化系数	t	显著性
	B	标准误差	Beta		
（常量）	−110.751	12.39	—	−8.976	.000
身高	1.012	.075	.966	13.493	.000

注：a 为因变量：体重。

表 13-5　模型摘要[a]

模型	R	R 方	调整后 R 方	标准估算的误差
1	.966[b]	.933	.928	1.47662

注：a 为因变量：体重；b 为预测变量：（常量），身高。

思路分析：

(1)相关系数假设检验的基本过程

①建立假设，确定检验水准

$H_0: \rho = 0$

$H_1: \rho \neq 0$

$$\alpha = 0.05$$

②计算检验统计量

$$t = \frac{|r|}{\sqrt{\frac{1-r^2}{n-2}}} = \frac{0.966}{\sqrt{\frac{1-0.996^2}{13}}} = \frac{0.966}{0.02478} = 38.9830$$

③确定 P 值，作出结论

根据表 13-2 得出 $P < 0.001$，故认为身高与体重之间存在相关性。

(2)回归系数假设检验的基本过程

①建立假设，确定检验水准

$H_0: \beta = 0$

$H_1: \beta \neq 0$

$$\alpha = 0.05$$

②计算检验统计量

$$F = \frac{396.988}{2.180} = 182.105$$

③确定 P 值，作出结论

根据表 13-3 得出 $P < 0.001$，故认为身高与体重之间存在回归关系。

(3)采用方差分析对回归方程进行假设检验，其假设检验的基本思想

如果两变量之间存在无线性回归关系，则 $SS_{回}$ 与 $SS_{残差}$ 对仅包含随机因素对因变量的影响，因此则 $MS_{回}$ 与 $MS_{残差}$ 应近似相等，如果两者差别很大，并超出了能够用随机波动解释的程度，则认为回归方程具有统计学意义。其基本思想也可以表示为：$SS_{总} = SS_{回} + SS_{残差}$；$v_{总} = v_{回} + v_{残差}$。

(4)根据表 13-4 计算回归系数 95% 置信区间

回归系数 95% 置信区间的下限：$1.012 - 1.96 \times 0.075 = 0.865$

回归系数 95% 置信区间的上限：$1.012 + 1.96 \times 0.075 = 1.159$

回归系数 95% 置信区间为 $(0.865, 1.159)$

(5)根据表 13-5 对决定系数(R^2)进行解释

决定系数(R^2)表示回归平方和在总平方和中所占的比重，越接近 1，说明回归效果越好。应用决定系数，还可以从回归的角度对相关系数进行解释。

七、重难点问题解析

论述两变量线性回归分析的应用（答题要点：线性回归的概念、回归分析的应用、如何确定自变量和因变量、回归模型的类型、回归分析的注意事项）。

（1）线性回归：用于定量描述自变量（独立变量、解释性变量）和因变量（应变量、结局）之间的线性依存关系。

（2）线性回归分析可应用于三个方面：①分析两个变量之间是否存在线性依存关系；②利用回归方程由自变量对因变量进行预测；③利用回归方程进行质量控制，即通过控制自变量取值在限定因变量的波动范围。

（3）在进行回归分析时，如果已经知道两个有内在联系的变量之间存在因果关系，则应该明确哪个变量是因变量，哪个变量是自变量。如果无法确定，则应以易于测定或变异较小者为自变量。

（4）存在两种类型的回归：①Ⅰ型回归，自变量可以取固定值，因变量服从正态分布；②Ⅱ型回归，两个变量均服从正态分布。

（5）注意事项：①进行回归分析的两个变量之间要有实际意义；②进行回归分析之前需要作散点图，看两变量间的分布趋势是否呈直线；③如果两变量不满足回归分析的条件或者两个变量呈曲线关系，可以考虑通过变量变换使曲线直线化后进行参数估计或者直接进行曲线拟合；④在做散点图的时候要考虑观察值是否有异常值（离群值、强影响点、杠杆值）；⑤使用回归方程的自变量来估计因变量时，自变量不要超过取值范围。

（王珍、冯文明）

第十四章　多元线性回归分析

一、教学大纲要求

(一)教学目的与要求

1. 了解
(1)多元线性回归模型的假设检验(模型检验与偏回归系数检验)的具体过程
(2)多元逐步回归的自变量筛选方法
2. 熟悉
(1)多元线性回归模型的基本概念及构建思路
(2)多元线性回归的注意事项
3. 掌握
(1)多元线性回归模型需要满足的条件
(2)多元线性回归模型的假设检验(模型检验与偏回归系数检验)的基本思路和结果分析

(二)学习内容

1. 多元线性回归
2. 多元逐步回归
3. 多元线性回归的注意事项

(三)本章重点

1. 多元线性回归模型需要满足的条件
2. 多元线性回归模型构建的基本思路
3. 多元线性回归模型的假设检验(模型检验与偏回归系数检验)
4. 多元线性回归的注意事项

(四)本章难点

1. 多元线性回归模型构建的基本思路

2.多元线性回归模型需要满足的条件

3.多元线性回归模型的假设检验(模型检验与偏回归系数检验)

4.多元线性回归的注意事项

(五)复习思考题

1.多元线性回归模型的假设检验(模型检验与偏回归系数检验)的基本思路

2.多元线性回归的注意事项

二、单项选择题

1.在疾病危险因素的研究中,为了研究某个自变量与因变量(连续性变量)的关系,如果要考虑可能存在的混杂因子的干扰,可采用的方法是(　　)

A. t 检验　　　　　　　　B. 方差分析　　　　　　　　C. 多元回归分析

D. Logistic 回归分析　　　E. COX 回归分析

2.多元线性回归分析中,反映回归平方和在应变量的总变异中所占比重的统计量是(　　)

A. 简单相关系数　　　　　　B. 复相关系数　　　　　　　C. 回归系数

D. 回归平方和　　　　　　　E. 决定系数 R^2

3.下列关于多元线性回归分析的描述不正确的是(　　)

A. 在疾病相关危险因素的分析中,采用多元回归分析的目的是减少混杂因素对结果的干扰

B. 在多元回归分析中,反映回归平方和在因变量的总变异中所占比重的是复相关系数

C. 在多元回归分析中,反映回归平方和在因变量的总变异中所占比重的是决定系数

D. 在多元回归分析中,用同一资料作多变量回归分析,若对两个具有不同自变量的回归方程进行比较时,应选择的指标是校正的决定系数

E. 在逐步回归分析时,若增加引入的自变量,则回归平方和增大,残差平方和减小

4.下列关于多元线性回归分析的描述正确的是(　　)

A. 多元线性回归分析,若对某个自变量的值都乘以一个不为 0 的常数,则偏回归系数改变,标准化偏回归系数不变

B. 多元线性回归分析,若对某个自变量的值都乘以一个不为 0 的常数,则偏回归系数和标准化偏回归系数均不变

C. 多元线性回归分析,若对某个自变量的值都乘以一个不为 0 的常数,则偏回归系数和标准化偏回归系数均改变

D. 多元线性回归分析,若对某个自变量的值都加上一个不为 0 的常数,则截距改变,但所有偏回归系数均不改变

E. 多元线性回归分析,若对某个自变量的值都加上一个不为 0 的常数 k,则该偏回归系数在原来的基础上加上 k

5.下列关于多元线性回归的描述正确的是(　　)

A. 多元线性回归要求自变量服从正态分布

B. 多元线性回归中的多重共线性指因变量与多个自变量之间的高度线性相关

C. 多元线性回归分析,若对某个自变量的值都乘以一个不为 0 的常数,则偏回归系数和标准化偏回归系数均不变

D. 在多元线性回归分析中,具有 k 个分类的变量化作亚变量的方法是化为 $k-1$ 个 $0-1$ 变量

E. 在多元线性回归分析中,具有 k 个分类的变量化作亚变量的方法是化为 k 个 $0-1$ 变量

6. 多元回归分析中,某个自变量的偏回归平方和的含义是( )

A. 单变量 X_i 对应的回归平方和

B. 除去单变量 X_i 的回归平方和之后剩余自变量回归平方和

C. 单变量 X_i 对应的回归平方和

D. 有无 U_i 回归平方和的改变量

E. 模型中包含 X_i 的回归平方和

答案:1. C   2. E   3. B   4. A   5. D   6. D

三、多项选择题

1. 下列关于多元线性回归的假设正确的是( )

A. 因变量与多个自变量之间存在线性关系

B. 各观测值相互独立

C. 残差服从均数为 0,等方差的正态分布

D. 因变量为连续性变量,自变量为多个连续性或分类变量

E. 自变量之间不存在多重共线性

2. 下列关于多元线性回归分析的描述正确的是( )

A. 在疾病相关危险因素的分析中,采用多元线性回归分析的目的是减少混杂因素对结果的干扰

B. 在多元线性回归分析中,反映回归平方和在因变量的总变异中所占比重的是复相关系数

C. 在多元线性回归分析中,反映回归平方和在因变量的总变异中所占比重的是决定系数

D. 在多元线性回归分析中,用同一资料作多变量回归分析,若对两个具有不同自变量的回归方程进行比较时,应选择的指标是校正的决定系数

E. 在逐步回归分析时,若增加引入的自变量,则回归平方和增大,残差平方和减小

3. 下列关于多元线性回归的假设正确的是( )

A. 多元线性回归分析,对回归方程进行方差分析,检验统计量 F 反映了所有自变量与因变量之间是否存在线性回归关系

B. 各观测值相互独立

C. 残差服从均数为 0,等方差的正态分布

D. 因变量为连续性变量,自变量为多个连续性或分类变量

E. 自变量之间不存在多重共线性

4. 下列关于多元线性回归的描述正确的是（　　）

A. 多元线性回归分析,若对某个自变量的值都乘以一个不为 0 的常数,则偏回归系数改变,标准化偏回归系数不变

B. 多元线性回归分析,若对某个自变量的值都乘以一个不为 0 的常数,则偏回归系数和标准化偏回归系数均不变

C. 多元线性回归分析,若对某个自变量的值都乘以一个不为 0 的常数,则偏回归系数和标准化偏回归系数均改变

D. 多元线性回归分析,若对某个自变量的值都加上一个不为 0 的常数,则截距改变,但所有偏回归系数均不改变

E. 多元线性回归分析,若对某个自变量的值都加上一个不为 0 的常数,则截距和该偏回归系数均不改变

5. 下列关于多元线性回归的描述正确的是（　　）

A. 多元线性回归要求自变量服从正态分布

B. 多元线性回归中的多重共线性指的是自变量之间的高度线性相关

C. 在数据分析阶段,调整混杂因子对结果干扰的方法是相关的混杂因子同时纳入模型

D. 在多元线性回归分析中,具有 k 个分类的变量化作亚变量的方法是化为 $k-1$ 个 $0-1$ 变量

E. 在多元线性回归分析中,具有 k 个分类的变量化作亚变量的方法是化为 k 个 $0-1$ 变量

6. 在多元线性回归方程中,如果自变量的个数为 m,样本量为 n,下列关于自变量的计算正确的是（　　）

A. $\nu_{总} = n-1$

B. $\nu_{回归} = m$

C. $\nu_{残差} = n-m-1$

D. $\nu_{回归} = m-1$

E. $\nu_{总} = n-m$

答案: 1. ABCDE　　2. ACDE　　3. ABCDE　　4. AD　　5. BCD　　6. ABC

四、简答题

1. 已知多元线性回归模型的一般表达式可表示为下列公式,请对该模型的系数进行解释,并简要描述多元线性回归分析需要满足的条件。

$$Y = \beta_0 + \beta_1 X_1 + \beta_2 X_2 + \cdots + \beta_m X_m + \varepsilon$$

参考答案:

该模型表示因变量 Y 可以近似表示为自变量 $X_1, X_2, \cdots, X_m$ 的线性函数,其中 β_0 为常数项,$\beta_1, \beta_2, \cdots, \beta_m$ 为偏回归系数,表示在其他自变量保持不变时,X_j 增加或减少一个单位时 Y 的平均变化量。

多元线性回归分析需要满足的假设条件如下。

假设 1:因变量是连续变量。

假设 2：自变量不少于 2 个(连续变量或分类变量都可以)。

假设 3：具有相互独立的观测值。

假设 4：自变量和因变量之间存在线性关系。

假设 5：等方差性，指的是对于任意一组自变量 $X_1, X_2, \cdots, X_m$，应变量 Y 具有相同方差，并且服从正态分布。

假设 6：自变量之间不存在多重共线性。

假设 7：不存在显著的异常值(离群值、杠杆值、强影响点)。

假设 8：残差近似正态分布，指的是残差服从均数为 0，方差为 σ^2 的正态分布。

2.简述多元线性回归分析的注意事项。

参考答案：

(1)要注意多元线性回归分析的应用条件：多元线性回归分析原则上要求因变量为连续性变量，其预测值与实际观测值的差值(残差)服从正态分布，并且在不同的自变量取值上方差相同。另外，多元线性回归分析要求观测值之间相互独立，因此，对传染病相关的资料要慎重处理。

(2)样本含量：多元线性回归既可以用于大样本数据的分析，又可以用于小样本数据的分析，但是当自变量比较多且数据之间的变异度较大时，建立的回归模型不稳定，一般情况下要求样本量是自变量个数的 5~10 倍。

(3)定性变量的量化问题：在多元线性回归分析中，自变量通常是连续性变量，如果是分类变量，需要进行量化处理，即引入亚变量。

(4)多重共线性问题：当自变量之间存在多重共线性问题时，会使得多元线性回归方程中的参数估计不稳定，影响多元线性回归分析的结果。

(5)关于变量筛选：在自变量比较多的情况下，使用逐步回归分析往往可以简化结果，但是不能盲目信任逐步回归分析的结果，所谓"最优"的不一定是最好的。

五、论述题

论述多元线性回归的分析思路。

参考答案：

(1)检验数据是否满足多元线性回归分析需要满足的假设条件。

(2)多元线性回归方程的估计。

(3)模型检验：主要是通过方差分析检验因变量 Y 与 m 个自变量之间是否存在线性回归关系，如果假设检验的结果拒绝 H_0，则认为 m 个自变量 $X_1, X_2, \cdots, X_m$ 中至少有一个与因变量 Y 之间存在线性回归关系。

(4)偏回归系数的假设检验：回归方程具有统计学意义，只能说明整体的情况，并不能保证每个自变量都具有统计学意义，因此需要对每个自变量的回归系数进行假设检验，可采用 F 和 t 两种检验方法进行检验，结果等价。

(5)标准化偏回归系数的计算：如果要比较各自变量对因变量 Y 的相对作用的大小，由于回归系数会受到各自变量度量衡单位不同以及各自变量变异的影响，不能直接进行比较。为此，需要对回归系数进行标准化处理，以消除度量衡单位不同以及各自变量变异的影响,计算得到的标准化回归系数反映各自变量对因变量的影响程度。

（6）计算复相关系数和决定系数：复相关系数表示回归方程中的全部自变量 X 的线性组合与因变量 Y 的相关关系的密切程度,计为 R,$R=\sqrt{\dfrac{SS_{回}}{SS_{总}}}$。与简单相关系数不同的是,复相关系数取值总为正值。复相关系数的平方称为决定系数 R^2,反映的是线性回归方程在多大程度上解释因变量 Y 的变异性,$R^2=\dfrac{SS_{回}}{SS_{总}}$。决定系数 R^2 决定了回归方程与数据的拟合程度,其值越接近 1,说明回归方程的拟合程度越好。

六、分析讨论题

1. 某研究为探讨体测成绩（分）与性别、身高（cm）、体重（kg）、肺活量（mL）、50 米（s）、立定跳远（cm）和坐位体前驱（cm）的关系,经前期分析,进行多元线性回归分析需要满足的假设条件都满足,请根据表 14-1、14-2 和 14-3 的分析结果进行讨论。

表 14-1　模型摘要[a]

模型	R	R 方	调整后 R 方	标准估算的误差	德宾 - 沃森
1	0.776[b]	0.603	0.597	5.28518	1.754

注：a. 因变量：总分；b. 预测变量：（常量）,坐位体前驱,50 米,肺活量,立定跳远,体重,身高,性别。

表 14-2　ANOVA[a]

模型		平方和	自由度	均方	F	显著性
1	回归	20859.761	7	2979.966	106.682	.000[b]
	残差	13743.108	492	27.933		
	总计	34602.868	499			

注：a. 因变量：总分；b. 预测变量：（常量）,坐位体前驱,50 米,肺活量,立定跳远,体重,身高,性别。

表 14-3　偏回归系数检验

模型	未标准化系数		标准化系数	t	显著性
	B	标准误差	Beta		
（常量）	−6.774	9.832	—	−0.689	0.491
性别	23.273	1.215	1.065	19.159	0.000
身高	−0.075	0.061	−0.061	−1.234	0.218
体重	−0.103	0.052	−0.098	−1.984	0.048
肺活量	0.004	0.001	0.319	6.904	0.000
50 米	−0.292	0.057	−0.149	−5.113	0.000
立定跳远	0.244	0.014	0.761	17.084	0.000
坐位体前驱	0.263	0.042	0.193	6.276	0.000

思路分析：

(1) 表 14-1 模型摘要提供的主要结论是：① "R^2" 为复相关系数，表示回归方程中全部自变量的线性组合与因变量的相关密切程度，即自变量可以解释 59.7％ 的因变量变异；② "R^2" 是基于样本数据计算出来的，会夸大自变量对因变量变异的解释程度，"调整后 R^2" 不受纳入模型自变量个数的限制，表示回归方程中扣除自变量个数影响后，全部自变量的线性组合与因变量的相关密切程度，准确性更好；③ "德宾-沃森" 检验值为 1.754，一般来说，"德宾-沃森" 检验值分布在 0～4，越接近 2，观测值相互独立的可能性越大，即本研究中的观测值具有相互独立性。

(2) 表 14-2 的方差分析表，结果显示，本研究回归模型具有统计学意义（$F = 106.682$，$P < 0.001$），说明多重线性回归模型中至少有一个自变量的系数不为零。

(3) 表 14-3 偏回归系数检验表，根据 t 检验的结果，得出除了身高，性别、体重、肺活量、50 米、立定跳远和坐位体前躯都与体测成绩有关。

七、重难点问题解析

多重共线性问题的概念、可能导致的问题、诊断、识别及处理。

参考答案：

(1) 多重共线性指的是回归模型中两个或两个以上的自变量彼此相关。

(2) 多重共线性带来的问题包括两种情况：一种情况是可能会使回归的结果造成混乱，甚至会把分析引入歧途；另一种情况是可能对参数估计值的正负号产生影响，特别是各回归系数的正负号有可能同预期的正负号相反。

(3) 多重共线性问题的诊断，检测多重共线性的最简单的一种办法是计算模型中各对自变量之间的相关系数，并对各相关系数进行显著性检验，若有一个或多个相关系数显著，就表示模型中所用的自变量之间相关，存在着多重共线性。一般来说，如果自变量之间的相关系数大于 0.7，可能存在多重共线性。

(4) 如果出现下列情况，暗示存在多重共线性：① 模型中各对自变量之间显著相关；② 当模型的线性关系检验（F 检验）显著时，几乎所有回归系数的 t 检验却不显著；③ 回归系数的正负号与预期的相反。

除了相关系数（correlation coefficients）外，SPSS 还可以用容忍度/方差膨胀因子（Tolerance/VIF）指标进行判断。方差膨胀因子是容忍度的倒数（1/容忍度），我们只需要判断其中一个指标即可。如果容忍度小于 0.1，方差膨胀因子大于 10，提示数据存在多重共线性。

(5) 多重共线性问题的解决，基本思路包括：① 将一个或多个相关的自变量从模型中剔除，使保留的自变量尽可能不相关；② 如果要在模型中保留所有的自变量，则应避免根据 t 统计量对单个参数进行检验，对因变量值的推断（估计或预测）的限定在自变量样本值的范围内；③ 尝试增大样本量；④ 根据专业知识，去除专业上认为不主要但是带来较强共线性的变量；⑤ 进行主成分、因子分析，将多个共线性强的自变量综合成少量的新变量；⑥ 进行岭回归分析、通经分析等。

（王珍、冯文明）

第十五章　Logistic 回归分析

一、教学大纲要求

(一)教学目的与要求

1.了解
(1)logistic 回归模型的概念及构建
(2)条件 logistic 回归模型的概念及构建
2.熟悉
(1)logistic 回归模型的参数意义
(2)logistic 回归应用及注意事项
3.掌握
(1)非条件 logistic 回归分析的基本思路
(2)logistic 回归与多元线性回归的区别与联系

(二)学习内容

1.非条件 logistic 回归
2.条件 logistic 回归
3.logistic 回归应用及注意事项

(三)本章重点

1.非条件 logistic 回归分析的基本思路
2.logistic 回归与多元线性回归的区别与联系

(四)本章难点

1.非条件 logistic 回归分析的基本思路
2.logistic 回归与多元线性回归的区别与联系
3.logistic 回归应用及注意事项

(五)复习思考题

1. 非条件 logistic 回归模型的假设检验的基本思路
2. logistic 回归的注意事项
3. logistic 回归与多元线性回归的区别与联系

二、单项选择题

1. 关于 logistic 回归分析方法的叙述,下列叙述不恰当的是(   )

A. 因变量可以是有序或无序的分类变量

B. logistic 回归模型是一种概率型回归模型

C. 建立 logistic 模型可用于判别分析

D. 如果某自变量的回归系数为负值,则其对应的 OR 值小于 1

E. logistic 回归模型的自变量不能使数值变量,只能是有序和无序的分类变量

2. 在肺癌与吸烟、粉尘暴露关系的 logistic 回归分析中,单独以吸烟为自变量,OR＝3.10;单独以粉尘暴露为自变量,OR＝2.08。已知吸烟与粉尘暴露对于肺癌有正的交互作用,则同时暴露于两种危险因素时的 OR 为(   )

A. 0.96　　　　　　　B. 2.23　　　　　　　C. 7.40

D. 5.55　　　　　　　E. 6.45

3. 下列关于 logistic 回归分析应用叙述不正确的是(   )

A. logistic 回归分析可以用于在控制可能存在的混杂因素的情况下,探讨一个因变量与一个自变量的关系

B. logistic 回归分析可以用于传染性疾病的危险因素的分析

C. logistic 回归分析可以用于评价某药物或治疗方法的效果

D. logistic 回归分析可以用于药物或毒物的剂量—反应关系

E. logistic 回归分析可以用于预测某事件发生的概率或暴露于在某些危险因素下得病的概率

4. 在 200 名病例与 200 名对照的成组病例研究中,病例组有某危险因素暴露的有 120 人,对照组有某危险因素暴露的有 60 人,根据此资料,可以计算出比数比 OR 为(   )

A. 8　　　　　　　　B. 4　　　　　　　　C. 22

D. 5.55　　　　　　　E. 3.5

5. logistic 回归分析中,判断自变量对应变量作用大小应采用的统计量是(   )

A. Wald 卡方值　　　　　　B. 标准化回归系数　　　　　　C. 似然比值

D. 回归系数　　　　　　E. F 统计量

答案:1. E　　2. E　　3. B　　4. E　　5. B

三、多项选择题

1. 下列关于 logistic 回归分析中自变量的处理正确的是(   )

A. logistic 回归分析中,如果自变量是二分类变量,可以采用 1 和 0 编码

B. logistic 回归分析中,如果自变量是多分类变量,则需要转化为亚变量

C. logistic 回归分析中,如果自变量是定量指标,可以直接使用原始观测值

D. logistic 回归分析中,如果自变量是定量指标,可以将连续变量按区间分成若干个等级组,然后按连续性变量进行处理

E. logistic 回归分析中,如果自变量是定量指标,可以将连续变量按不同区间分成 g 组,然后转换成 $g-1$ 个变量进行处理

2. 下列关于 logistic 回归分析应用叙述正确的是(　　)

A. 当不存在混杂因素的情况下,logistic 回归分析可以用于描述一个因变量与一个自变量的关系

B. 当存在混杂因素的情况下,logistic 回归分析可以用于描述一个因变量与一个自变量的关系

C. 在对临床数据进行分析时,logistic 回归分析可以用于评价某药物或治疗方法的效果

D. 药理上,logistic 回归分析可以用于药物或毒物的剂量—反应关系

E. logistic 回归分析可以用于预测某事件发生的概率或暴露于在某些危险因素下得病的概率

答案: 1. ABCDE　　2. ABCDE

四、简答题

1. 简述 logistic 回归的基本类型。

参考答案:

根据结局变量(因变量)的资料类型可分为二项 logistic 回归分析、无序多分类 logistic 回归分析和有序多分类 logistic 回归分析。结合研究设计的类型,logistic 回归分析又可以分为条件 logistic 回归分析和非条件 logistic 回归分析(见图 15-1)。

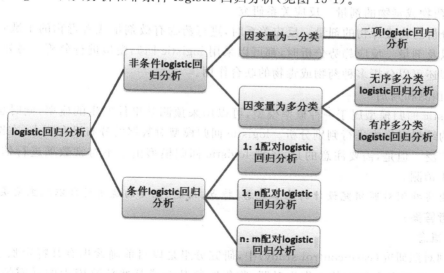

图 15-1　logistic 回归分析的类别

2. 简述 logistic 回归分析的注意事项。

参考答案：

（1）对同一资料的分析，变量的取值采用不同的赋值方式，参数的含义、量值、符号以及假设检验的结果都可能不同。

（2）样本含量问题，logistic 回归分析的所有统计推断都是建立在大样本基础上的，因此需要足够的样本含量，样本含量越大，所得到的结果越可靠。

（3）变量间的交互作用，当一个自变量对因变量的作用与另一个自变量的取值有关时，这两个自变量之间存在交互作用。衡量两个变量的交互作用，普遍的做法是在方程中纳入乘积项。

（4）多分类 logistic 回归分析，当因变量为无序或有序多分类变量时，可选择无序多分类 logistic 回归分析和有序多分类 logistic 回归分析。

五、论述题

1. 论述 logistic 回归分析应用。

参考答案：

（1）流行病学危险因素和疾病预后因素分析

logistic 回归分析是控制流行病学病因学研究中危险因素分析和疾病预后因素分析中混杂因素的重要方法之一。流行病学在研究疾病的危险因素和预后因素时通常采用的设计类是横断面研究、病例对照研究和队列研究。

（2）临床试验研究

临床试验研究的目的一般是评价某种药物或治疗方法的效果，在研究过程中，如果存在一些可能影响试验结果的非处理因素（混杂因素）的干扰，即这些非处理因素如果在各比较组分布不均衡，就有可能夸大或掩盖干预因素的作用。logistic 回归分析可以对相关的混杂因素进行调整。

（3）药物或毒物的剂量—反应关系研究

在分析药物或毒物的剂量—反应关系时，进行药物有效剂量或者毒物的半数致死剂量的估计以及剂量—反应趋势分析时，都可以采用 logistic 回归模型进行分析。另外，logistic 回归模型还可以分析多种药物或毒物的联合作用。

（4）预测和判别

logistic 回归模型属于一种概率模型，可以用来预测某事件发生的概率，同时也可以根据预测的结果对样本进行判别分析。logistic 回归模型对数据的分布没有要求，在医学研究中应用广泛。但是，需要注意的是，条件 logistic 回归模型由于不对常数项进行估计，因而不能用于预测。

2. 论述病例对照研究设计的基本概念、特点、用途、主要的适用场合以及主要类型。

参考答案：

（1）概念

病例对照研究（case-control study）中，研究分组是以目前确诊患有某特定疾病的病人作为病例，以不患有该病的人作为对照，收集既往某个或某些危险因素的暴露情况，并比较两组调查对象各因素的暴露比例是否有差异。病例对照研究是从某种要研究的疾病出发,去探讨可能的病因,从时间上是回顾性的,所以又称为回顾性研究(retrospective study)。

经统计学检验,若两组差别有统计学意义,则可认为因素与疾病之间存在着统计学上的关联,但不一定具有因果联系。之所以这样说,是因为在病例对照研究开始时,疾病已经发生,让研究对象通过回忆过去的暴露情况来确定所研究的暴露因素与疾病之间是否存在关联,因此,只能就是否具有统计学意义作出判断。

(2)病例对照研究的特点:①病例对照研究属于观察性研究;②研究方向属于由果及因的回顾性研究;③可以观察一种疾病与多种因素之间的关联。

(3)病例对照研究的主要用途:①初步检验病因假设;②提出病因假设;③评价防治策略和措施的效果。

(4)病例对照研究主要适用的场合:①尤其适用于疾病较少见而暴露较常见,如肺癌与吸烟的关系研究;②病例对照研究当暴露与疾病均罕见,如暴露引起发病的可能性较高时,如肝癌与氯乙烯关系的研究;③对一些潜伏期长的慢性病的研究,如肿瘤、心脑血管疾病等。

(5)病例对照研究的设计主要包括两大类:①成组病例对照研究(病例与对照不匹配),在设计所规定的病例和对照人群中,分别抽取一定量的研究对象,一般对照数目应等于或多于病例人数;此外没有其他任何限制与规定;②匹配的病例对照研究(病例与对照匹配),又称配比(matching),即要求对照在某些因素或特征上与病例保持一致,目的是对两组进行比较时排除匹配(混杂)因素的干扰。

3.论述队列研究设计的基本概念、特点、用途以及主要类型。

参考答案:

(1)概念

队列研究(cohort study)的基本原理是在一个特定人群中选择所需的研究对象,根据某个时期是否暴露于某个待研究的危险因素,或根据其不同的暴露水平而将研究对象分成不同的组,如暴露组和非暴露组,高剂量暴露组和低剂量暴露组等,随访观察一段时间,检查并登记各组人群待研究的预期结局事件的发生情况,比较各组结局事件的发生率,从而评价和检验危险因素与结局事件的关系。

(2)队列研究的特点:①研究是在疾病发生前开始的,要经过一段时间观察才能发现病例,属于观察性研究;②研究对象的分组是根据暴露与否或者暴露剂量的高低进行分组;③该研究设计可推断研究因素与结局之间有无因果关联以及关联的程度;④可同时研究一个因素与多种疾病之间是否存在关联性。

(3)队列研究的主要用途:①检验病因假设;②评价预防效果;③研究疾病自然史;④新药上市后的监测。

(4)根据研究对象进入队列时间及终止观察的时间不同,可分为前瞻性队列研究、历史性队列研究和双向性队列研究:①前瞻性队列研究是队列研究的基本形式,研究对象的分组是根据研究对象研究时的暴露状况而定的,在研究开始时研究的结局还没有出现,需前瞻观察一段时间才能得到;②历史性队列研究,研究对象的分组是根据研究开始时研究者已掌握的有关研究对象在过去某个时点的暴露状况的历史资料进行分组的;③双向性队列研究,也称混合性队列研究,即在历史性队列研究的基础上,继续前瞻性观察一段时间,它是将前瞻性队列研究与历史性队列研究结合起来的一种模式,因此,兼有前瞻性队列研究和历史性队列研究的优点,且相对地在一定程度上弥补了各自的不足。

六、分析讨论题

logistic 回归模型的概念内涵。

参考答案:

下面以结局变量为二分类来介绍 Logistic 回归模型的概念内涵。假设有一个二分类的因变量(Y),取值为 1 和 0,1 表示阳性结局事件(比如发病,治疗结果有效、死亡、复发等),0 表示阴性结局事件(比如未发病,治疗结果无效、存活、未复发等)。另外,有 m 个自变量($X_1, X_2, \cdots, X_m$)可能与因变量(Y)有关,为探讨这些自变量与因变量(Y)的关系,可考虑构建 logistic 回归模型。

将 m 个自变量($X_1, X_2, \cdots X_m$)作用下因变量(Y)阳性结果发生的概率记为 P,$P = P(Y=1 \mid X_1, X_2, \cdots X_m)$,则 Logistic 回归模型可表示为(公式 15-1):

$$P = \frac{1}{1 + \exp[-(\beta_0 + \beta_1 X_1 + \beta_2 X_2 + \cdots + \beta_m X_m)]} \tag{15-1}$$

公式 15-1 中 β_0 为常数项或者截距,$\beta_1, \beta_2, \cdots, \beta_m$ 为模型的回归系数。对公式 15-1 进行如下变换,Logistic 回归模型可表示为公式 15-2 所示的线性形式:

$$\ln\left(\frac{P}{1-P}\right) = \beta_0 + \beta_1 X_1 + \beta_{2 X_2} + \cdots + \beta_m X_m \tag{15-2}$$

公式 15-2 中等号左边表示为阳性结果与阴性结果发生概率之比的自然对数,称为 P 的 logit 变换,记为 logit(P)。根据公式 15-1 和 15-2 可以看出,P 的取值范围在 0—1,而 logit(P) 的取值范围不受限制。在公式 15-2 中,回归系数 β_j 表示在其他自变量保持不变时,β_j 每改变一个单位时 logit(P) 的改变量,与流行病学危险因素研究中衡量危险因素作用大小的比数比(OR)之间存在数量上的对应关系(公式 15-3):

$$OR_j = \exp(\beta_j) \tag{15-3}$$

Odds 称为概率、比值、比数,是指某事件发生的可能性(概率)与不发生的可能性(概率)之比。用 P 表示事件发生的概率,则 $\text{Odds} = \frac{P}{(1-P)}$。$OR_j$ 为实验组事件发生的比值(Odds1)/对照组的事件发生概率(Odds2),可用公式 15-4 表示:

$$OR_j = \frac{\dfrac{P_1}{(1-P_1)}}{\dfrac{P_0}{(1-P_0)}} \tag{15-4}$$

假设自变量 X_j 的两个不同取值分为 c_1 和 c_0,式中 P_1 和 P_0 分别表示在 X_j 取值为 c_1 和 c_0 时某事件的发生概率,OR_j 称为多变量调整后的优势比,表示扣除了其他自变量影响后危险因素的作用:

由此可见,Logistic 回归模型的参数有明确的实际意义,即 Logistic 回归模型可用于流行病学疾病危险因素的探讨以及临床研究中分析影响疾病的因素与疾病预后之间的关系。

七、重难点问题解析

多元线性回归分析与 logistic 回归分析的区别和联系。

参考答案:

两者的区别如下。

(1)概念上

多元线性回归模型可视为简单直线模型的直接推广,具有 2 个及 2 个以上自变量的线性模型即为多重线性回归模型。

logistic 回归属于概率型非线性回归,是研究二分类(可扩展到多分类)观察结果与一些影响因素之间关系的一种多变量分析方法。

(2)分类上

多元线性回归模型仅有一种类型。

logistic 回归包含多种类型:①因变量为二分类非条件 logistic 回归(调用 binary logistic 回归分析模块);②条件 logistic 回归(调用 COX 回归分析模块);③因变量为多分类无序 logistic 回归(调用 multinomial logistic 回归分析模块);④因变量为有序 logistic 回归(调用 ordinal logistic 回归分析模块)。

(3)变量的特点

多元线性回归模型:①因变量只有 1 个,要求为数值变量(正态分布);②自变量为 2 个及 2 个以上,最好是数值变量,也可以是无序分类变量、有序变量。

logistic 回归:①因变量只有 1 个,要求为二分类变量(二项分布)、无序/有序多分类变量;②自变量为 2 个及 2 个以上,可以是数值变量、二分类变量、无序/有序多分类变量。

(4)总体回归模型

多元线性回归模型:$\hat{Y} = \beta_0 + \beta_1 X_1 + \beta_2 X_2 + \cdots + \beta_m X_m$

logistic 回归模型:$\text{logit}(P) = \ln\left(\dfrac{P}{1-P}\right)$

$$= \beta_0 + \beta_1 X_1 + \beta_2 X_2 + \cdots + \beta_m X_m$$

(5)偏回归系数的含义

多元线性回归模型:表示在控制其他因素或扣除其他因素的作用后(其他自变量固定不变的情况下),某一个自变量变化一个单位时引起的因变量的平均改变量。

logistic 回归模型:表示在控制其他因素或扣除其他因素的作用后(其他自变量固定不变的情况下),某一个自变量变化一个单位时引起的平均改变量。

(6)需要满足的条件假设

多元线性回归模型:①假设 1,因变量是连续变量;②假设 2,自变量不少于 2 个(连续变量或分类变量都可以);③假设 3,具有相互独立的观测值;④假设 4,自变量和因变量之间存在线性关系(因变量与所有的自变量之间存在线性关系以及因变量与每个自变量之间都存在线性关系);⑤假设 5,等方差性(对于任意一组自变量的值,因变量具有相同方差,并且服从正态分布);⑥假设 6,自变量之间不存在多重共线性(可通过变量间的相关系数矩阵或方差膨胀因子等识别);⑦假设 7,不存在显著的异常值(离群值、杠杆值、强影响点);⑧假设 8,

残差服从均数为 0，方差为 σ^2 的近似正态分布，等价于对于任意一组自变量的 $X_1, X_2, \cdots, X_m$ 的值，因变量 Y 具有相同方差，并且服从正态分布。

logistic 回归模型：①假设 1，因变量是分类变量；②假设 2，自变量不少于 2 个（连续变量或分类变量都可以）；③假设 3，具有相互独立的观测值；④假设 4，自变量和 $\text{logit}(P)$ 或 $\ln\left(\dfrac{P}{1-P}\right)$ 之间存在线性关系；⑤假设 5，自变量之间不存在多重共线性；⑥假设 6，自变量如果为连续性变量，应接近正态分布（不能严重偏离正态分布），自变量如果是二分类变量，应服从二项分布；⑦假设 7，不存在显著的异常值（离群值、杠杆值、强影响点）；⑧假设 8，要有足够的样本量，一般要求为自变量的 5～10 倍，如果是条件 logistic 回归，样本量最好为自变量的 20 倍以上。

（7）回归系数的估计（参数估计）

多元线性回归模型：采用最小二乘法估计。

logistic 回归模型：采用最大似然比法估计。

（8）回归模型和回归系数的假设检验

多元线性回归模型：采用方差分析、t 检验。

logistic 回归模型：可采用似然比检验、Wald 检验、比分检验。

（9）回归模型的拟合效果评价

多元线性回归模型：决定系数（R^2）、复相关系数（R）、校正决定系数（R^2_{adj}）。

logistic 回归模型：总符合率，Hosmer-lemeshow 拟合优度统计量。

两者的联系：

（1）用途

都是用于研究一个因变量与多个自变量之间的线性回归关系，都可以对自变量的作用进行评价，也可以通过自变量对因变量进行预测以及进行判别分析。

（2）自变量的筛选方法类似

两者都可以采用强行进入法（enter）、前进法（forward）、后退法（backford）、逐步法（stepwise）。

（3）多重共线性问题

两者都存在多重共线性问题。多重共线性指的是回归模型中 2 个或 2 个以上的自变量彼此相关，多重共线性带来的问题有：①可能会使回归的结果造成混乱，甚至会把分析引入歧途；②可能对参数估计值的正负号产生影响，特别是各回归系数的正负号有可能同预期的正负号相反。

（4）多重共线性问题的诊断

两者在多重共线性问题上的诊断思路一致。

检测多重共线性的最简单的一种办法是计算模型中各对自变量之间的相关系数，并对各相关系数进行显著性检验，若有一个或多个相关系数显著，就表示模型中所用的自变量之间相关，存在着多重共线性。一般来说，如果自变量之间的相关系数大于 0.7，可能存在多重共线性。

如果出现下列情况，暗示存在多重共线性：①模型中各对自变量之间显著相关；②当模型的线性关系检验（F 检验）显著时，几乎所有回归系数的 t 检验却不显著；③回归系数的正负号与预期的相反。

除了相关系数(correlation coefficients)外,SPSS 还可以用容忍度/方差膨胀因子(Tolerance/VIF)指标进行判断。方差膨胀因子是容忍度的倒数(1/容忍度),我们只需要判断其中一个指标即可。如果容忍度小于 0.1,方差膨胀因子大于 10,提示数据存在多重共线性。

(5)多重共线性问题的解决

两者在多重共线性问题上的解决思路一致。

基本思路包括:①将一个或多个相关的自变量从模型中剔除,使保留的自变量尽可能不相关;②如果要在模型中保留所有的自变量,则应避免根据 t 统计量对单个参数进行检验,对因变量值的推断(估计或预测)的限定在自变量样本值的范围内;③尝试增大样本量;④根据专业知识,去除专业上认为不主要但是带来较强共线性的变量;⑤进行主成分、因子分析,将多个共线性强的自变量综合成少量的新变量;⑥进行岭回归分析、通经分析。

(6)回归分析需要提供的结果

两者在回归分析需要提供的结果上基本一致,主要结果包括:①变量赋值表;②回归模型的构建;③回归模型和回归系数的假设检验;④回归系数的估计;⑤标准化偏回归系数的计算;⑥复相关系数和决定系数;⑦分析过程中发现的问题及解决方法。

(王珍、王霄一)

第十六章　实验研究设计

一、教学大纲要求

(一)教学目的与要求

1.了解
(1)实验研究的三种主要类型
(2)常用的几种实验设计类型
(3)如何建立研究假设
2.熟悉
(1)实验研究的定义
(2)实验性研究与观察性研究的区别
(3)如何确定研究对象的范围和数量
(4)选择观察指标时应注意的几方面的问题
3.掌握
(1)对照的定义、医学研究中常见的对照形式、干预方式
(2)随机化的定义、说出随机化的三个方面及其主要作用
(3)重复的定义、重复的两方面含义
(4)处理因素的概念、理解处理因素与非处理因素的区别、分清处理因素及其水平数

(二)学习内容

1.实验设计的三个要素
2.实验设计的基本原则
3.几种常用的随机化抽样方法

(三)本章重点

1.实验设计的三个要素
2.实验设计的基本原则
3.几种常用的随机化抽样方法

(四)本章难点

1. 医学研究中几种常见的对照
2. 处理因素的概念、处理因素与非处理因素的区别、处理因素及其水平数
3. 几种常用的随机化分组
4. 几种常用的随机化抽样

(五)复习思考题

1. 医学研究中常见的几种对照及特点
2. 样本量计算需要考虑的因素
3. 处理因素的概念、处理因素与非处理因素的区别、处理因素及其水平数
4. 几种常用的随机化分组方法及其特点
5. 几种常用的随机化抽样方法及其特点
6. 盲法的定义及其实施

二、单项选择题

1. 实验设计的三个基本要素是（　　　　）

A. 受试对象、实验效应、观察指标

B. 随机化、重复、设置对照

C. 齐同对比、均衡性、随机化

D. 受试对象、处理因素、实验效应

E. 设置对照、重复、盲法

2. 为保证同质性，在试验开始前应对研究对象的条件作出明确的规定，下列哪种说法是不正确的？（　　　　）

A. 研究对象应具有明确的纳入与排除标准

B. 选择对处理因素敏感的对象

C. 选择依从性好的对象

D. 注重医学伦理问题，以受试者的利益为最高原则

E. 干预研究应该纳入不同病情的受试对象以保证试验结果的推广性

3. 下列关于处理因素的叙述，哪项叙述是不正确的？（　　　　）

A. 处理因素就是指研究因素，是根据研究目的施加于研究对象的干预措施

B. 比较某降血压药物三种不同剂量的疗效，该研究涉及一个处理因素

C. 比较某降血压药物三种不同剂量的疗效，该研究涉及一个处理因素，三个水平

D. 比较三种降血压药物的疗效，该研究涉及三个处理因素

E. 比较三种降血压药物的疗效，该研究涉及一个处理因素

4. 下列关于非处理因素的叙述，哪项叙述是不正确的？（　　　　）

A. 试验过程中除处理因素之外也能使受试对象产生效应的因素

B. 它可能干扰处理因素与效应的关系，又称为混杂因素

C. 试验设计阶段应尽量控制非处理因素对结果的干扰

D. 有些非处理因素在试验设计阶段未能控制,在分析阶段可以采用合适的统计分析方法进行调整

E. 非处理因素一定会对试验效应产生影响,因此,应在试验设计阶段或分析阶段尽量进行严格控制

5. 下列关于灵敏度和特异度的叙述,哪条叙述是不正确的?(　　　)

A. 灵敏度指的是能够反映某处理因素效应的程度

B. 灵敏度反应的是某指标检出真阳性的能力

C. 特异度反应的是某指标检出真阴性的能力

D. 特异度高的指标检可减少假阳性率

E. 灵敏度高的指标检可增大假阴性率

6. 下列关于灵敏度和特异度的叙述,哪条叙述是不正确的?(　　　)

A. 灵敏度指的是能够反映某处理因素效应的程度

B. 灵敏度低的指标不能充分反应处理因素的效应

C. 特异度反应的是某处理因素不存在时,所选指标不显示处理因素效应的程度

D. 特异度高的指标检可增加假阳性率

E. 特异度高的指标能够较好地揭示处理因素的程度,不易受混杂因素的干扰,可减少实验结果的假阳性率

7. 以下关于实验效应的叙述,不正确的是(　　　)

A. 观察指标有主观指标和客观指标之分,客观指标具有较好的真实性和可靠性

B. 观察指标的准确度指观察值与真值的接近程度

C. 精密度指对同一指标进行重复观察时,观察值与其均值的接近程度

D. 指标的灵敏度反映检出真阳性的能力

E. 指标的特异度反映其鉴别假阳性的能力

8. 实验设计的基本原则是(　　　)

A. 随机、配对、盲法　　　B. 重复、随机、均衡　　　C. 随机、盲法、对照

D. 对照、随机、重复　　　E. 均衡、盲法、随机

9. 研究双环醇对慢性乙型病毒性肝炎的降酶效果,共收治 200 例病例,其中 189 例有效,有效率达 80.45%,故认为该药有效,值得临床推广,该结论(　　　)

A. 正确

B. 不正确,样本例数太少

C. 不正确,未进行多中心试验

D. 不正确,未设立平行对照

E. 无法评价该结论

10. 下列不能用作标准对照的是(　　　)

A. 现有的标准方法

B. 现用的常用方法

C. 预试验得到的一个估计值

D. 现有的参考值

E. 现有的标准值

11. 某医生预研究清肝活血颗粒治疗非酒精性脂肪肝的效果,将在该医院用清肝活血颗粒治疗的 60 例患者作为试验组,采用常规疗法的 30 例患者作为对照组,从而比较两种治疗方法的效果。该方案(　　)

A. 可行

B. 未遵循随机化原则

C. 对照组样本含量太小

D. 只需进行自身治疗前后对照

E. 对照设立不当,应设立空白对照

12. 为研究治疗偏头痛药物的有效性,研究者让一部分患者服用与研究药物外观、形状完全相同的淀粉片,其主要目的是(　　)

A. 研究淀粉片的治疗作用

B. 比较两种片剂的有效性

C. 避免患者的心理因素影响

D. 减少选择性偏倚

E. 评价试验药物的安全性

13. 研究美泰宁对失眠的疗效,试验组服用美泰宁,对照组服用淀粉,这属于(　　)

A. 安慰剂对照　　　　　　　B. 相互对照　　　　　　　C. 标准对照

D. 实验对照　　　　　　　　E. 自身对照

14. 某医师研究腹腔镜胆囊手术疗效时,试验组用腹腔镜胆囊手术疗法,对照组用传统胆囊手术疗法,这属于(　　)

A. 实验对照　　　　　　　　B. 空白对照　　　　　　　C. 安慰剂对照

D. 标准对照　　　　　　　　E. 历史对照

15. 研究某中药的利尿效果,试验组用该中药治疗,对照组用速尿治疗,这属于(　　)

A. 安慰剂对照　　　　　　　B. 相互对照　　　　　　　C. 标准对照

D. 实验对照　　　　　　　　E. 自身对照

16. 为了解某疗法对急性肝功能衰竭的疗效,用 12 头健康雌性良种幼猪建立急性肝功能衰竭模型,再将其随机分为两组,仅实验组给予该疗法治疗,对照组不给予任何治疗。7 天后观察两组幼猪的存活情况。该研究采用的是(　　)

A. 空白对照　　　　　　　　B. 安慰剂对照　　　　　　C. 实验对照

D. 标准对照　　　　　　　　E. 自身对照

17. 消除来自受试对象心理因素对治疗的影响的对照是(　　)

A. 标准对照　　　　　　　　B. 空白对照　　　　　　　C. 安慰剂对照

D. 实验对照　　　　　　　　E. 自身对照

18. 设立对照的原则是(　　)

A. 随机确定对照组

B. 除处理因素外,其他因素应和实验组尽可能一致

C. 人口学因素(如性别、年龄等)应和实验组尽可能一致

D. 根据实验目的确定

E. 以上都不是

19. 实验组和对照组除了哪项外,要求其他条件必须齐同?（　　）

A. 系统误差　　　　　　　　　B. 处理因素　　　　　　　　　C. 年龄人口构成比

D. 个体因素　　　　　　　　　E. 抽样误差

20. 实验设计时,受试对象如何分组,可使得组与组之间具有最好的可比性?（　　）

A. 多分几组

B. 将条件接近的分入同一组

C. 将条件接近的分入不同组

D. 将体质弱的分入对照组,强的分入实验组

E. 各组的例数相等

21. 将研究对象不作任何限制的直接分配到两个或多个比较组中去,常通过掷硬币、随机数字表或用计算机产生随机数来进行随机化,这属于下列哪种随机化类型?（　　）

A. 简单随机化　　　　　　　　B. 区组随机化　　　　　　　　C. 分层随机化

D. 分层区组随机化　　　　　　E. 动态随机化

22. 按照可能存在的混杂因素,将相同特征的受试对象配成一组,比如将同一种系、同一窝别、体重相近的受试对象划为一组,然后再通过简单随机化的方式分到各处理组中去,这属于下列哪种随机化类型?（　　）

A. 简单随机化　　　　　　　　B. 区组随机化　　　　　　　　C. 分层随机化

D. 分层区组随机化　　　　　　E. 动态随机化

23. 按研究对象特征,即可能产生混杂作用的某些因素(比如年龄、性别、种族、文化程度、居住条件等)先进行分层,然后在每层内随机地把研究对象分配到各处理组中去,这属于下列哪种随机化类型?（　　）

A. 简单随机化　　　　　　　　B. 区组随机化　　　　　　　　C. 分层随机化

D. 分层区组随机化　　　　　　E. 动态随机化

24. 在多中心随机对照试验中,一般先按照中心分层,再在各中心内随机分组,在各中心内,可考虑再按照某些重要协变量分为若干个区组,对每个区组的对象,可按照简单随机化的原则进行分组,以保证该中心的试验组和对照组研究对象的数量相等,这属于下列哪种随机化类型?（　　）

A. 简单随机化　　　　　　　　B. 区组随机化　　　　　　　　C. 分层随机化

D. 分层区组随机化　　　　　　E. 动态随机化

25. 在某随机化分组研究中,各个研究对象被分入某组的概率不是固定不变的,需要根据一定的条件进行调整,这属于下列哪种随机化类型?（　　）

A. 简单随机化　　　　　　　　B. 区组随机化　　　　　　　　C. 分层随机化

D. 分层区组随机化　　　　　　E. 动态随机化

26. 下列关于重复原则的叙述,下列哪项叙述不正确?（　　）

A. 重复是指在相同实验条件下重复进行多次观察

B. 重复是消除非处理因素的重要方法

C. 重复既可以表现为样本量的大小,又可以表现为重复次数的多少

D. 如果研究的重复度不够,结果将不稳定,检验效能会降低

E. 为研究某一药物的疗效,将同一批受试对象在多个不同时点进行重复测量,符合重复原则

27.下列关于样本含量的估计哪项是正确的?（　　）

A. 经济条件允许的情况下,越多越好

B. 时间允许的情况下,越多越好

C. 根据实际情况,能选多少是多少

D. 不必估计,调查整个总体最好

E. 保证研究结论具有一定可靠性的前提下确定的最少例数

28.下列关于样本含量估计,哪项叙述是不正确的?（　　）

A. 样本含量的估计需要考虑四个要素:检验水准、检验效能、总体间差值、总体变异

B. 假设检验Ⅰ型错误概率α规定的越小,所需样本含量越大

C. 假设检验Ⅱ型错误概率β规定的越小,所需样本含量越大

D. 两总体均数差值或两总体率的差值越大,所需样本含量越大

E. 组成总体的个体间变异越大,所需样本含量越大

29.避免医生以及病人对实验效应观察的主观偏性,可采用下列哪种方法?（　　）

A. 随机化　　　　　　　B. 单盲　　　　　　　C. 双盲

D. 对照　　　　　　　　E. 多中心研究

30.单盲临床试验中,始终处于盲态的是（　　）

A. 患者　　　　　　　　B. 医生　　　　　　　C. 护士

D. 数据管理人员　　　　E. 统计分析人员

31.某研究属于观察性研究还是实验性研究,是根据什么确定的?（　　）

A. 研究者的工作属性

B. 在现场工作,还是在实验室工作

C. 研究对象所提供的信息

D. 是否给予研究对象干预措施

E. 是否遵循随机化原则

32.以下关于实验研究的叙述,不正确的是（　　）

A. 实验因素在实验组和对照组中不同,非实验因素在实验组和对照组中齐同

B. 某医师研究丹参预防冠心病的作用,实验组用丹参,对照组用无任何作用的糖丸,这属于安慰剂对照

C. 临床试验中采用安慰剂对照可消除来自受试对象心理因素对疗效的影响

D. 随机抽样的目的是消除抽样误差

E. 设计中要求有足够的样本含量实际上就是贯彻重复原则

33.实验研究和调查研究相比,主要优点是（　　）

A. 节省时间　　　　　　B. 节省人力　　　　　　C. 节省经费

D. 干扰因素少　　　　　E. 统计分析指标少

34.四种基本的随机抽样方法为（　　）

A. 系统抽样、整群抽样、偶遇抽样、简单随机抽样

B. 单阶段抽样、多阶段抽样、雪球抽样、便利抽样

C. 简单随机抽样、分层抽样、整群抽样、配额抽样

D. 简单随机抽样、分层抽样、系统抽样、整群抽样

E. 多阶段抽样、分层抽样、系统抽样、机械抽样

35. 抽样调查方法中,抽样误差的大小关系为(　　)

　　A. 单纯随机抽样＞整群抽样＞系统抽样＞分层抽样

　　B. 整群抽样＞系统抽样＞单纯随机抽样＞分层抽样

　　C. 分层抽样＞系统抽样＞单纯随机抽样＞整群抽样

　　D. 整群抽样＞单纯随机抽样＞系统抽样＞分层抽样

　　E. 系统抽样＞单纯随机抽样＞整群抽样＞分层抽样

36. 对某市儿童身体状况作调查,先按民族分类,然后从各类中进行随机抽样,这种抽样方法是(　　)

　　A. 单纯随机抽样　　　　　　B. 分层抽样　　　　　　C. 系统抽样

　　D. 整群抽样　　　　　　　　E. 立意抽样

37. 单纯随机抽样指(　　)

　　A. 每个人被抽中的机会均等

　　B. 总体中相邻个体一定不能被抽中

　　C. 系统误差可以被估计

　　D. 样本中包括的个体仅取决于研究对象本身的特征

　　E. 总体中每个个体都能被抽中

38. 在相同条件下抽样误差最大的方法为(　　)

　　A. 简单随机抽样　　　　　　B. 系统抽样　　　　　　C. 整群抽样

　　D. 分层随机抽样　　　　　　E. 雪球抽样

39. 在简单随机抽样中,某一个个体抽到的可能性(　　)

　　A. 与第 n 次抽样有关,第一次抽到的可能性最大

　　B. 与第 n 次抽样有关,第一次抽到的可能性最小

　　C. 与第 n 次抽样有关,第 n 次抽到的可能性最大

　　D. 与第 n 次抽样无关,每次抽到的可能性相等

　　E. 与第 n 次抽样无关,与抽取的 n 个样本有关

40. 一个年级有 12 个班,每个班有 50 名同学,随机编号为 1~50 号,为了了解他们在课外的兴趣爱好,要求每班的 32 号学生留下来进行问卷调查,这里运用的抽样方法是(　　)

　　A. 分层抽样　　　　　　　　B. 抽签法　　　　　　　C. 随机数表法

　　D. 系统抽样　　　　　　　　E. 定额抽样

41. 抽签中确保样本代表性的关键是(　　)

　　A. 制签　　　　　　　　　　B. 搅拌均匀　　　　　　C. 逐一抽取

　　D. 抽取不放回　　　　　　　E. 抽取有放回

42. 某单位有老年人 28 人,中年人 54 人,青年人 81 人,为了调查他们的身体状况,从中抽取容量为 36 的样本,最合适的抽取样本的方法是(　　)

　　A. 简单随机抽样　　　　　　B. 系统抽样　　　　　　C. 分层抽样

　　D. 等距抽样　　　　　　　　E. 机械抽样

43.某工厂生产一批新冠疫苗,用速度恒定的传送带将产品送入包装车间之前,质检员每隔3分钟从传送带上特定位置取一件产品进行检测,这种抽样方法是( )

  A.简单随机抽样   B.系统抽样   C.分层抽样

  D.定额抽样   E.非随机抽样

44.某单位有职工750人,其中青年职工350人,中年职工250人,老年职工150人,为了了解该单位职工的健康情况,用分层抽样的方法从中抽取样本,若样本中的青年职工为7人,则样本容量为( )

  A.7   B.15   C.25

  D.35   E.45

45.某初级中学有学生270人,其中一年级108人,二、三年级各81人,现要利用抽样方法抽取10人参加某项调查,考虑选用简单随机抽样、分层抽样和系统抽样三种方案,使用简单随机抽样和分层抽样时,将学生按一、二、三年级依次统一编号为1,2,…,270;使用系统抽样时,将学生统一随机编号为1,2,…,270,并将整个编号依次分为10段,如果抽得号码有下列5种情况,下面哪种情况,首先是分层抽样,每层又是简单随机抽样?( )

  A.7,34,61,88,115,142,169,196,223,250

  B.5,9,100,107,111,121,180,195,200,265

  C.11,38,65,92,119,146,173,200,227,254

  D.30,57,84,111,138,165,192,219,246,270

  E.14,39,56,79,81,134,178,210,267,279

46.某初级中学有学生270人,其中一年级108人,二、三年级各81人,现要利用抽样方法抽取10人参加某项调查,考虑选用简单随机抽样、分层抽样和系统抽样三种方案,使用简单随机抽样和分层抽样时,将学生按一、二、三年级依次统一编号为1,2,…,270;使用系统抽样时,将学生统一随机编号为1,2,…,270,并将整个编号依次分为10段,如果抽得号码有下列5种情况,下面哪种情况不可能是系统抽样?( )

  A.7,34,61,88,115,142,169,196,223,250

  B.5,9,100,107,111,121,180,195,200,265

  C.11,38,65,92,119,146,173,200,227,254

  D.30,57,84,111,138,165,192,219,246,270

  E.14,39,56,79,81,134,178,210,267,279

答案:1.D 2.E 3.D 4.E 5.E 6.D 7.E 8.D 9.D

10.C 11.B 12.C 13.A 14.D 15.C 16.A 17.D 18.B 19.B

20.C 21.A 22.B 23.C 24.E 25.E 26.E 27.E 28.D 29.C

30.A 31.D 32.D 33.D 34.D 35.D 36.D 37.A 38.C 39.D

40.D 41.B 42.C 43.B 44.B 45.B 46.B

三、多项选择题

1.为保证同质性,在实验开始前应对研究对象的条件作出明确的规定,下列哪些叙述

是正确的?（　　）

  A. 研究对象应具有明确的纳入与排除标准

  B. 选择对处理因素敏感的对象

  C. 选择依从性好的对象

  D. 注重医学伦理问题,以受试者的利益为最高原则

  E. 干预研究应该纳入不同病情的受试对象以保证实验结果的推广性

  2. 为保证同质性,在实验开始前应对研究对象的条件作出明确的规定,下列哪些叙述是正确的?（　　）

  A. 研究对象应具有明确的纳入与排除标准

  B. 选择对处理因素敏感的对象

  C. 选择依从性好的对象

  D. 注重医学伦理问题,以受试者的利益为最高原则

  E. 当科研与治疗发生冲突时,要服从医疗上的需要

  3. 为保证同质性,在实验开始前应对研究对象的条件作出明确的规定,下列哪些叙述是正确的?（　　）

  A. 动物实验研究需考虑动物的种属、品系、性别、体重等

  B. 要研究某种药物的治疗效果,应该纳入不同病情的受试对象以保证实验结果的推广性

  C. 要研究某种药物的治疗效果,要拟定严格的纳入和排除标准,考虑临床诊断、病情、年龄、是否患有其他疾病等

  D. 临床试验要选择那些能够服从试验安排并坚持合作的研究对象,不依从者的数量过大会影响研究结果的准确性,导致研究结果的偏倚

  E. 注重医学伦理问题,以受试者的利益为最高原则,当科研与治疗发生冲突时,要服从医疗上的需要

  4. 下列关于处理因素的叙述,哪些是正确的?（　　）

  A. 处理因素就是指研究因素,是根据研究目的施加于研究对象的干预措施

  B. 比较某降血压药物三种不同剂量的疗效,该研究涉及三个处理因素

  C. 比较某降血压药物三种不同剂量的疗效,该研究涉及一个处理因素,三个水平

  D. 比较三种降血压药物的疗效,该研究涉及三个处理因素

  E. 比较三种降血压药物的疗效,该研究涉及一个处理因素

  5. 下列关于处理因素的叙述,哪些是正确的?（　　）

  A. 处理因素要标准化,处理因素在整个试验过程中保持不变

  B. 在设计中应将处理因素的实施规定得具体、细致

  C. 应明确给出研究对象的处理次数、单次剂量、产品或者试剂的生产单位、批号以及配制规范

  D. 要明确处理因素和非处理因素的关系

  E. 非处理因素在对比组要保持均衡,对影响试验结果重要的非处理因素,应严格加以控制,排除非处理因素对结果的干扰

6.下列关于非处理因素的叙述,哪些是正确的?(　　　)

A.实验过程中除处理因素之外也能使受试对象产生效应的因素

B.它可能干扰处理因素与效应的关系,又称为混杂因素

C.实验设计阶段应尽量控制非处理因素对结果的干扰

D.有些非处理因素在实验设计阶段未能控制,在分析阶段可以采用合适的统计分析方法进行调整

E.统计方法对非处理因素的调整也是有限的,因此在实验设计阶段严格把控非常重要

7.下列关于实验效应的叙述,哪些是正确的?(　　　)

A.实验效应是处理因素作用于受试对象产生的反应和结果

B.选用的指标尽量客观

C.要选择灵敏度和特异度均高的指标

D.观察指标要有一定的准确度和精确度

E.灵敏度高的指标可以减少假阴性率

8.下列关于主观测量指标的叙述,哪些是正确的?(　　　)

A.如果某研究的指标是通过对象的回答或描述症状所得,这样的指标属于主观指标

B.主观指标容易受到受试者和观察者的心理状态的影响

C.在研究中如果一定要采用主观指标,则需要采取措施控制主观因素的影响

D.主观指标也是能够采取一定的措施对其量化处理的

E.临床上采用的很多量表都是对主观测量的量化

9.下列关于实验效应的叙述,哪些是正确的?(　　　)

A.灵敏度指的是能够反应某处理因素效应的程度

B.灵敏度反应的是某指标检出真阳性的能力

C.特异度反应的是某指标检出真阴性的能力

D.特异度高的指标检可减少假阳性率

E.灵敏度高的指标检可减少假阴性率

10.下列关于灵敏度和特异度的叙述,哪些是正确的?(　　　)

A.灵敏度指的是能够反应某处理因素效应的程度

B.灵敏度反应的是某指标检出真阳性的能力

C.特异度反应的是某指标检出真阴性的能力

D.特异度高的指标检可增大假阳性率

E.灵敏度高的指标检可减少假阴性率

11.下列关于灵敏度和特异度的叙述,哪些是正确的?(　　　)

A.灵敏度指的是能够反应某处理因素效应的程度

B.灵敏度低的指标不能充分反应处理因素的效应

C.特异度反应的是某处理因素不存在时,所选指标不显示处理因素效应的程度

D.特异度高的指标检可减少假阳性率

E.特异度高的指标能够较好地揭示处理因素的程度,不易受混杂因素的干扰,可减少实验结果的假阳性率

12. 下列关于准确度和精密度的叙述,哪些是正确的?（   ）

A. 准确度是指研究结果与相应测定事物的吻合程度

B. 准确度主要是受系统误差的影响

C. 精密度指的是相同条件下对同一测量对象的某项指标进行重复测量时观察值与均值的接近程度

D. 精密度主要受随机因素的影响

E. 精密度也指仪器设备本身的精度

13. 下列关于重复原则的叙述,哪些是正确的?（   ）

A. 重复是指在相同实验条件下重复进行多次观察

B. 重复是消除非处理因素的重要方法

C. 重复既可以表现为样本量的大小,又可以表现为重复次数的多少

D. 如果研究的重复度不够,结果将不稳定,检验效能会降低

E. 为研究某一药物的疗效,将同一批受试对象在多个不同时点进行重复测量,符合重复原则

14. 下列关于样本含量估计,哪些叙述是正确的?（   ）

A. 样本含量的估计需要考虑四个要素:检验水准、检验效能、总体间差值、总体变异

B. 假设检验 Ⅰ 型错误概率 α 规定的越小,所需样本含量越大

C. 假设检验 Ⅱ 型错误概率 β 规定的越小,所需样本含量越大

D. 两总体均数差值或两总体率的差值越小,所需样本含量越大

E. 组成总体的个体间变异越大,所需样本含量越大

15. 某初级中学有学生 270 人,其中一年级 108 人,二、三年级各 81 人,现要利用抽样方法抽取 10 人参加某项调查,考虑选用简单随机抽样、分层抽样和系统抽样三种方案,使用简单随机抽样和分层抽样时,将学生按一、二、三年级依次统一编号为 1,2,…,270;使用系统抽样时,将学生统一随机编号为 1,2,…,270,并将整个编号依次分为 10 段,如果抽得号码有下列 5 种情况,下面哪种或几种情况既可能为系统抽样,又可能是分层抽样?（   ）

A. 7,34,61,88,115,142,169,196,223,250

B. 5,9,100,107,111,121,180,195,200,265

C. 11,38,65,92,119,146,173,200,227,254

D. 30,57,84,111,138,165,192,219,246,270

E. 14,39,56,79,81,134,178,210,267,279

16. 某初级中学有学生 270 人,其中一年级 108 人,二、三年级各 81 人,现要利用抽样方法抽取 10 人参加某项调查,考虑选用简单随机抽样、分层抽样和系统抽样三种方案,使用简单随机抽样和分层抽样时,将学生按一、二、三年级依次统一编号为 1,2,…,270;使用系统抽样时,将学生统一随机编号为 1,2,…,270,并将整个编号依次分为 10 段,如果抽得号码有下列 5 种情况,下面哪种或几种情况可能为简单随机抽样?（   ）

A. 7,34,61,88,115,142,169,196,223,250

B. 5,9,100,107,111,121,180,195,200,265

C. 11,38,65,92,119,146,173,200,227,254

D. 30,57,84,111,138,165,192,219,246,270

E. 14,39,56,79,81,134,178,210,267,279

答案:1. ABCD   2. ABCDE   3. ACDE   4. ACE   5. ACE   6. ABCDE
7. ABCDE   8. ABCDE   9. ABCDE   10. ABCE   11. ABCDE   12. ABCDE
13. ABCD   14. ABCDE   15. AC   16. DE

四、简答题

1. 举例说明什么是双盲双模拟?

参考答案:

双盲是指研究者和病人都不知道使用的是哪组药,这样更有利于体现试验的真实性。双模拟是指在临床试验中,当试验组和对照组外观不一致时,为试验组和对照组各准备一种安慰剂,以达到试验组与对照组在用药的外观与给药方法上的一致性。举例:在塞克硝唑胶囊治疗牙周炎的临床试验中,由于塞克硝唑胶囊为深红色胶囊,而替硝唑为蓝色胶囊,因此在临床试验中考虑分别为塞克硝唑胶囊和替硝唑胶囊分别制备模拟胶囊,试验组每次服用4粒塞克硝唑胶囊+2粒替硝唑模拟胶囊,对照组每次服用2粒替硝唑模拟胶囊+4粒塞克硝唑胶囊。值得注意的是,由于使用了双模拟技术,试验组服药量由4粒增加到6粒,对照组服药量由2粒增加到6粒,两组患者的服药量增加了1倍,可能会对受试者的依从性产生影响。

2. 当试验用的两种药(A药和B药),A药是胶囊,B药是片剂,如何设置两者的对照?

参考答案:

采用双盲双模拟方法,对照可设置为:A胶囊+B模拟片剂,B片剂+A模拟胶囊,患者就分不清了,有利于试验的进行。

胶囊技术(capsule technique):指在临床试验中将试验用药(包括试验组和对照组)分别装入外观相同的胶囊中以达到双盲目的。

利用该技术需要注意的是,有些药物因改变剂型可能会改变药物代谢动力学或药物效应学的特性,因此需要在试验前先证明药物在装入胶囊后与原剂型药物生物等效。

五、论述题

论述几种常见的随机化分组。

参考答案:

随机化作为试验设计的基本原则之一,在诸多临床研究中已经被广泛使用。临床研究中常用到的随机化过程有随机抽样和随机分组,随机抽样就是按照随机的方法从总体中去抽取样本,其实现方法有多种(如简单随机抽样、机械抽样、分层抽样、整群抽样和多阶段抽样等)。随机分组是将研究对象等概率或者按照一定的概率分到各研究组中去。正确使用随机分组是取得比较组间初始可比性、避免选择性偏倚的保证。随机化分组的方法有多种,具体包括:简单随机化、区组随机化、分层随机化、分层区组随机化及动态随机化等。

无论采用哪种随机化,真正要做到随机化,需遵循两个原则:(1)医生和患者不能事先知道或决定患者将分配到哪一组接受治疗;(2)医生和患者都不能从一个患者已经进入的组别推测出下一个患者将分配到哪一组。随机序列的产生可以采用计算机、计算器、随机数字表和抛硬币的方法来实现。下面简单介绍这几种常见的随机化分组方法。

(1)简单随机化，又称为完全随机化，是将研究对象不作任何限制地直接分配到两个或多个比较组中去，常通过掷硬币、随机数字表或用计算机产生随机数来进行随机化。简单随机化分组方法操作简单，但是可能出现两组样本量不相等的情况，当样本量较大时，每组不完全相等，一般可进行试验研究，对研究结局影响较大，但是当样本量较小且每组内个体数量相差较大时，则对研究结局影响较大，需要再重新随机分组，直至达到预定的均衡要求为止。

(2)区组随机化，也称均衡随机化或限制性随机化，目的是使各处理组的混杂因子的分配更加平衡，满足研究要求，控制误差。区组是按照可能存在的混杂因素，将相同特征的受试对象配成一组，比如将同一种系、同一窝别、体重相近的受试对象划为一组。区组的长度是指一个区组包含多少个接受不同处理的受试单元，即区组中对象的数目，这与试验的分组与试验设计类型有关。比如随机区组设计的方差分析，如果试验分为 3 组，则每个区组的对象数为 3，但是析因设计的方差分析，如果试验涉及 2 个因素，每个因素 2 个水平，则试验分为 4 组，因为该试验设计可用于分析两因素之间的交互作用，则每个区组的对象数至少为试验分组的 2 倍以上。

(3)分层随机化，指的是按研究对象特征，即可能产生混杂作用的某些因素（如年龄、性别、种族、文化程度、居住条件等）先进行分层，然后在每层内随机地把研究对象分配到各处理组中去。假设一项随机化对照试验拟评价某干预措施对某疾病的治疗效果影响，研究者已知该疾病的治疗效果存在性别和年龄差异。因此，在分组时，需要考虑性别或年龄在两个比较组间的分布是否相同。随机分组后，如果试验组和对照组的性别或年龄分布相同，则治疗结局的差异可归因于两组所接受干预措施的不同。但是，如果两比较组间性别或年龄存在显著差异，则结果的解释将比较困难，研究结局的差异，有可能归因于两组性别或年龄分布的不同，而不是干预措施。针对性别或年龄比较在组间可能存在的差异，解决的办法就是先按照性别和年龄进行分层，再在各层内随机分组。

(4)分层区组随机化，常见于多中心随机对照试验中，一般先按照中心分层，再在各中心内随机分组，在各中心内，可考虑再按照某些重要协变量分为若干个区组，对每个区组的对象，可按照简单随机化的原则进行分组，以保证该中心的试验组和对照组研究对象的数量相等。这样整个研究的分组方案就是分层区组随机化。主要注意的是，分层因素不宜过多，否则个别亚组内的研究对象数量将很少甚至没有。这种情况，可采用动态随机化。

(5)动态随机化，与上述各种随机分组方式有所不同。采用动态随机分组，各个研究对象被分入某组的概率不是固定不变的，是根据一定的条件进行调整的。动态随机的常见方法有偏性掷币法、瓮法和最小化法等。偏性掷币法和瓮法主要是为了保障组间例数相近，而最小化随机分组的核心目的是保障分组后组间的某些影响因素是均衡的。

六、分析讨论题

实验效应的概念以及选择效应指标的基本原则。

参考答案：

概念：研究因素作用于研究对象所产生的效果（应）称为实验效应，其大小需要采用恰当的指标来评价,即效应指标。常用的能反映效应的指标如发病率、死亡率、治愈率、缓解率、复发率、毒副作用的发生率、临床症状和实验室测定结果的改变等。

(1)关联性,选择的效应指标须与临床所要解决的问题密切相关,与试验的目的有本质上的联系,称为指标的关联性。

案例:要了解某种药物治疗糖尿病患者主要微血管并发症(糖尿病视网膜病变和糖尿病肾病)疗效。研究效应指标可以选择新发或恶化的肾病和视网膜病变的发生率。

(2)灵敏性和特异性,在选择研究效应指标时,宜选用能准确反映研究本质且灵敏度高、特异性强的指标。灵敏性和特异性往往成队出现。灵敏度高的指标反映研究效应的即时与微小变化的情况。特异性高的指标既易于揭示问题的本质,同时又不为其他因素所干扰,且与所解决的主要问题密切相关。

案例:痰中结核菌检出率是反映开放性肺结核疗效的特异性指标;癌胚抗原作为筛查癌症的指标就不具有高度的特异性,因为消化道炎症也可导致血液中的癌胚抗原升高。

(3)客观性,研究效应指标从性质上可分为客观指标和主观指标两类。客观指标是指那些不易受主观因素影响的、并能够客观记录的指标,比如心电图、X 线胸片、实验室检验数据和微生物培养数据等。主观指标是靠研究对象回答或者研究者自行判断而不能客观检测记录的指标,比如研究对象陈述某些症状,如疲倦、疼痛、食欲不佳等。主观指标易受到主观因素的影响,其真实性和可靠性明显不如客观指标。因此,在临床研究中,应尽量选用客观指标,少用主观指标。如果需要选用主观指标,应尽量进行量化处理,比如疼痛程度的量化分级。

(4)真实性和可靠性,真实性是指测量值与真实值的符合程度。考察效应指标真实度的指标包括灵敏度和特异度。可靠性是指在相同的条件下多次研究结果的稳定程度。考察效应可靠性的指标包括符合率,还可以进行 Kappa 检验和相关性分析。

七、重难点问题解析

论述完全随机设计、配对随机设计和随机区组设计的设计与分析要点、优缺点。

参考答案:

(1)完全随机设计

①设计要点与分析要点

设计要点:将来自同一个总体的受试对象不施加任何条件随机地分配到各处理组中去进行实验或观察研究,或者分别从不同总体中随机抽样进行观察比较。

分析要点:数值变量资料的两处理组间进行比较,可用 t 检验或非参检验(秩和检验);多处理组间的比较主要采用方差分析或非参检验(秩和检验);分类变量资料主要采用卡方检验。

②优点:设计简单,统计分析简单。

③缺点:对混杂因素的控制比配对或随机区组弱。

(2)配对随机设计

①设计要点与分析要点

设计要点:将受试对象按照配对条件一对一配成对子,然后将配成一个对子的受试对象随机分配到两个处理组中去。配对的因素应该是影响试验效应的非处理因素。

分析要点：数值变量资料可用配对 t 检验或非参检验（秩和检验）；分类变量资料可用配对卡方检验。

②优点：可有效地控制混杂因素的影响，在相同检验效能的情况下不完全随机设计的样本量要少。

③缺点：配对条件如果过于严格可能会导致自身配对。自身配对实验设计只能用于短期或者急性实验。

（3）随机区组设计

①设计要点与分析要点

设计要点：是配对设计的扩展，将受试对象按照配对条件相同或相似配成一个区组，然后将配成一个区组的受试对象随机分配到 3 个及以上的处理组中去。区组的因素应该是影响试验效应的非处理因素。

分析要点：数值变量资料可用随机区组设计方差分析或非参检验（秩和检验）。

②优点：每个区组内的对象具有较好的均衡性，比完全随机设计更加能够分析出处理因素的效应，提高检验效能。

③缺点：由于每个单元格只有一个数据，不能分析因素间的交互作用；另外，当区组内的试验对象死亡或离队时，则整个区组的数据都需要舍去，而且针对此类情况的统计处理方法较为麻烦。

（钱莉、王珍）

第二部分

SPSS 实践及案例讨论

实验一　SPSS 统计软件介绍

问题 1-1: SPSS 数据编辑窗口底部的两个常用按钮"数据视图"和"变量视图"的使用。

思路分析:

打开 SPSS 即打开了如图 1-1 所示的 SPSS 的数据编辑窗口。数据编辑窗口最上面一行为标题行,第二行为菜单栏,第三行为工具栏。最下面一行为"数据视图"和"变量视图"切换按钮。中间的整个区域为电子表单区域,即数据输入区域。

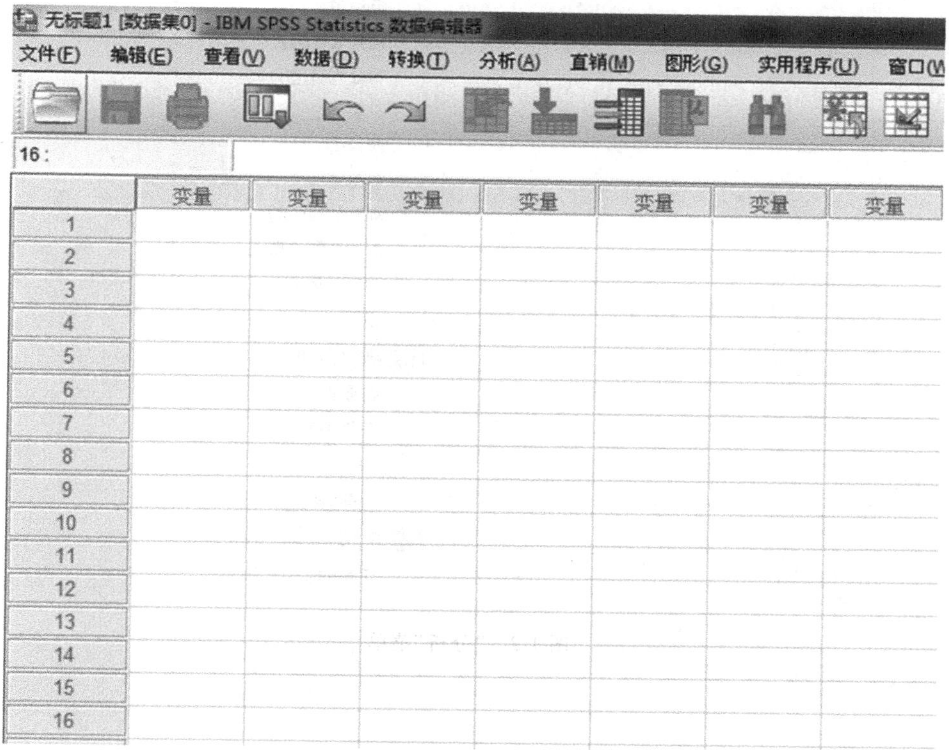

图 1-1　SPSS 基本界面及数据编辑窗口

数据编辑窗口的"数据视图"窗口主要用于研究数据的录入、编辑和显示。"变量视图"窗口主要用于变量命名、变量标签、变量属性的定义和修改。"数据视图"和"变量视图"两个窗口可以切换。

问题 1-2:SPSS 的常用统计功能分析包括哪些?

思路分析:

SPSS 提供了所有常用的统计功能,包括统计描述和统计推断。其中绝大多数的统计描述和统计分析方法都集中在菜单栏的"分析"菜单及其下拉菜单(图 1-2),统计作图都集中在菜单栏的"图形"菜单及其下拉菜单(图 1-3)。另外,数据编辑窗口的"编辑""数据"和"转换"菜单也可实现数据库的多种操作功能。

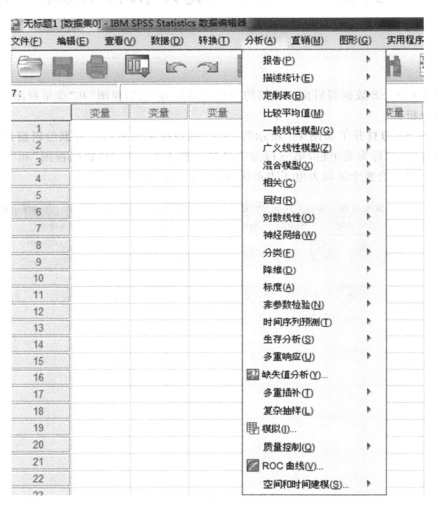

图 1-2 "分析"菜单

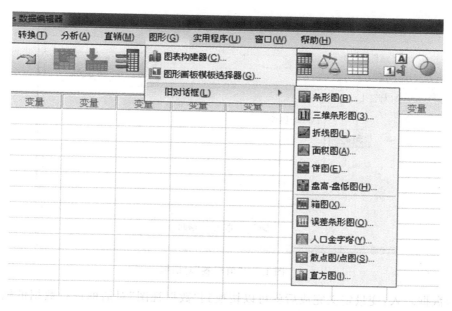

图 1-3　"图形"菜单

问题 1-3：如何建立数据文件？

思路分析：

建立数据文件是采用 SPSS 开始工作的第一步。建立数据文件一般分为三步进行。

（1）定义数据集的框架，即在"变量视图"定义数据集的所有变量（图 1-4），包括定义变量名、设置变量的类型、宽度、小数位数、标签和值。

比如，在"变量视图"对话框中定义了一个"gender"变量，后面的各个属性会出现默认值，用户可以根据具体的情况对属性进行修改，比如将"标签"改为"性别"，之后主要对"值"属性进行修改，将数字"1"定义为男性，数字"2"定义为女性（图 1-5）。

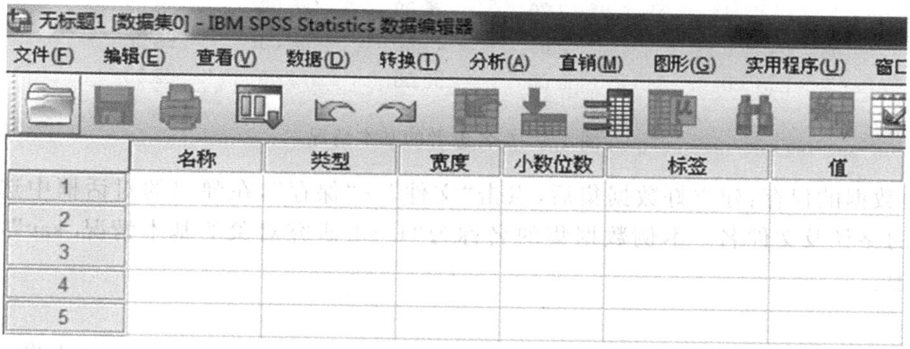

图 1-4　"变量视图"对话框

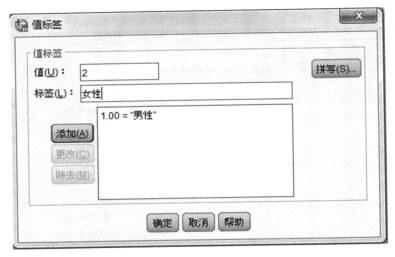

图 1-5 "值标签"对话框

(2)数据录入：变量定义完成后就可以切换到"数据视图"对话框进行数据的输入，录好的数据如图 1-6 所示。

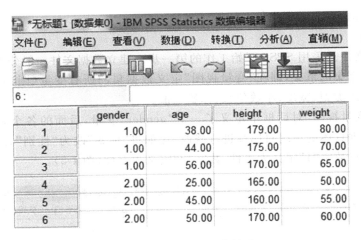

图 1-6 6 名患者的基本情况

(3)数据的保存：建立好数据集后，点击"文件"→"保存"，在弹出的对话框中选择要保存文件的路径及文件名。本例数据集的名称为"1－1 研究对象的基本情况.sav"，保存在"桌面"上。

（王珍、孟祥勇）

实验二　计量资料的统计描述

问题 2-1：某地运用随机抽样方法测得 160 名成年男子的红细胞计数，检测结果如表 2-1 所示。请尝试完成下列题目。

(1)请用 SPSS 软件使用原始数据画出直方图。

(2)请用 SPSS 软件使用原始数据计算均值和中位数，并说明用哪一个指标比较合适。

(3)请用 SPSS 软件使用原始数据计算百分位数 P_5、P_{25}、P_{50}、P_{75} 和 P_{95}。

(4)根据表 2-2 的频数表资料计算百分位数 P_5、P_{25}、P_{50}、P_{75} 和 P_{95}。

表 2-1　某地 160 名成年男子的红细胞计数($\times 10^{12}/L$)

序号	红细胞计数									
1—10	4.12	5.78	5.14	5.79	5.58	5.38	3.92	5.33	5.54	4.57
11—20	3.82	5.43	4.65	4.16	5.59	4.14	5.58	5.59	5.00	5.12
21—30	4.79	5.82	5.61	5.22	4.82	5.05	5.99	3.70	4.51	4.24
31—40	5.55	4.96	5.66	4.15	5.86	4.37	5.93	4.27	4.47	4.47
41—50	4.65	5.88	5.54	5.53	5.15	5.69	4.63	4.32	5.50	3.79
51—60	5.07	5.52	5.18	3.95	4.62	4.12	5.26	5.51	5.60	5.35
61—70	5.59	4.94	5.11	5.33	5.03	5.49	5.01	5.40	3.70	5.14
71—80	4.68	5.92	5.73	5.48	4.41	4.86	3.82	4.26	3.94	3.82
81—90	5.44	5.05	4.38	5.09	3.90	5.39	3.98	5.33	4.91	5.43
91—100	4.19	4.54	4.74	4.24	4.03	4.25	5.77	4.79	5.94	3.98
101—110	4.73	4.40	4.11	4.90	4.28	4.68	5.43	5.26	5.57	5.80
111—120	4.45	4.02	5.74	5.56	4.32	4.23	5.55	4.98	4.42	4.47
121—130	5.85	5.82	5.93	3.72	4.98	3.98	5.52	5.73	4.14	3.72
131—140	4.59	5.24	5.33	5.90	3.76	5.61	3.80	4.98	5.84	5.48
141—150	3.97	3.87	5.85	3.93	5.69	6.00	5.90	5.96	5.63	5.46
151—160	5.77	5.18	4.66	3.86	4.39	5.11	5.69	5.79	4.40	4.87

表 2-2　某地 160 名成年男子的红细胞计数的频数表资料($\times 10^{12}/L$)

组段	频数	组段	频数
3.70～	12	4.90～	14
3.90～	11	5.10～	12
4.10～	15	5.30～	16
4.30～	13	5.50～	24
4.50～	11	5.70～	16
4.70～	7	5.90～	9

思路分析：

步骤 1：打开原始数据库，点击工具栏"分析"→"描述统计"→"频率"，将"频率"界面左侧对话框中的"redcell"变量放入右侧的"变量"框中，如图 2-1 所示。

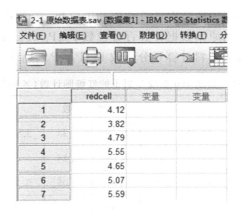

图 2-1　原始数据表

步骤 2：点击图 2-2 右侧的"图表(C)..."按钮，进入图 2-3 中的"频率：图表"对话框，点选"图表类型"对话框中的单选项"直方图(H)："，并点击下方的复选框"在直方图中显示正态曲线(S)"，如图 2-3 所示。

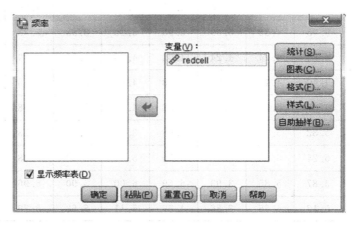

图 2-2　描述性分析"频率"界面

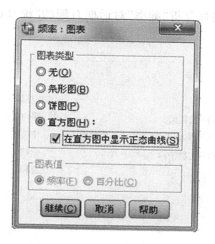

图 2-3　"频率：图表"对话框

步骤 3：点击图 2-3 下方的"继续（C）"按钮，回到图 2-2 对话框，点击下方的"确定"按钮，得到如图 2-4 所示的带正态曲线的直方图。

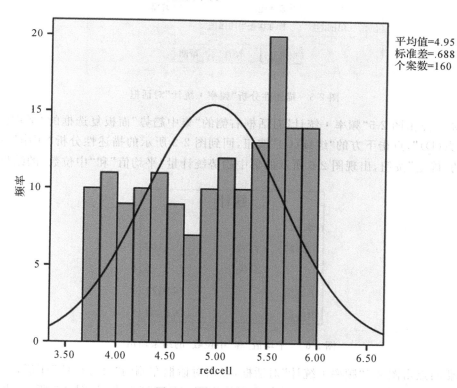

图 2-4　带正态曲线的直方图

步骤 4：点击图 2-2 描述性分析"频率"对话框右侧的"统计(S)..."按钮，出现图 2-5 所示的"频率：统计"对话框。

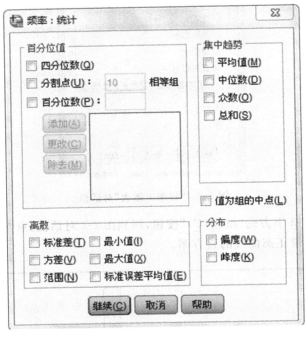

图 2-5　描述性分析"频率：统计"对话框

步骤 5：点击图 2-5"频率：统计"对话框右侧的"集中趋势"面板复选框的"平均值(M)"和"中位数(D)"，点击下方的"继续(C)"按钮，回到图 2-2 所示的描述性分析"频率"界面，点击下方的"确定"按钮，出现图 2-6 所示的集中趋势统计量"平均值"和"中位数"的结果输出。

统计		
redcell		
个案数	有效	160
	缺失	0
平均值		4.9523
中位数		5.0500

图 2-6　"平均值"和"中位数"的结果输出

步骤 6：点击图 2-5"频率：统计"对话框，点击对话框左侧的"百分位值"面板，点选复选框"百分位数(P)"，将 5,25,50,75,95 依次添加到下面的对话框中，如图 2-7 所示，点击下方的"继续(C)"按钮，回到图 2-2 所示的描述性分析"频率"界面对话框，点选下方的"确定"按钮，出现图 2-8 所示的给定的百分位数的结果输出。

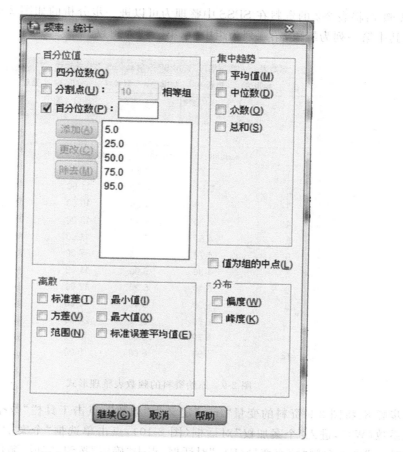

图 2-7　"频率：统计"对话框"百分位值"面板

统计

redcell

个案数	有效	160
	缺失	0
百分位数	5	3.8200
	25	4.3325
	50	5.0500
	75	5.5575
	95	5.9000

图 2-8　"百分位数"结果输出

步骤 7：将表 2-2 的资料在 SPSS 中整理为可以进一步分析的如图 2-9 所示的"频数表"资料，其中第一列为组段，第二列为组中值，第三列为频数。

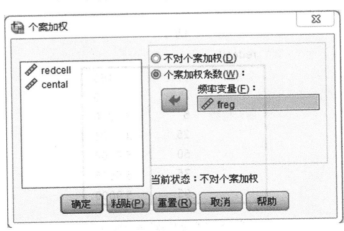

	redcell	cental	freg	变量
1	3.70	3.80	12.00	
2	3.90	4.00	11.00	
3	4.10	4.20	15.00	
4	4.30	4.40	13.00	
5	4.50	4.60	11.00	
6	4.70	4.80	7.00	
7	4.90	5.00	14.00	
8	5.10	5.20	12.00	
9	5.30	5.40	16.00	
10	5.50	5.60	24.00	
11	5.70	5.80	16.00	
12	5.90	6.00	9.00	

图 2-9　原始资料的频数表整理形式

步骤 8：将图 2-9 资料的变量"freq"定义为"频数"，点击工具栏"数据"模块，点击"个案加权系数（W）"，进入"个案加权"对话框（图 2-10），点击单选框"个案加权系数（W）"，选中变量"freq"进入右侧"频率变量（F）："对话框，点击"确定"按钮，完成"频数"的定义。

图 2-10　频数表资料"个案加权"对话框

步骤 9：点击工具栏"图形"模块，点击"旧对话框"及其下拉菜单"直方图"，进入图 2-11 所示的"直方图"对话框，点击变量"cental"进入右侧的"变量"对话框，并点选变量下方的复选框"显示正态曲线（D）"，点击下方的"确定"按钮，得到图 2-12 的频数分布表。

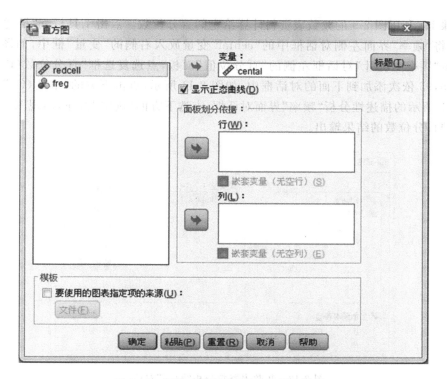

图 2-11 频数表资料分析"直方图"对话框

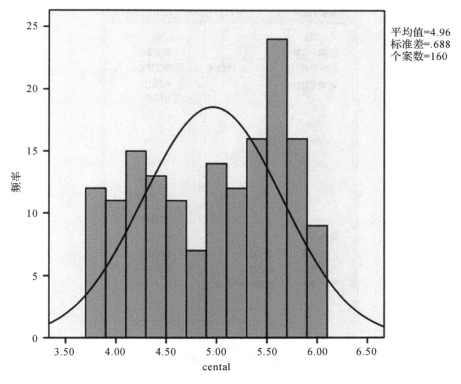

图 2-12 频数分布表

步骤 10：利用图 2-9 的频数表资料计算给定的百分位数。点击工具栏→"描述统计"→"频率"，将"频率"界面左侧对话框中的"cental"变量放入右侧的"变量"框中，如图 2-13 所示。点击"频率：统计"对话框左侧的"百分位值"面板，点选复选框"百分位数（P）"，将 5，25，50，75，95 依次添加到下面的对话框中，如图 2-14 所示，点击下方的"继续（C）"按钮，回到图 2-13 所示的描述性分析"频率"界面对话框，点选下方的"确定"按钮，出现图 2-15 所示的给定的百分位数的结果输出。

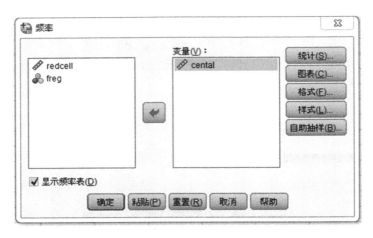

图 2-13　频数表资料分析"频率"对话框

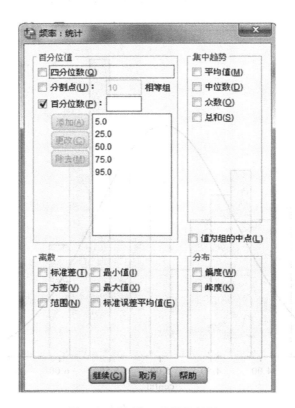

图 2-14　"频率：统计"对话框

统计

cental

个案数	有效	160
	缺失	0
百分位数	5	3.8000
	25	4.4000
	50	5.0000
	75	5.6000
	95	6.0000

图 2-15 "百分位数"的结果输出

步骤 11:结果汇总

(1)原始数据画出的直方图(图 2-4),数据不服从正态分布。

(2)根据原始数据计算的平均值和中位数(图 2-6),平均值为 4.9523,中位数为 5.0500,因为数据不服从正态分布,所以采用中位数比较合适。

(3)使用原始数据计算百分位数 P_5、P_{25}、P_{50}、P_{75} 和 P_{95} 的结果如图 2-8 所示,P_5、P_{25}、P_{50}、P_{75} 和 P_{95} 的值分别为 3.8200、4.3325、5.0500、5.5575 和 5.9000。

(4)频数表资料计算百分位数 P_5、P_{25}、P_{50}、P_{75} 和 P_{95} 的结果如图 2-15 所示,P_5、P_{25}、P_{50}、P_{75} 和 P_{95} 的值分别为 3.8000、4.4000、5.0000、5.6000 和 6.0000。

根据上述分析结果,一组数据采用原始数据计算和频数表资料计算得到的结果基本一致。

(王珍、王霄一)

实验三　医学参考值范围的制定

问题 3-1：某地 200 例正常成人血铅含量的频数分布数据如表 3-1 所示，请分析以下问题。

（1）描述该资料的分布特征。

（2）采用百分位数法估计该地正常成人血铅值的 95% 参考值范围。

（3）采用正态分布法估计该地正常成人血铅值的 95% 参考值范围。

（4）根据（2）和（3）的分析结果，试分析采用哪一种方法更为合理？为什么？

表 3-1　某地 200 例正常成人血铅含量的频数分布数据

血铅含量/(μmol/L)	0.00～	0.24～	0.48～	0.72～	0.96～	1.20～	1.44～	1.68～	1.92～	2.16～	2.40～	2.64～
频数	7	49	45	32	28	13	14	4	4	1	2	1
累积频数	7	56	101	133	161	174	188	192	196	197	199	200

思路分析：

（1）描述该资料的分布特征

将表 3-1 的资料进一步整理为表 3-2 的频数表资料和 SPSS 软件能够分析的格式（图 3-1），并做出该资料的直方图（图 3-2）。

根据表 3-2 的频数表资料及图 3-2 的直方图法分析结果，可以看出血铅含量较低组段的频数明显高于较高组段，分布不对称。同正态分布相比，其分布高峰向血铅含量较低方向偏移，长尾向血铅含量较高组段延伸，数据为正偏态分布。

表 3-2　某地 200 例正常成人血铅含量的频数分布

血铅含量/(μmol/L)	组中值	频　数	累积频数	累积频率
0.00～	0.12	7	7	3.5
0.24～	0.36	49	56	28.0

续表

血铅含量/(μmol/L)	组中值	频 数	累积频数	累积频率
0.48～	0.60	45	101	50.5
0.72～	0.84	32	133	66.5
0.96～	1.08	28	161	80.5
1.20～	1.32	13	174	87.0
1.44～	1.56	14	188	94.0
1.68～	1.80	4	192	96.0
1.92～	2.04	4	196	98.0
2.16～	2.28	1	197	98.5
2.40～	2.52	2	199	99.5
2.64～	2.76	1	200	100

	value	fre	变量
1	.12	7.00	
2	.36	49.00	
3	.60	45.00	
4	.84	32.00	
5	1.08	28.00	
6	1.32	13.00	
7	1.56	14.00	
8	1.80	4.00	
9	2.04	4.00	
10	2.28	1.00	
11	2.52	2.00	
12	2.76	1.00	

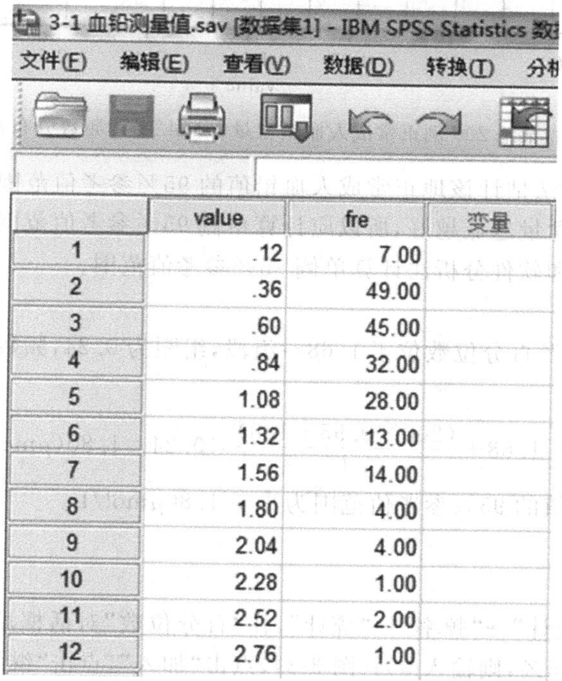

图 3-1　某地 200 例正常成人血铅含量(μmol/L)的频数分布

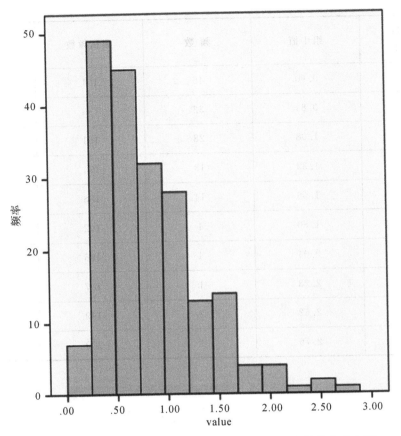

图 3-2　某地 200 例正常成人血铅含量(μmol/L)的频数分布直方图

(2)采用百分位数法估计该地正常成人血铅值的 95% 参考值范围

因为正常人血铅含量越低越好,所以应计算单侧 95% 参考值范围。

下面采用公式法和软件分析法计算单侧 95% 参考值范围。

①公式法

根据表 3-2,第 95% 百分位数位于 1.68~组段,组距为 0.24,频数为 4,该组段以前的累积频数为 188,故

$$P_{95} = 1.68 + \frac{(200 \times 0.95 - 188)}{4} \times 0.24 = 1.80(\mu mol/L)$$

即该地正常成人血铅值的 95% 参考值范围为小于 1.80μmol/L。

②软件分析法

基本步骤如下:

"分析"→"描述统计"→"频率"→"统计",在"百分位数"对话框填入需要计算的百分位数(如本例需要计算 95%,则输入 95)(图 3-3),点击"加入",点击"继续(C)"和"确定",得到 95% 分位数的计算结果为 1.8000μmol/L(图 3-4),与公式法得到的结果一致。

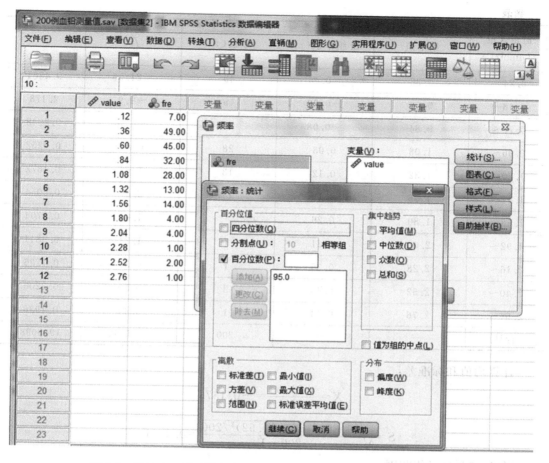

图 3-3　某地 200 例正常成人血铅含量（μmol/L）的 95％分位数的计算

统计

value

个案数	有效	200
	缺失	0
百分位数	95	1.8000

图 3-4　95％分位数的计算结果

（3）采用正态分布法估计该地正常成人血铅值的 95％参考值范围
将组中值进行 log 变换，根据表 3-3，得到均值和标准差计算表。

表 3-3　某地 200 例正常成人血铅含量均值和标准差计算

血铅含量 /（μmol/L）	组中值	lg 组中值（x）	频数（f）	fx	x^2
0.00～	0.12	−0.92	7	−6.44	5.9248

续表

血铅含量 /(μmol/L)	组中值	lg 组中值(x)	频数(f)	fx	x^2
0.24~	0.36	-0.44	49	-21.56	9.4864
0.48~	0.60	-0.22	45	-9.9	2.178
0.72~	0.84	-0.08	32	-2.56	0.2048
0.96~	1.08	0.03	28	0.84	0.0252
1.20~	1.32	0.12	13	1.56	0.1872
1.44~	1.56	0.19	14	2.66	0.5054
1.68~	1.80	0.26	4	1.04	0.2704
1.92~	2.04	0.31	4	1.24	0.3844
2.16~	2.28	0.36	1	0.36	0.1296
2.40~	2.52	0.40	2	0.80	0.3200
2.64~	2.76	0.44	1	0.44	0.1936
合计	—	—	200	-31.52	19.8098

计算均值和标准差：

$$\overline{X} = \frac{-31.52}{200} = -0.1576$$

$$S = \sqrt{\frac{19.8098 - (-31.52)^2/200}{200 - 1}} = 0.2731$$

单侧 95% 参考值范围：

$$\overline{X} + 1.65S = -0.1576 + 1.65 \times 0.2731 = 0.2930$$

$$\lg^{-1}(0.2930) = 1.96(\mu\text{mol/L})$$

即该地正常成人血铅值的 95% 参考值范围为小于 1.96μmol/L。

(4)根据(2)和(3)的分析结果,试分析采用哪一种方法更为合理? 为什么?

根据(2)和(3)的分析结果,采用百分位数法与正态法计算所得结果相差不大。所以两种都可采用。

（王珍、孟祥勇）

实验四　统计图表的制作

问题 4-1：表 4-1 为某地 2018 年年龄、性别人口数情况，请采用 SPSS 软件绘制人口金字塔图。

表 4-1　某地 2018 年年龄、性别人口数情况 （单位：人）

男性	女性
−4781	4501
−7173	6523
−6868	6357
−7930	7363
−6658	6265
−5934	5905
−6310	6871
−7028	7214
−6463	6319
−4981	4558
−2698	2308
−2241	2116
−1624	1527
−1434	1149
−1109	868
−662	615
−250	347
−123	205

思路分析：

步骤 1：将数据录入 SPSS 软件（图 4-1）。

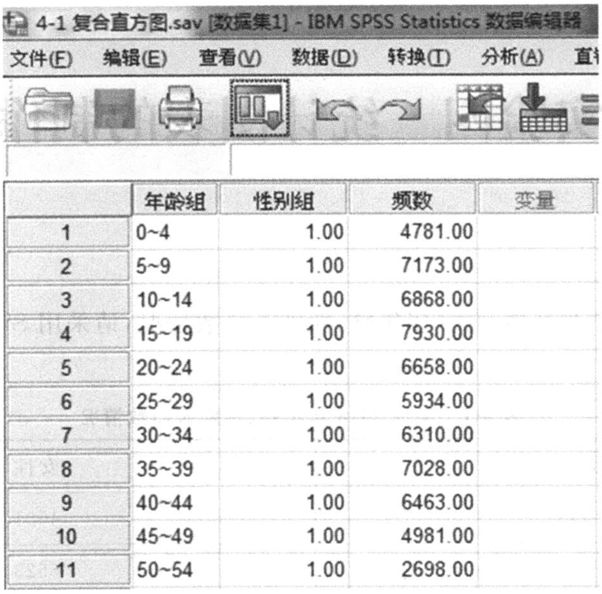

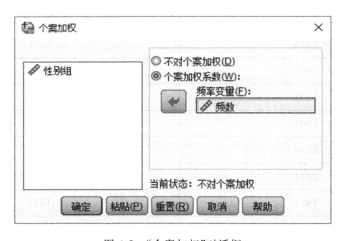

图 4-1 某地 2018 年年龄、性别人口数

步骤 2：点击菜单栏"数据（D）"，选择下拉菜单"个案加权"，打开"个案加权系数（W）"面板，将"频数"变量选入"频率变量（F）"中，如图 4-2 所示，点击"确定"按钮。

图 4-2 "个案加权"对话框

步骤 3：点击菜单栏"图形"，选择下拉菜单"旧对话框"，打开"定义人口金字塔"面板，选择"计数"面板中的"根据数据计算计数（C）"单选框，将"年龄组"变量选入"显示基于下列各项的分布（D）："，将"性别组"变量选入"拆分依据（S）："，如图 4-3 所示，点击"确定"按钮，得到按照性别分组的人口金字塔图（图 4-4）。

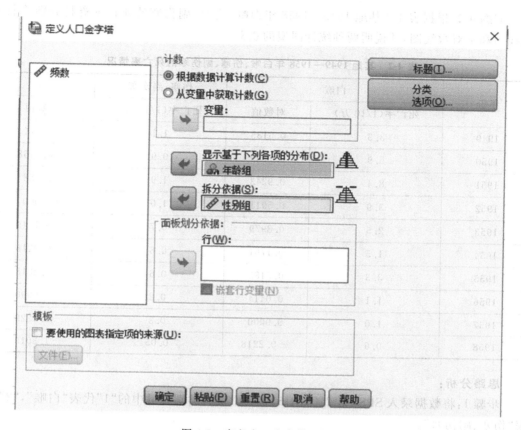

图 4-3 定义人口金字塔面板

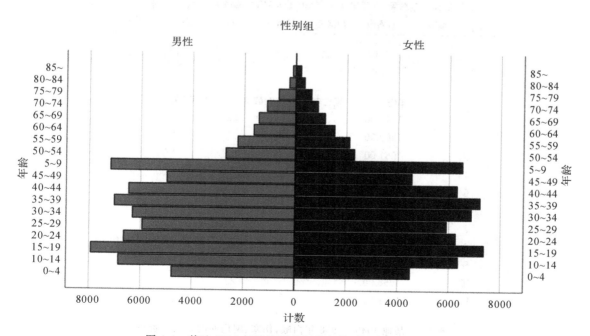

图 4-4 某地 2018 年按性别分组的年龄、性别人口金字塔

问题 4-2：根据表 4-2 某地 1949—1958 年白喉，伤寒、副伤寒的死亡率资料分别绘制普通线图和半对数线图，并说明两种统计图型的意义。

表 4-2　某地 1949—1958 年白喉，伤寒、副伤寒的死亡率情况

年份	白喉		伤寒、副伤寒	
	死亡率(1/10 万)	对数值	死亡率(1/10 万)	对数值
1949	3.3	0.5185	1.1	0.0414
1950	5.9	0.7709	0.9	−0.0458
1951	8.4	0.9243	1.9	0.2788
1952	3.9	0.5911	1.0	0.0000
1953	2.5	0.3979	0.7	−0.1549
1954	1.5	0.1761	0.6	−0.2218
1955	3.3	0.5185	0.6	−0.2218
1956	1.1	0.0414	0.2	−0.6990
1957	1.0	0.0000	0.3	−0.5229
1958	0.6	−0.2218	0.05	−1.3010

思路分析：

步骤 1：将数据录入 SPSS 软件（图 4-5）。其中疾病类别变量中的"1"代表"白喉"，"2"代表"伤寒、副伤寒"。

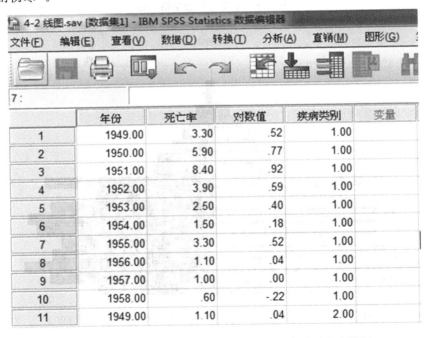

图 4-5　某地 1949—1958 年白喉，伤寒、副伤寒的死亡率资料

步骤2:点击"图形"→"旧对话框"→"折线图"来实现。由于要比较两类疾病随年代的变化的死亡情况,因此绘制复式线图,所以在弹出的对话框中选择"多线"→"个案组摘要",点击"确定",进入"定义多线折线图:个案组摘要"对话框(图4-6),在"折线表示"单选框中选择"其他统计(例如平均数)(S)",将指标变量"死亡率"选入"变量"框中,将时间变量"年份"选入"类别轴(X)",将分组变量"疾病类别"选入"折线定义依据(D)"框中,点击"确定"按钮可得到普通线图(图4-7)。

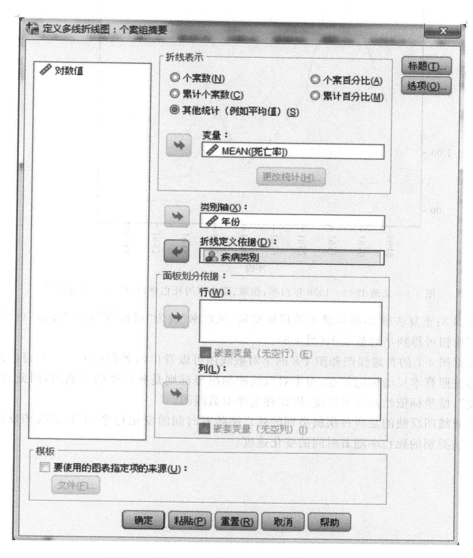

图4-6 "定义多线折线图:个案组摘要"对话框

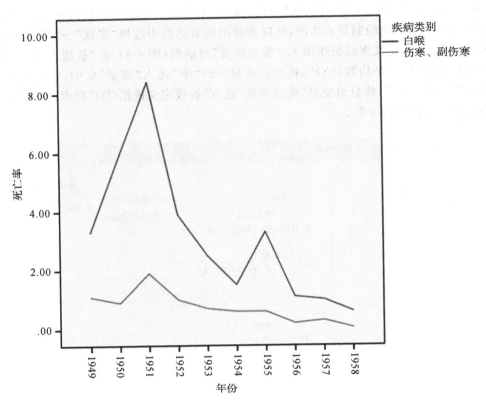

图 4-7　某地 1949—1958 年白喉,伤寒、副伤寒的死亡率(1/10 万)(普通线图)

　　步骤 3:重复步骤 2,将步骤 2 的指标变量"死亡率"改为"对数值"选入"变量"框中,点击"确定"按钮可得到半对数线图(图 4-8)。

　　根据图 4-7 的普通线图和图 4-8 的半对数线图可以看出两者存在差别。普通线图的坐标都是按照算术尺度标记刻度,而半对数线图的纵坐标则是死亡率的对数值,因此称为"对数尺度",横坐标依然是算术尺度,因而称为半对数线图。

　　普通线图反映的是两种疾病类别的死亡率随着时间的变化趋势,半对数线图反映的是两种疾病类别的死亡率随着时间的变化速度。

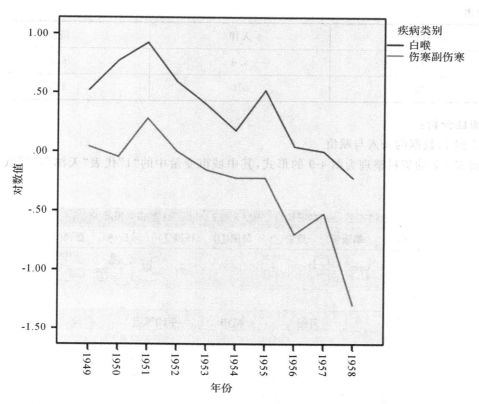

图 4-8　某地 1949—1958 年白喉,伤寒、副伤寒的死亡率(1/10 万)(半对数线图)

问题 4-3:表 4-3 给出了天津、济南两个城市某年 12 个月份的平均气温,试对这两个地区的平均气温进行探索性分析,并绘制合理的图形。

表 4-3　天津、济南两个城市某年 12 个月份的平均气温　　　　　　　　(单位:℃)

月 份	天 津	济 南
1	−2.8	0.0
2	3.3	7.0
3	5.9	8.8
4	14.7	16.0
5	22.0	23.3
6	25.8	26.2
7	27.2	26.6
8	26.4	25.4
9	22.1	21.8
10	13.2	14.7

续表

月份	天津	济南
11	5.6	8.3
12	0.0	2.3

思路分析：

步骤 1:数据的录入与赋值

将表 4-3 的资料整理为图 4-9 的形式,其中城市变量中的"1"代表"天津","2"代表"山东"。

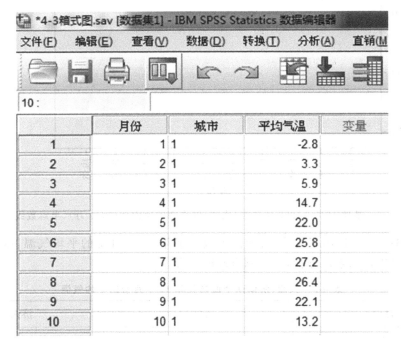

图 4-9　天津、济南某年 12 个月份的平均气温

步骤 2:正态性检验

选择"分析"→"描述统计"→"探索",弹出图 4-10 所示的"探索"对话框。选择"平均气温"进入"因变量列表(D)"框,选择"城市"进入"因子列表(F)"框,选择"月份"进入"个案标注依据(C)"框。选择在下面的"输出"面板中的单选框"图(L)",进入图 4-11"探索:图"界面,点选"箱图"面板中的单选框"因子级别并置(F)","描述图"面板中的复选框"直方图(H)"以及"含检验的正态图(O)",然后点击最下面的"继续(C)"按钮,返回到图 4-10 的"探索"对话框,点击最下面的"确定"按钮。

根据图 4-12、图 4-13 和图 4-14 所示正态性检验结果,两个城市平均气温的正态 Q−Q 图均提示正态分布不明显,故考虑采取"箱式图"来描述两个城市的平均集中趋势和离散趋势。

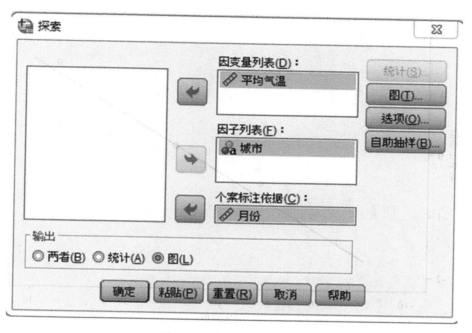

图 4-10 探索性分析对话框

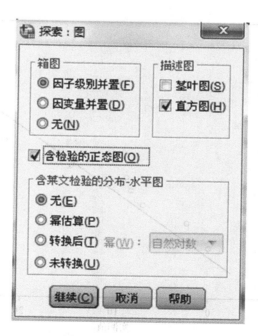

图 4-11 "探索：图"界面

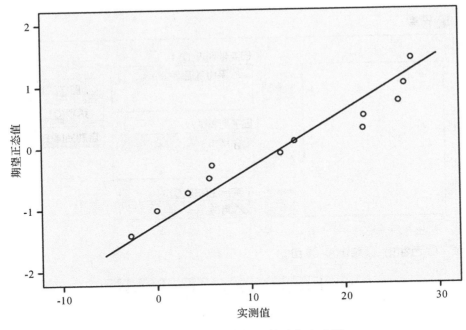

图 4-12 天津市平均气温的正态 Q-Q 图

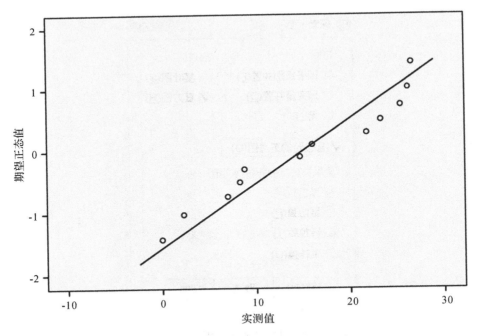

图 4-13 济南市平均气温的正态 Q-Q 图

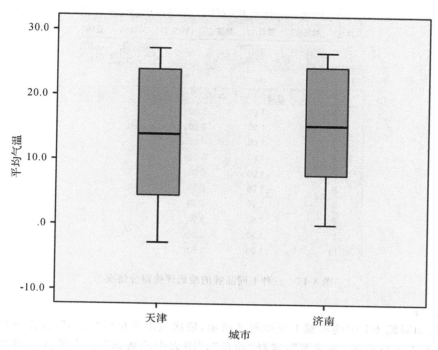

图 4-14 天津、济南某年 12 个月份的气温

问题 4-4：表 4-4 是三种不同品牌的酸奶评价得分情况，请根据表中的信息绘制误差条图。

表 4-4 三种不同品牌的酸奶评价得分情况

品牌 1	品牌 2	品牌 3
5	9	4
8	8	6
7	9	4
5	10	6
6	7	5
6	7	5
7	6	4
9	7	6
6	5	7
8	7	5

思路分析：

原始数据整理后见图 4-15。

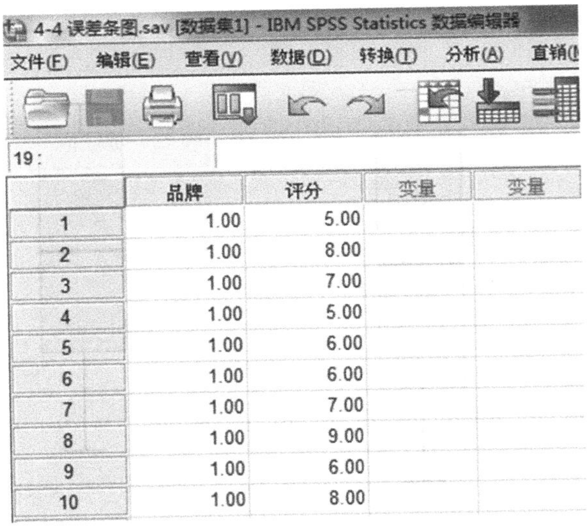

图 4-15 三种不同品牌的酸奶评价得分情况

方法一：

步骤：如问题 4-1 中的步骤 1 至步骤 3 所示，依次点击菜单栏"图形"，点击下拉菜单"旧对话框"，点击下拉菜单"条形图"，选择"简单"，"图表中的数据"点击单选按钮"个案组摘要"，打开"定义多线折线图：个案组摘要"面板，在"折线表示"面板中选择"其他统计（例如平均值（S））"，将变量"评分"选入"变量"框，再将变量"品牌"选入"类别轴（X）"对话框。点击右上角"选项（O）"按钮，打开"选项"面板，点选"显示误差条形图（E）"复选框，点击"继续"，回到主对话框面板，点击"确定"按钮得到如图 4-16 所示的误差条形图。

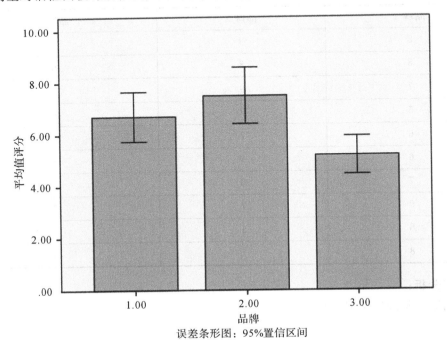

误差条形图：95%置信区间

图 4-16 三种不同品牌的酸奶评价得分情况误差条形图（方法一）

方法二：

步骤：如方法一的操作，依次点击菜单栏"图形"，点击下拉菜单"旧对话框"，点击下拉菜单"误差条形图"，选择"简单"，"图表中的数据"点击单选按钮"个案组摘要"，打开"定义简单条形图：个案组摘要"面板，将变量"评估"选入"变量"框，再将变量"品牌"选入"类别轴（X）"对话框，"条形表示（B）"中自动生成"平均值的置信区间"，"级别"中填入"95"表示最终结果输出的是变量值 95％的置信区间。点击"确定"按钮，得到如图 4-17 所示的误差条形图。

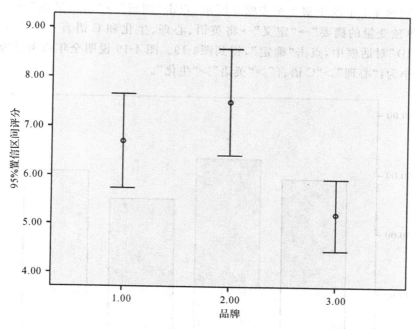

图 4-17 三种不同品牌的酸奶评价得分情况误差条形图（方法二）

问题 4-5：图 4-18 数据包含某年级 4 个平行班级（每个班级分 4 个小组）的英语、心理、生化和 C 语言成绩，请根据下列要求制图。

	班级	分组	英语	心理	生化	C语言
1	1.00	1.00	70.00	78.00	39.00	71.00
2	1.00	1.00	81.00	79.00	66.00	69.00
3	1.00	1.00	88.00	90.00	79.00	80.00
4	1.00	1.00	93.00	85.00	85.00	89.00
5	1.00	1.00	86.00	71.00	75.00	87.00
6	1.00	2.00	77.00	76.00	77.00	85.00
7	1.00	2.00	78.00	84.00	71.00	85.00
8	1.00	2.00	85.00	92.00	77.00	82.00
9	1.00	2.00	88.00	85.00	78.00	93.00
10	1.00	2.00	72.00	88.00	71.00	67.00
11	1.00	3.00	75.00	76.00	68.00	74.00
12	1.00	3.00	75.00	84.00	67.00	44.00

图 4-18 各班级成绩

(1)绘制全部学生各科平均成绩的单式条图。

(2)绘制各班分组英语、心理、生化和 C 语言平均成绩的分组条图。

(3)绘制各班分组英语、心理、生化和 C 语言平均成绩的分段条图。

思路分析：

(1)绘制全部学生各科平均成绩的单式条图

步骤：

操作如问题 4-1 中的步骤 1 至步骤 3 所示,点击"图形"→"旧对话框"→"条形图"→"简单"→"单独变量的摘要"→"定义"→将英语、心理、生化和 C 语言 4 个变量选入右侧"条形表示(B)"对话框中,点击"确定",得到图 4-19。图 4-19 说明全年级考试成绩平均分排序从大到小为："心理">"C 语言">"英语">"生化"。

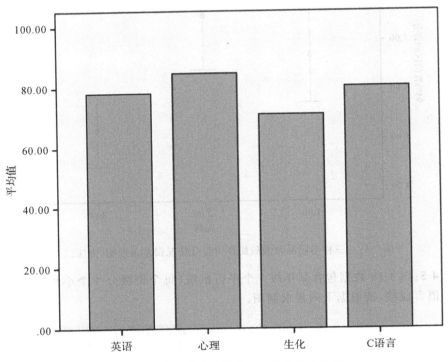

图 4-19　全部学生各科平均成绩的单式条图

(2)绘制各班分组英语、心理、生化和 C 语言平均成绩的分组条图

步骤：

如上述操作,点击"图形"→"旧对话框"→"条形图"→"簇状"→"单独变量的摘要"→"定义"→将"英语"、"心理"、"生化"和"C 语言"4 个变量选入右侧"条形表示(B)"对话框中,将"分组"变量选入"类别轴(X)",将"班级"变量选入"面板划分依据"对话框"行(W)",点击"确定"(图 4-20),得到图 4-21。

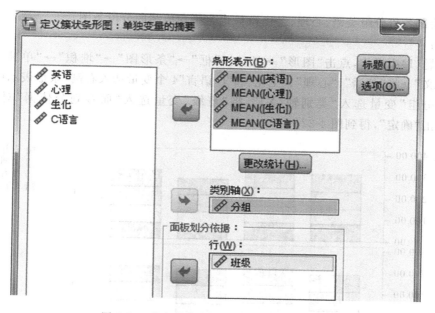

图 4-20　定义簇状条行图(单独变量的摘要)

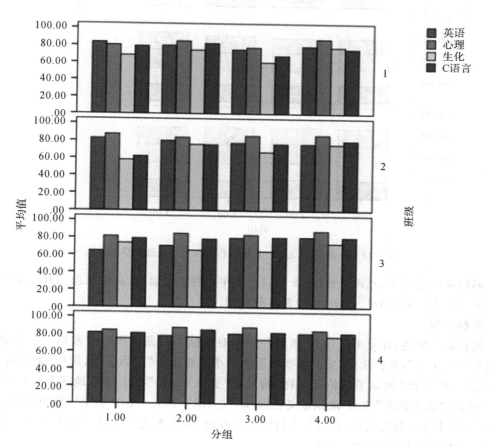

图 4-21　各班英语、心理、生化和 C 语言平均成绩的分组条图

（3）绘制各班分组英语、心理、生化和C语言平均成绩的分段条图

步骤：

如问题（1）中操作，点击"图形"→"旧对话框"→"条形图"→"堆积"→"单独变量的摘要"→"定义"→将"英语"、"心理"、"生化"和"C语言"4个变量选入右侧"条形表示（B）"对话框中，将"分组"变量选入"类别轴（X̲）"，将"班级"变量选入"面板划分依据"对话框"行（W̲）"，点击"确定"，得到图4-22。

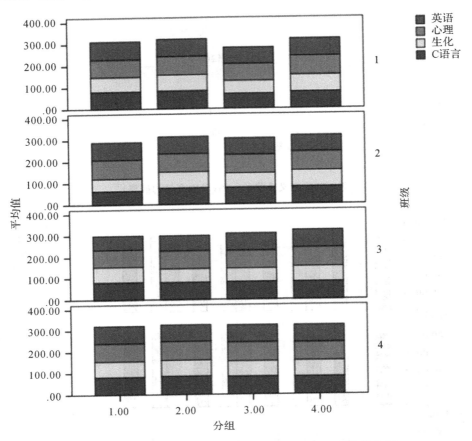

图4-22　各班英语、心理、生化和C语言平均成绩的分段条图

问题 4-6：已知甲、乙两个地区55岁以上老年人群正常血压、高血压前期和高血压的构成情况如表4-5和图4-23所示，请绘制百分条图。

思路分析：

操作如上所述，在菜单栏点击"图形"→"旧对话框"→"条形图"→"堆积"→"单独变量的摘要"→"定义"，在弹出的"定义堆积条形图：个案组摘要"对话框中，选择"条形表示"单选框的"其他统计（例如平均值）"。将"构成比"选入"变量"框中，将"地区"选入"类别轴（X）"框，将"血压状态"选入"堆积定义依据（B）"框（图4-24）。点击"确定"，选中输出的百分比条图，双击进入编辑状态，点击右上角的工具按钮"转换图表坐标系"，将正立的百分条图转换为水平的百分条图（图4-25）。

表 4-5 甲乙两个地区 55 岁以上老年人群血压构成情况   （单位:%）

地区	正常血压	高血压前期	高血压
甲	55.5	30.5	14
乙	50.8	34.2	15

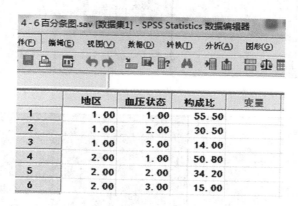

图 4-23 甲乙两个地区 55 岁以上老年人群血压构成

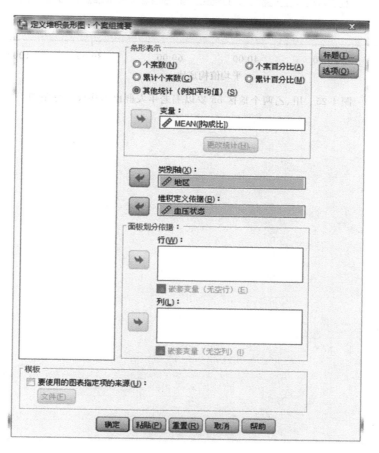

图 4-24 "定义堆积条形图：个案组摘要"对话框

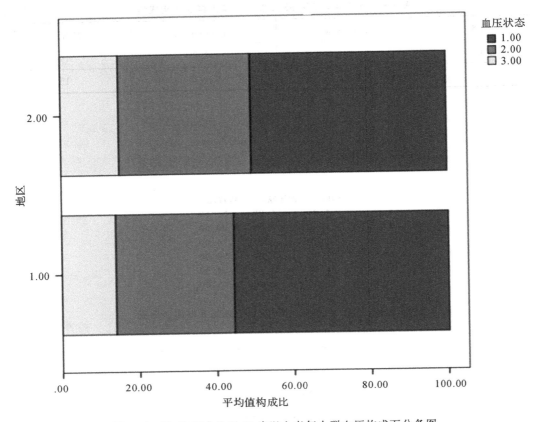

图 4-25 甲、乙两个地区 55 岁以上老年人群血压构成百分条图

（王珍、钱莉）

实验五 *t* 检验

问题 5-1：将 18 名某病患者随机分为 2 组，分别用药物 A 或药物 B 治疗，观察治疗前后血红蛋白含量（g/L）的变化，结果见表 5-1，请回答以下问题。

（1）A、B 两药是否都有效？

（2）A、B 两药的疗效是否有差别？

（3）如果将配对设计的假设检验错用完全随机设计的假设检验，可能导致第一类错误的风险增加还是第二类错误的风险增加？并解释假设检验的两类错误。

表 5-1 某病经药物 A 或 B 治疗前后血红蛋白含量（g/L）

A 药								
病人号	1	2	3	4	5	6	7	8	9
治疗前	36	44	53	56	62	58	45	43	26
治疗后	47	62	68	87	73	58	69	49	50
d	9	18	15	31	11	0	24	6	24
B 药								
病人号	1	2	3	4	5	6	7	8	9
治疗前	56	49	67	58	63	40	48	36	29
治疗后	81	86	70	58	84	56	68	49	50
d	25	37	3	0	21	16	20	13	21

思路分析：

（1）A、B 两药是否都有效？

首先考虑采用配对设计的 *t* 检验。将表 5-1 的数据整理成能用软件分析的数据（图 5-1）。然后再考虑配对设计 *t* 检验的条件是否满足，即治疗前后差值是否满足正态分布。通过 A 药治疗前后差值的 P-P 图（图 5-2）和 B 药治疗前后差值的 P-P 图（图 5-3）可以看出 A 和 B 两药治疗前后的差值服从正态分布。

调用菜单"分析"→"比较平均值"→"成对样本 *T* 检验"打开"成对样本 *T* 检验"对话框（图 5-4），在弹出的左侧对话中同时选中变量"Abefore"和变量"Aafter"进入右边的"配对变量（V）"对话框中，然后再将同时选中变量"Bbefore"和变量"Bafter"进入右边的"配对变量

（V）"对话框中。点击"确定"按钮出现表 5-2 所示的配对样本检验的结果。

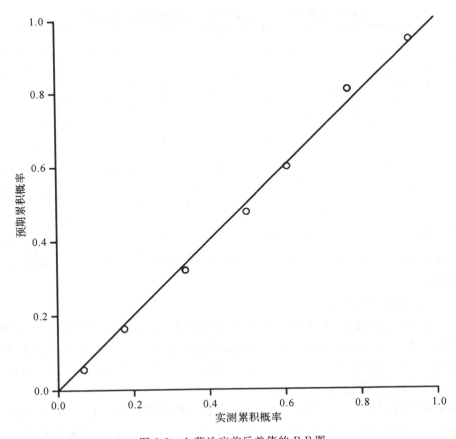

图 5-1 原始数据整理

图 5-2 A 药治疗前后差值的 P-P 图

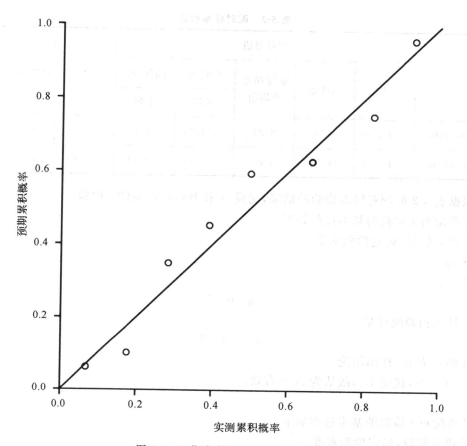

图 5-3　B 药治疗前后差值的 P-P 图

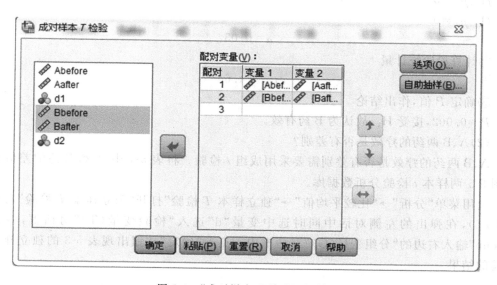

图 5-4　"成对样本 *T* 检验"对话框

表 5-2　配对样本检验

	配对差值						t	自由度	显著性（双尾）
	平均值	标准差	标准误差平均值	差值95%置信区间					
				下限	上限				
Abefore-Aafter	-15.56	9.76	3.25	-23.06	-8.05		-4.78	8	.001
Bbefore-Bafter	-17.33	11.21	3.74	-25.95	-8.71		-4.64	8	.002

根据表 5-2 的配对样本检验的结果，完成 A 和 B 两药配对的 t 检验。

A 药配对 t 检验的基本过程如下。

①建立假设，确定检验水准

$H_0 : \mu_d = 0$

$H_1 : \mu_d \neq 0$

$$\alpha = 0.05$$

②计算检验统计量

$$t = -4.78$$

③确定 P 值，作出结论

$P = 0.001$，接受 H_1，故认为 A 药有效。

B 药配对 t 检验的基本过程如下。

①建立假设，确定检验水准

$H_0 : \mu_d = 0$

$H_1 : \mu_d \neq 0$

$$\alpha = 0.05$$

②计算检验统计量

$$t = -4.64$$

③确定 P 值，作出结论

$P = 0.002$，接受 H_1，故认为 B 药有效。

（2）A、B 两药的疗效是否有差别？

A、B 两药的疗效是否有差别需要采用成组 t 检验。将表 5-1 中 A 和 B 药的差值整理成图 5-5 两样本 t 检验分析数据库。

调用菜单"分析"→"比较平均值"→"独立样本 T 检验"打开"独立样本 T 检验"对话框（图 5-6），在弹出的左侧对话中同时选中变量"d"选入"检验变量（T）"对话框，将变量"group"输入右边的"分组变量（G）"对话框中。点击"确定"按钮出现表 5-3 的独立样本 T 检验的结果。

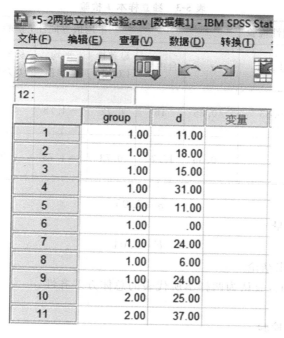

图 5-5　两样本 t 检验整理数据

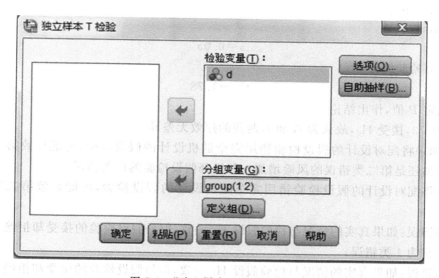

图 5-6　"独立样本 T 检验"对话框

根据表 5-3 的独立样本检验的结果,完成 A 和 B 两药是否有效的独立样本 t 检验。(成组 t 检验的基本过程如下。

首先进行方差齐性检验

①建立假设,确定检验水准

$H_0 : \sigma_1^2 = \sigma_2^2$

$H_1 : \sigma_1^2 \neq \sigma_2^2$

表 5-3 独立样本 T 检验

	莱文方差等同性检验		平均值等同性 t 检验					差值95%置信区间	
	F	显著性	t	自由度	显著性（双尾）	平均值差值	标准误差差值	下限	上限
假定等方差	0.04	0.85	-0.36	16	0.72	-1.78	4.96	-12.28	8.73
不假定等方差			-0.36	15.70	0.73	-1.78	4.96	-12.30	8.74

$$\alpha = 0.05$$

②计算检验统计量

$$F = 0.04$$

③确定 P 值，作出结论

$P = 0.85$，接受 H_0，故认为两样本所代表的总体方差齐性。

B:两独立样本 t 检验

①建立假设，确定检验水准

$H_0 : \mu_1 = \mu_2$

$H_1 : \mu_1 \neq \mu_2$

$$\alpha = 0.05$$

②计算检验统计量

$$t = -1.78$$

③确定 P 值，作出结论

$P = 0.73$，接受 H_0，故认为 A 和 B 两药的疗效无差异。

(3)如果将配对设计的假设检验错用完全随机设计的假设检验,可能导致第一类错误的风险增加还是第二类错误的风险增加？并解释假设检验的两类错误。

如果将配对设计的假设检验错用完全随机设计的假设检验,可能导致第二类错误的风险。

Ⅰ类错误:如果真实的情况与检验假设 H_0 一致,但是假设检验的接受却拒绝了 H_0,接受了 H_1,称为 1 类错误。

Ⅱ类错误:如果真实的情况与检验假设 H_1 一致,但是假设检验的接受却拒绝了 H_1,接受了 H_0,称为 Ⅱ类错误。

（王珍、李柯然）

实验六 方差分析

问题 6-1：为研究 A、B、C 三种不同的降压药物的治疗效果，某研究将 45 名患者随机分为三组，每组 15 人，分别采取 A、B、C 三种治疗措施进行治疗。治疗后收缩压降低的水平（mmHg）如表 6-1 所示。试问应用三种治疗措施后，患者血压降低的水平是否有差异？

表 6-1　A、B、C 三种药物的治疗措施　　　　　　　　　（单位：mmHg）

A	B	C
15.00	9.00	13.00
11.00	15.00	14.00
10.00	13.00	12.00
9.00	10.00	13.00
12.00	9.00	6.00
12.00	3.00	7.00
10.00	2.00	8.00
5.00	11.00	12.00
14.00	8.00	9.00
13.00	9.00	9.00
6.00	9.00	12.00
8.00	9.00	7.00
15.00	8.00	10.00
15.00	4.00	13.00
16.00	9.00	12.00

思路分析：

先将表 6-1 的原始数据整理成 SPSS 能够分析的形式（图 6-1），变量"group"中的数字"1"、"2"和"3"分别代表"A"、"B"和"C"三种治疗方案。

要比较三种不同治疗措施对血压水平的影响，需要比较三组的总体均数之间的差异是否具有统计学意义，可选用单因素方差分析。要进行单因素方差分析，则各组观察值需要满足独立性、正态性和方差齐性的要求。另外，单因素方差分析如果差异有统计学意义，并不意味着任意两组之间的均数差异都有统计学意义，需要进一步进行组间均数的多重比较。

本研究采用 A、B、C 三种不同的降压药物治疗三组不同的患者，故满足独立性的要求。

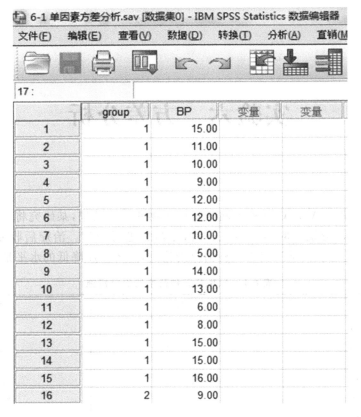

图 6-1　A、B、C 三种药物的治疗措施数据

正态性检验可采用 Shapiro-Wilk 检验。

SPSS 菜单操作："分析"→"描述统计"→"探索"，打开"探索"对话框（图 6-2），将左侧变

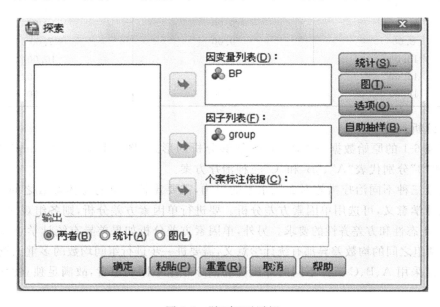

图 6-2　"探索"对话框

量列表框中的变量"BP"移入"因变量列表(D)"对话框中,变量"group"移入"因子列表(F)"对话框中。点击"探索"对话框右侧的"图(T)"按钮,进入"探索:图"对话框(图 6-3),勾选"含检验的正态图(O)"对话框,点击"继续(C)"按钮回到图 6-2"探索"对话框,点击"确定"按钮,得到 Shapiro-Wilk 检验结果(表 6-2)。根据表 6-2"夏皮洛-威尔克"的分析结果,可以看出三个组的正态显著性检验结果的 P 值都大于 $0.05(W_1 = 0.946, P_1 = 0.461; W_2 = 0.907, P_2 = 0.120; W_3 = 0.903, P_3 = 0.105)$。

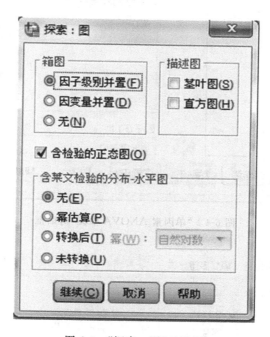

图 6-3　"探索:图"对话框

表 6-2　Shapiro-Wilk 正态性检验结果

group	柯尔莫戈洛夫-斯米诺夫[a]			夏皮洛-威尔克		
	统计	自由度	显著性	统计	自由度	显著性
1	.122	15	.200*	.946	15	.461
2	.238	15	.022	.907	15	.120
3	.255	15	.010	.903	15	.105

注:＊.这是真显著性的下限;a.里利氏显著性修正。

方差齐性检验可采用下列过程完成。

选择"分析"→"比较平均值"→"单因素 ANOVA 检验",打开"单因素 ANOVA 检验"对话框,将对话框左边的变量"BP"放入"因变量列表(E)"对话框,将变量"group"放入"因子(F)"对话框(图 6-4)。点击"事后比较(H)"按钮,打开"单因素 ANOVA 检验:事后多重比较"对话框(图 6-5),选择"S-N-K"复选框。"S-N-K"检验适用于实验后任意两组间均数的比较,各比较组样本量可以不相等。

点击"单因素 ANOVA 检验:事后多重比较"对话框(图 6-5)下面的"继续(C)"按钮,

回到图 6-4 所示的"单因素 ANOVA 检验"对话框。点击"选项(O)"按钮，进入图 6-6"单因素 ANOVA 检验：选项"对话框，然后点击"继续(C)"按钮，得到了相关的分析结果（表 6-3、表 6-4、表 6-5 和表 6-6）。

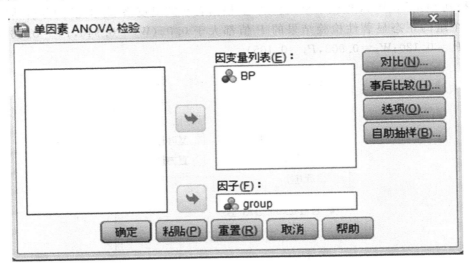

图 6-4 "单因素 ANOVA 检验"对话框

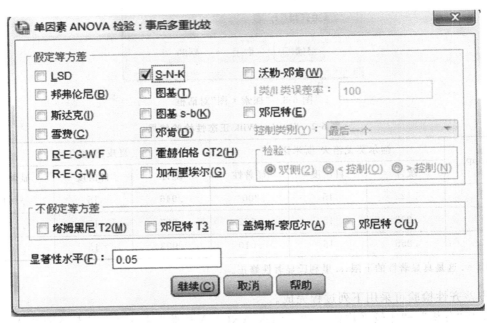

图 6-5 "单因素 ANOVA 检验：事后多重比较"对话框

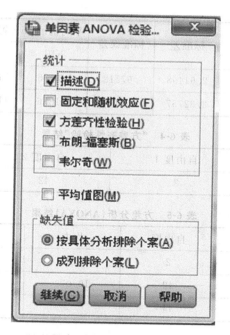

图 6-6　"单因素 ANOVA 检验：选项"对话框

表 6-3 为"描述性"结果表，描述了各比较组的一些基本信息。

表 6-4 为"方差齐性检验"结果表，结果提示：三个比较组的方差齐性（满足方差分析的第三个条件）（$F=0.289, P=0.750$）。

表 6-5 为方差分析（ANOVA）结果表，结果提示：三个比较组的总体均数在 $\alpha=0.05$ 的检验水准上不具有统计学的显著性（$F=3.183, P=0.052$）。但是需要注意的是，当 $P=0.052$，接近检验水准 $\alpha=0.05$，如果要得到更准确的结论，可考虑进一步增加样本量再进行分析。

表 6-6 为事后检验（S-N-K 多重比较）表。实际上，当表 6-5 为方差分析结果提示三个比较组的总体均数不具有统计学的显著性的时候，无须进一步进行事后检验（S-N-K 多重比较）。但同时也考虑到方差分析结果 $P=0.052$，接近检验水准 $\alpha=0.05$ 的具体情况，并且为了演示"事后检验（S-N-K 多重比较）"的结果，在此提供了事后检验（S-N-K 多重比较）的结果，表 6-6 的结果提示：第 2 组（B 药）和第 3 组（C 药）属于同一个子集，第 1 组（A 药）和第 3 组（C 药）属于同一个子集，第 1 组（A 药）和第 2 组（B 药）不属于同一个子集，说明第 2 组（B 药）和第 3 组（C 药）之间的总体均数不具有统计学显著性，第 1 组（A 药）和第 3 组（C 药）之间的总体均数不具有统计学显著性，而第 1 组（A 药）和第 2 组（B 药）之间的总体均数具有统计学显著性。

表 6-3　"描述性"结果

	个案数	平均值	标准差	标准误差	平均值的 95% 置信区间		最小值	最大值
					下限	上限		
1	15	11.4000	3.39748	.87723	9.5185	13.2815	5.00	16.00
2	15	8.5333	3.44065	.88837	6.6280	10.4387	2.00	15.00

续表

	个案数	平均值	标准差	标准误差	平均值的95％置信区间		最小值	最大值
					下限	上限		
3	15	10.4667	2.61498	.67518	9.0185	11.9148	6.00	14.00
总计	45	10.1333	3.32757	.49604	9.1336	11.1330	2.00	16.00

表 6-4 "方差齐性检验"结果

莱文统计	自由度 1	自由度 2	显著性
.289	2	42	.750

表 6-5 方差分析(ANOVA)结果

	平方和	自由度	均方	F	显著性
组间	64.133	2	32.067	3.183	.052
组内	423.067	42	10.073		
总计	487.200	44			

表 6-6 事后检验(S-N-K 多重比较)

group	个案数	Alpha 的子集＝0.05	
		1	2
2	15	8.5333	
3	15	10.4667	10.4667
1	15		11.4000
显著性		.103	.425

问题 6-2:某研究欲比较某种药物的 4 个水平对小白鼠肉瘤的抑制作用,将性别相同、体重相近的同一配伍组的 4 只小白鼠分别用 A、B、C、D 药物的 4 种水平抑癌,共 7 个配伍组,得瘤重如表 6-7 所示。请回答以下问题。

(1)比较配伍组之间的瘤重均数是否具有显著性差异?

(2)比较 A、B、C、D 药物的 4 种水平的抑癌作用有无差别?

表 6-7 4 种药物抑瘤效果(瘤重) (单位:g)

配伍组	A	B	C	D
1	0.78	0.50	0.34	0.20
2	0.80	0.44	0.32	0.30
3	0.56	0.39	0.50	0.24
4	0.72	0.56	0.28	0.12

续表

配伍组	A	B	C	D
5	0.66	0.60	0.39	0.24
6	0.60	0.45	0.44	0.33
7	0.42	0.46	0.31	0.31

思路分析：

该研究设计属于随机区组设计，故首先需要将资料整理成随机区组设计的方差分析的分析数据库（图 6-7）。

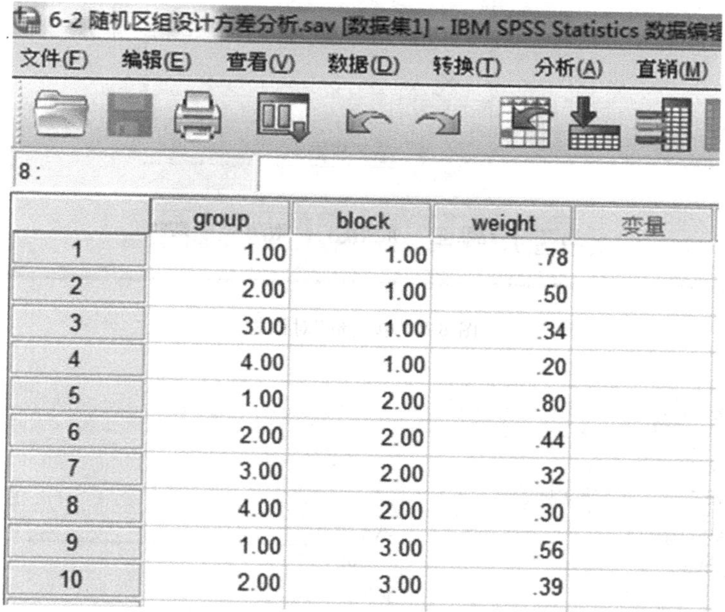

图 6-7　4 种药物抑瘤效果数据库

随机区组设计方差分析可通过"分析"→"一般线性模型"→"单变量"，打开"单变量"对话框（图 6-8），将左侧的变量"weight"移入"因变量(D)"对话框，将变量"group"移入"固定因子(F)"对话框，将变量"block"移入"随机因子(A)"对话框。

点击"单变量"对话框右侧的"模型(M)"按钮，打开如图 6-9 所示的"单变量：模型"对话框，点选"指定模型"下面的单选框选择"定制(C)"，"构建项类型(P)"下拉菜单中选择"主效应"，然后将左侧"因子与协变量(F)"中的变量"group"和"block"移入"模型"对话框中。在"单变量：模型"下面的"平方和(Q)"下拉菜单中选择"Ⅲ类"，勾选"在模型中包括截距(I)"，然后单击"继续(C)"按钮回到图 6-8 所示的"单变量"对话框。

图 6-8 所示的"单变量"对话框中点击"事后比较(H)"按钮，打开图 6-10 "单变量：实测平均值的事后多重比较"对话框，将左侧"因子(F)"中的"group"移入右侧"下列各项的事后检验(P)"对话框中。点击"假定等方差"下面复选框中的"S-N-K"，点击"继续(C)"回到图 6-8 所示的"单变量"对话框，点击下方的"确定"按钮。输出结果见表 6-7 和表 6-8。

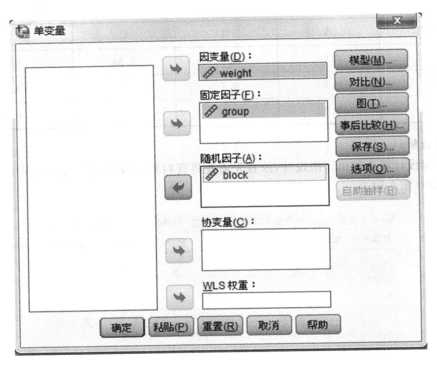

图 6-8 "单变量"对话框

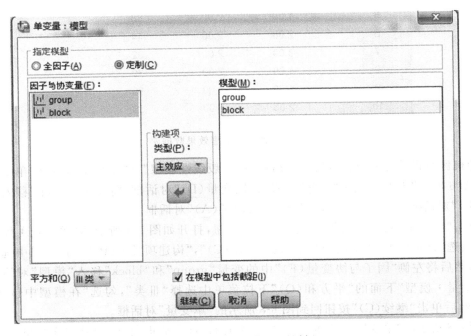

图 6-9 "单变量：模型"对话框

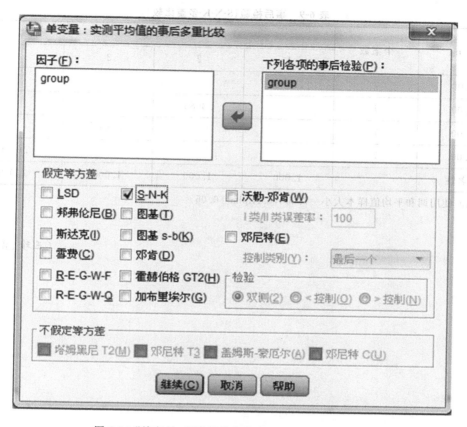

图 6-10 "单变量:实测平均值的事后多重比较"对话框

表 6-8 为"主体间效应检验"分析结果,结果提示:各区组 "block" 之间的均数不存在显著性差异($F=0.466$,$P=0.825$);药物各水平之间的均数之间存在显著性差异($F=1145.346$,$P<.0001$)。

表 6-9 为"事后检验(S-N-K 多重比较)"分析结果,结果提示:药物各水平分布在不同的子集,说明药物各水平之间的均数之间存在显著性差异。

表 6-8　主体间效应检验分析结果

		Ⅲ类平方和	自由度	均方	F	显著性
截距	假设	5.368	1	5.368	1145.346	.000
	误差	.028	6	.005[a]		
group	假设	.611	3	.204	20.250	.000
	误差	.181	18	.010[b]		
block	假设	.028	6	.005	.466	.825
	误差	.181	18	.010[b]		

表 6-9　事后检验(S-N-K 多重比较)

group	个案数	子集			
		1	2	3	4
4.00	7	.2486			
3.00	7		.3686		
2.00	7			.4857	
1.00	7				.6486
显著性		1.000	1.000	1.000	1.000

注:a.使用调和平均值样本大小=7.000,b. Alpha=0.05。

（王珍、孟祥勇）

实验七 卡方检验

问题 **7-1**：SPSS 统计软件菜单"分析"→"描述"→"交叉表"→"统计"对话框中有几个选项"卡方"、"Kappa"和"麦克尼马尔（M）"（图 7-1），请说明这几个选项的功能。

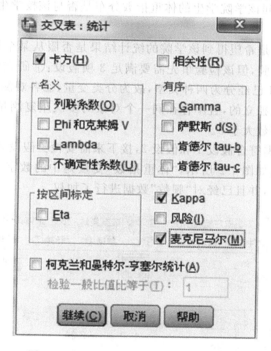

图 7-1 SPSS"交叉表：统计"中几个选项

思路分析：

SPSS 统计软件菜单"分析"→"描述"→"交叉表"→"统计"对话框中的这几个选项"卡方"、"Kappa"和"麦克尼马尔"分别对应皮尔逊卡方检验、Kappa 一致性检验和配对卡方（麦克尼马尔）检验。

皮尔逊卡方检验主要用于检验两个分类变量是否具有独立性，或者说用于检验两个变量之间是否有关联。对应的研究设计类型为完全随机化设计，比较的是同一对象的两种属性之间是否有关联。

麦克尼马尔检验，又称配对卡方检验，主要用于检验同一对象的同一种属性采用两种不同的操作或测量方法之间是否存在差别,其分析目的是研究两个变量数据结果的差异性是否有统计学意义,强调差异性。对应的研究设计类型为配对设计。

Kappa 一致性检验,是用于检验两个变量的测量结果是否一致,强调的是一致性。比如诊断试验研究关注的重点是"一致性",同一个体用两种仪器(方法/评价者)或前后两次时间进行观测,判断结果在误差允许范围内的一致性。

从研究目的上来说,一致性和差异性是不同的概念,与独立性也是不同的。

问题 7-2:某高校对某届新生进行了身高与体重的测量,并计算出身高体重指数(BMI) $\left(\frac{\text{kg}}{\text{m}^2}\right)$,根据中国肥胖指南将 BMI≤18 定义为消瘦,18<BMI≤24 定义为正常体重,24<BMI<29 定义为超重,BMI≥29 定义为肥胖。分析结果表明该校学生消瘦者占 10%,正常体重者占 50%,超重者占 25%,肥胖者占 15%。某学院随机抽查了该学院学生 100 人进行身高与体重的测量,统计结果表明:学生消瘦者为 8 人,正常体重者为 56 人,超重者为 30 人,肥胖者为 6 人。问该学院学生的体重指数分布是否与该校学生的分布一致?

思路分析:

该题研究者实质上是希望得到该学院的统计结果是否服从某个指定分布,这种情况考虑进行卡方拟合优度检验,但该检验事先需要满足 3 项假设:①研究变量为分类变量,如本研究中各位学生的 BMI 已经分为四种类型,故为分类变量;②各观测值相互独立,如本研究中各位学生的信息都是独立的,且不存在同一个对象的多次重复测量;③样本量足够大,任意一个单元格的理论频数大于 5。

经分析,本研究数据符合假设 1 和假设 2,接下来需要检验假设 3,并进行卡方拟合优度检验。资料已经整理为如图 7-2 所示,"体重指数"变量列中的数字 1~4 分别表示"消瘦""正常""超重"和"肥胖",并且已经对"频数"数据进行了加权。

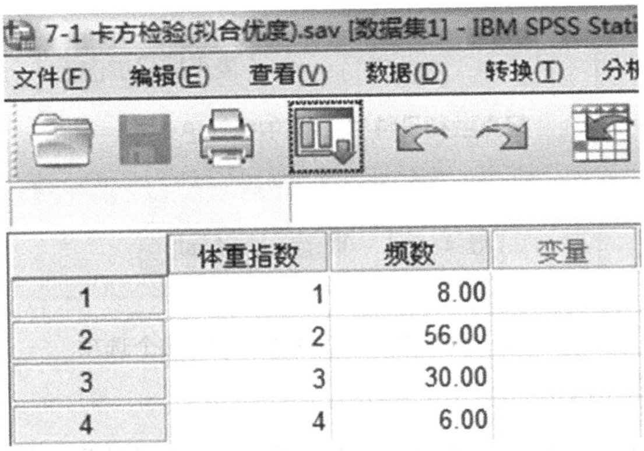

图 7-2　学生体重指数数据表

接下来需要进行拟合优度检验。一般来说,卡方拟合优度检验主要分为等比例(equal proportions)和自定义比例(unequal proportions)两种。等比例指的是研究者假设学生被分到任一体重指数类型的可能性相等。由于本题中的研究已经指定了总体人群体型分布的比例,属于自定义比例数据。

在具体分析时需要调用主页面点击"分析"→"非参数检验"→"旧对话框"→"卡方检

验"，将"体重指数"变量放入"检验变量列表"，并在下方的"期望值"对话框中将总体的"体重指数"各类型的人数所占的比例按照"体重指数"变量的顺序添加到"值（V）"列表中，然后点击"确定"按钮（图7-3）。得到如表7-1和表7-2所示的分析结果。

　　根据表7-1，该研究最小的期望个案数是10，大于5，满足假设3，具有足够的样本量。表7-2的标注部分也对该结果做出了提示。卡方拟合优度检验中，每一类别的残差值越小说明调查数据与指定分布的拟合程度越好，根据表7-1的数据"残差"列可以看出残差均不大，可能提示该学院学生的体型数据符合该校的总体分布比例。但是这种简单比较的数据结果易受到抽样误差的影响，可信性不高，还需要进行统计学检验。表7-2给出了统计分析的结果，结果提示：卡方值＝7.520，渐近显著性（P）＝0.057，提示该学院学生的体型数据符合该校的总体分布比例。

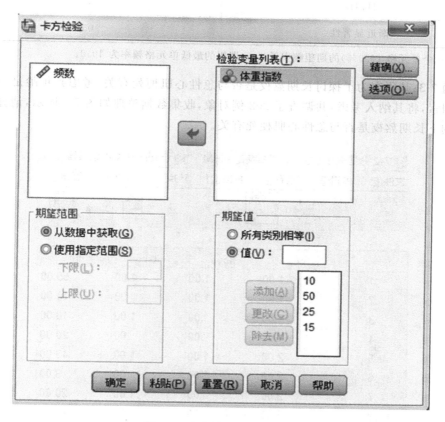

图 7-3　卡方检验分析对话框

表 7-1　体重指数分析结果

体重指数分类	实测个案数	期望个案数	残差
1	8	10.0	−2.0
2	56	50.0	6.0
3	30	25.0	5.0

续表

体重指数分类	实测个案数	期望个案数	残差
4	6	15.0	-9.0
总计	100		

表 7-2　检验统计

	体重指数
卡方	7.520[a]
自由度	3
渐近显著性	.057

注:a.0 个单元格（0.0%）的期望频率低于 5,期望的最低单元格频率为 10.0。

问题 7-3:某研究为了探讨长期熬夜是否与急性心肌梗死有关,考虑到年龄是一个可能的混杂因素,将其纳入考虑,共调查了 202 例对象,收集数据整理如图 7-4 所示,请分析在年龄的影响下长期熬夜是否与急性心肌梗死有关。

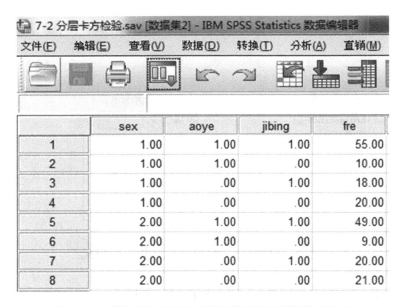

图 7-4　长期熬夜与急性心肌梗死关系研究原始数据整理

思路分析:

该研究要分析长期熬夜是否与急性心肌梗死有关,因为都是分类资料,考虑采用卡方检验,但是还需要考虑一个可能的混杂因子（分类变量）的影响,考虑采用分层（Cochran-Mantel-Haenszel,CMH）卡方检验。

调用主页面点击"分析"→"描述统计"→"交叉表",打开相关的对话框并进行相关的设置（图 7-5 和图 7-6）。

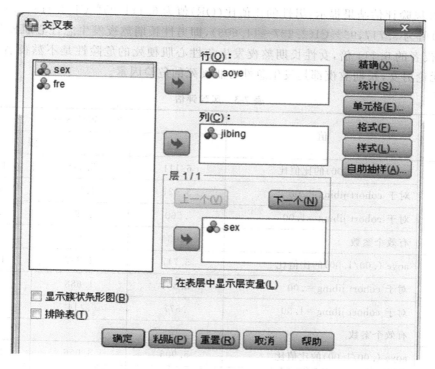

图 7-5　分层卡方检验"交叉表"对话框设置(1)

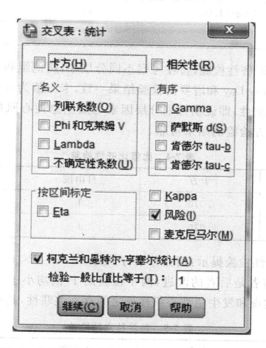

图 7-6　分层卡方检验"交叉表：统计"对话框设置(2)

表 7-3 风险评估结果提示:男性的比值比(OR)值为 6.111,95％CI(2.418～15.444),女性的(OR)值为 5.717,95％CI(2.237～14.608),即男性长期熬夜发生急性心肌梗死的危险性是不熬夜者的 6.111 倍,女性长期熬夜发生急性心肌梗死的危险性是不熬夜者的 5.717 倍,提示无论男女,长期熬夜都是发生急性心肌梗死的危险因素。

表 7-3　风险评估

sex	值	95％置信区间		
		下限	上限	
1.00	aoye (.00/1.00)的比值比	6.111	2.418	15.444
	对于 cohort jibing＝.00	3.421	1.795	6.520
	对于 cohort jibing＝1.00	.560	.394	.795
	有效个案数	103		
2.00	aoye (.00/1.00)的比值比	5.717	2.237	14.608
	对于 cohort jibing＝.00	3.301	1.688	6.455
	对于 cohort jibing＝1.00	.577	.414	.805
	有效个案数	99		
总计	aoye (.00/1.00)的比值比	5.906	3.056	11.412
	对于 cohort jibing＝.00	3.360	2.111	5.348
	对于 cohort jibing＝1.00	.569	.447	.724
	有效个案数	202		

表 7-4 的比值比(OR)齐性检验,旨在考察不同分层中,病例组和对照组的疾病发生情况是否一致。本例中 Breslow-Day 和塔罗内检验结果一致,卡方值为 0.010,$P = 0.921 > 0.05$,说明分层 OR 值具有同质性,即说明性别分层因素与发生急性心肌梗死之间不存在交互作用,采用分层(CMH)卡方检验的结果可靠。

表 7-4　比值比齐性检验

	卡方	自由度	渐进显著性(双侧)
Breslow-Day	.010	1	.921
塔罗内	.010	1	.921

表 7-5 的条件独立性检验提示:柯克兰卡方值为 30.581,$P < 0.01$,曼特尔-亨赛尔卡方值 28.573,$P < 0.01$,前者是后者的改进,两个检验的 P 值均小于 0.05,提示在去除(或调整)性别混杂后,长期熬夜和发生急性心肌梗死之间存在关联性,具有统计学意义。

表 7-5　条件独立性检验

	卡方	自由度	渐进显著性(双侧)
柯克兰	30.581	1	.000

续表

	卡方	自由度	渐进显著性（双侧）
曼特尔-亨塞尔	28.573	1	.000

在条件独立性假定下,仅当层数固定,而曼特尔-亨塞尔统计始终渐近分布为"1"自由度卡方分布时,柯克兰统计才渐近分布为"1"自由度卡方分布。请注意,当实测值与期望值之差的总和为 0 时,曼特尔-亨塞尔统计将不会进行连续性修正。

表 7-5 的条件独立性检验提示长期熬夜和发生急性心肌梗死之间存在关联性,关联程度究竟有多强,是保护性因素还是危险因素,则需要看表 7-6 的曼特尔-亨塞尔一般比值比估算,即公共优势比 OR 值,该研究的公共优势比 OR 值为 5.910,$P < 0.001$,有统计学意义,即在去除性别混杂后,长期熬夜是发生急性心肌梗死的危险因素,OR$= 5.910,95\%$CI $(3.056 \sim 11.430)$,$P < 0.001$。

表 7-6　曼特尔-亨塞尔一般比值比估算

估算			5.910
ln(估算值)			1.777
ln(Estimate)的标准化误差			.337
渐进显著性（双侧）			.000
渐近 95% 置信区间	一般比值比	下限	3.056
		上限	11.430
	ln(一般比值比)	下限	1.117
		上限	2.436

曼特尔-亨塞尔一般比值比估算在假定一般比值比为 1.000 的前提下进行渐近正态分布。自然对数估算也是如此。

问题 7-4:某研究采用三种不同的治疗方案治疗某种疾病,观察结果如表 7-7 所示,问三种不同的治疗方法的有效率是否存在差异?

表 7-7　三种不同的治疗方案治疗某种疾病疗效比较

组别	例数	有效	无效	有效率（%）
方法 1	280	220	60	78.58
方法 2	90	45	45	50.00
方法 3	120	75	45	62.50
合计	490	340	150	69.39

思路分析:

本研究主要是比较三个样本率是否有差别,其实质是比较三个样本率所代表的总体率之间是否存在差异。将题目中的数据整理到 SPSS 软件中,如图 7-7 所示,其中"group"变量中的"1""2"和"3"分别代表治疗方法"1""2"和"3","outcome"变量中的"1"和"2"分别代表治疗“有效”和“无效”，“fre”为“频数”。

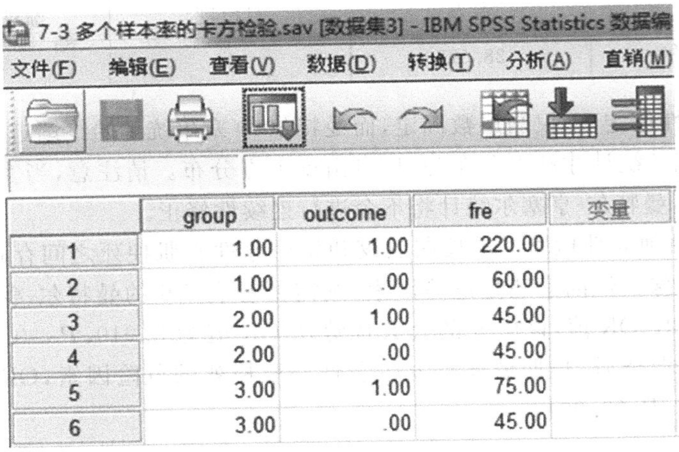

	group	outcome	fre	变量
1	1.00	1.00	220.00	
2	1.00	.00	60.00	
3	2.00	1.00	45.00	
4	2.00	.00	45.00	
5	3.00	1.00	75.00	
6	3.00	.00	45.00	

图 7-7　多个样本率的比较数据整理

调用主页面点击“分析”→“描述统计”→“交叉表”进行分析结果如表 7-8 所示，结果提示：每个单元格的理论频数(期望计数)都大于 5，即可以直接采用“皮尔逊卡方”检验的结果($\chi^2=29.724, P<0.001$)，说明三个样本率所代表的总体率之间至少有两个率之间存在差异。接下来需要进行三个组间的两两比较。

表 7-8　卡方检验

	值	自由度	渐进显著性(双侧)
皮尔逊卡方	29.724[a]	2	.000
似然比	29.137	2	.000
线性关联	15.599	1	.000
有效个案数	490		

注：a. 0 个单元格 (0.0%)的期望计数小于 5，最小期望计数为 30.34。

有多种方法可以用于三个组间的两两比较，比如 χ^2 分割法，Scheffé 可信区间法和 Bonferroni 法，这些方法都能保证假设检验中 I 类错误的概率 α 不变。这里采用相对比较简单的 Bonferroni 法进行操作。Bonferroni 法的基本思想是根据重复检验的次数重新规定检验水准 a'，该方法是一种比较保守的方法，比较的组数不宜过多，实际应用中通常有两种情况：一种情况是多个实验组的两两比较，另一种情况是实验组与同一对照组的两两比较。这两种情况计算 a' 所采用的公式不同。第一种情况检验水准 a' 的计算公式：$a'=\frac{a}{C_k^2}$，式中 $C_k^2=\frac{k(k-1)}{2}$，k 为需要比较的组数。第二种情况检验水准 a' 的计算公式：$a'=\frac{a}{k-1}$。

下面通过 SPSS 自动完成卡方分割的两两比较检验。主要的操作对话框如图 7-8 和图 7-9 所示，图 7-8 调用菜单“分析”→“描述统计”→“交叉表”，需要注意的是与上述三个率整体性卡方检验设置不同，在图 7-8 中，需要将“行(O)”下面的对话框选入“outcome”变量(代表治疗结局),"列(C)"下面的对话框选入"group"变量(代表治疗方法),即与三个率整体性卡方检验设置相反。

另外,在图7-9"交叉表:单元格显示"对话框中,务必要勾选的是"Z检验"下面的两个复选框"比较列比例(P)"以及"调整p值(邦弗伦尼法)(B)"。

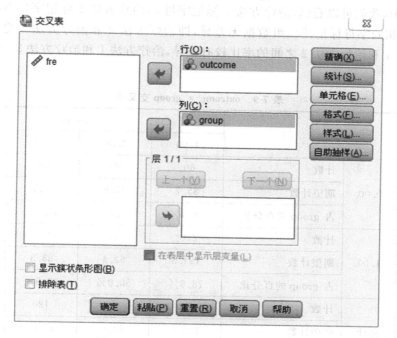

图 7-8 卡方检验"交叉表"对话框设置

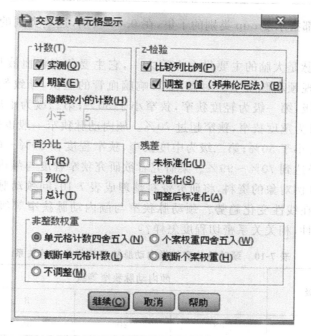

图 7-9 卡方检验"交叉表:单元格"对话框设置

表 7-9 为两两对比结果表。在表 7-9 中可以看到,有几个单元格计数下标有字母标记,比如 a 和 b。SPSS 以字母标记法完成两两比较的显著性检验,标记的字母相同则表示对应的两组数据无差异,字母不同则表示基于校正后的 P 值对应的两组数据比较有差异,有统计学意义。

在本例中,我们可以看到,治疗方法 1 标记字母 a,治疗方法 2 标记字母 b,治疗方法 3 标记字母 b,相同字母标记的二组数据无差异,即治疗方法 2 和治疗方法 3 之间的率无差异,治疗方法 1 和治疗方法 2 之间的率比较有差异,治疗方法 1 和治疗方法 3 之间的率比较有差异。

表 7-9   outcome * group 交叉值

| | | | group | | | |
			1.00	2.00	3.00	总计
outcome	0.00	计数	60_a	45_b	45_b	150
		期望计数	85.7	27.6	36.7	150.0
		占 group 的百分比	21.4%	50.0%	37.5%	30.6%
	1.00	计数	220_a	45_b	75_b	340
		期望计数	194.3	62.4	83.3	340.0
		占 group 的百分比	78.6%	50.0%	62.5%	69.4%
	总计	计数	280	90	120	490
		期望计数	280.0	90.0	120.0	490.0
		占 group 的百分比	100.0%	100.0%	100.0%	100.0%

每个下标字母都指示 group 类别的子集,在 0.05 级别,这些类别的列比例相互之间无显著差异。

问题 7-5:颈动脉是大脑的主要供血血管之一,它主要负责将血液从心脏输送到头部、面部和颈部。当出现颈动脉狭窄的时候,会影响脑血管的血供,导致颅内动脉狭窄。颈动脉狭窄一般分为三级:第一级为轻度狭窄,狭窄小于 50%;第二级为中度狭窄,狭窄程度在 50%~70%;第三级为重度狭窄,狭窄超过 70%。颅内动脉狭窄一般也分为三级:第一级为轻度狭窄,狭窄程度小于 50%;第二级为中度狭窄,狭窄程度在 50%~69%;第三级为重度狭窄,狭窄程度已经达到 70%~99%。某研究者欲研究狭窄程度与颅内动脉狭窄等级之间的关系,分析了 503 例对象的资料,将研究资料整理成表 7-10,问颈动脉狭窄与颅内动脉狭窄等级之间是否存在线性变化趋势? 颈动脉狭窄与颅内动脉狭窄等级之间是否存在相关性? 如果存在相关性,相关关系密切程度怎样?

表 7-10   颈动脉狭窄与颅内动脉狭窄等级之间的关系

| 颈动脉狭窄等级 | 颅内动脉狭窄等级 | | | 合计 |
	1	2	3	
1	88	20	35	143

续表

颈动脉狭窄等级	颅内动脉狭窄等级			合计
	1	2	3	
2	90	68	45	203
3	28	75	54	157
合计	206	163	134	503

思路分析：

分组变量和结局变量均为有序多分类资料时，我们常常想考察分组变量和结局变量是否存在着直线关系，可用 MHC 检验；当分组变量为有序多分类资料、结局变量为二分类时，如果我们只是想考察不同分组变量的结局变量是否相同，采用简单的卡方检验就可以了；但如果想考察随着分组变量的变化，结局变量发生率是否在增加或减少，则需要使用 MHC 检验或者 Cochran-Armitage 趋势检验。

针对本研究提出的问题，分组变量与结局变量均为有序多分类资料，资料整理如图 7-10 所示。考察是否存在线性相关，采用 MHC 检验。调用主页面点击"分析"→"描述统计"→"交叉表"→"统计"，打开"交叉表：统计"对话框并进行相关的设置（图 7-11）。由于需要进行相关性分析，在对话框中选中"卡方（H）"、等级相关系数"肯德尔 tau-b"。

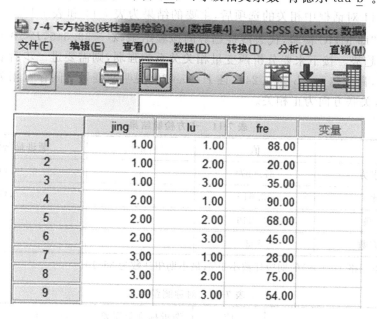

图 7-10　颈动脉狭窄与颅内动脉狭窄资料整理

关于相关系数的选项，这里进行一下总结：皮尔逊相关（积差相关）系数，也就是图 7-11中的"相关性（R）"选项，适用于连续型资料，当数据不满足正态分布或者是等级资料的时候，可用 Spearman 相关（秩相关）系数。图 7-11 中"有序"下面的几个复选框都是用于分析这类变量之间的相关性的。肯德尔相关可以更好地处理数据打结的情况（秩次相等的较多），"肯德尔 tau-c"是对"肯德尔 tau-b"的校正。Gamma 相关系数跟肯德尔相关系数计算类似。

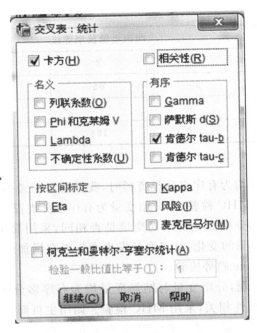

图 7-11 "交叉表：统计"对话框

勾选图 7-11 对话框中相关的选项后，主要的结果为表 7-11 和表 7-12。表 7-11 结果提示："线性关联"即 MHC 检验，代表线性趋势的检验结果，$\chi^2=33.346$，$P<0.001$，说明两变量呈直线变化趋势。接下来要分析两变量相关关系的强弱，则需要进一步看表 7-12 相关系数的分析结果，肯德尔 tau-b 为 0.247，且 $P=0.039$，说明两变量之间存在相关性，且关联性强度为 0.247，关联方向为正相关。

表 7-11 卡方检验结果

	值	自由度	渐进显著性（双侧）
皮尔逊卡方	67.657[a]	4	.000
似然比	73.619	4	.000
线性关联	33.346	1	.000
有效个案数	503		

注：a.0 个单元格（0.0%）的期望计数小于 5；最小期望计数为 38.10。

表 7-12 对称测量结果

		值	渐近标准化误差[a]	近似 T[b]	渐进显著性
有序到有序	肯德尔 tau-b	.247	.039	6.350	.000
有效个案数		503			

注：a.未假定原假设；b.在假定原假设的情况下使用渐近标准误差。

（王珍、钱莉）

实验八　简单线性回归分析

问题 8-1：某研究拟分析高校大二女生体测总成绩（因变量）与肺活量（自变量）之间是否存在关系，以及能否通过肺活量对体测总成绩进行预测，研究者随机选择了 250 名女生进行了身高、体重、肺活量、50 米、坐位体前屈、引体向上、女生 800 米和男生 1000 米项目的测试，部分数据如图 8-1 所示。

	lung	total	lung1	total1	lung2	total2
1	1651.00	55.00	1651.00	55.00	1651.00	55.00
2	1812.00	50.00	1812.00	50.00	1812.00	50.00
3	1838.00	62.00	1838.00	62.00	1838.00	62.00
4	1900.00	60.00	1900.00	60.00	1900.00	60.00
5	1983.00	63.00	1983.00	63.00	1983.00	63.00
6	2118.00	63.00	2118.00	63.00	2118.00	63.00
7	2123.00	68.00	2123.00	68.00	2123.00	68.00
8	2140.00	64.00	2140.00	64.00	2140.00	64.00
9	2172.00	63.00	2172.00	63.00	2172.00	63.00
10	2188.00	64.00	2188.00	64.00	2188.00	64.00
11	2195.00	66.00	2195.00	66.00	2195.00	66.00
12	2197.00	60.00	2197.00	60.00	2197.00	60.00
13	2204.00	66.00	2204.00	66.00	2204.00	66.00
14	2207.00	72.00	2207.00	72.00	2207.00	72.00
15	2212.00	65.00	2212.00	65.00	2212.00	65.00

图 8-1　某高校大二女生体测总成绩与肺活量关系的部分数据

思路分析：

（1）研究假设

研究者要分析两个变量之间是否存在线性关系，需要考虑满足以下 7 个假设：①因变量和自变量都是连续变量；②因变量和自变量是否满足双变量正态分布；③因变量和自变量之间存在单调增或单调减的线性关系；④各观测值之间相互独立，即残差之间不存在自相关；⑤因变量没有显著异常值；⑥残差满足方差齐性；⑦残差近似服从正态分布。

假设 1 和假设 2 与研究设计有关，本研究数据符合假设 1 和假设 2，无须专门检验。以下主要是检验假设 3 至假设 7 是否满足条件。

（2）基本步骤

①检验假设2：因变量和自变量是否满足双变量正态分布

两变量是否满足双变量正态分布可通过"分析"→"描述统计"→"P-P图"实现。将"P-P图"界面（图8-2）左对话框的两个变量"lung"和"total"选入"变量（V）"对话框，点击"确定"得到图8-3和图8-4两变量的P-P图。

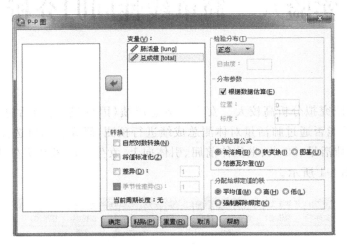

图8-2　P-P图对话框

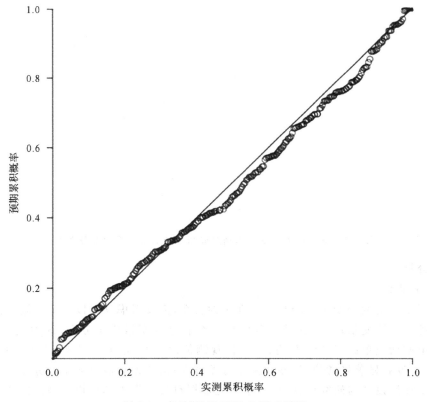

图8-3　变量"肺活量"P-P图对话框

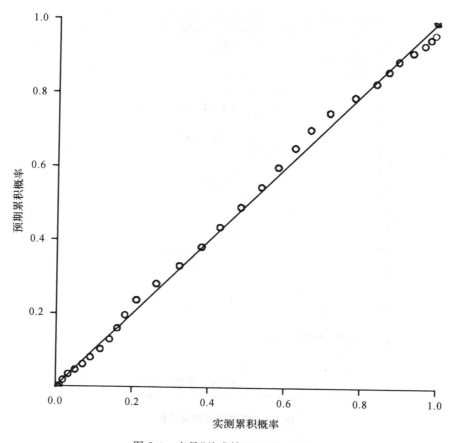

图 8-4 变量"总成绩"P-P 图对话框

②检验假设 3：因变量和自变量是否存在单调增或单调减的线性关系

要分析因变量和自变量是否存在线性关系，需要作两个变量间的散点图，如果散点图大致呈一条直线，说明两者之间存在线性关系。

两变量之间的散点图可通过"图形"→"散点图/点图"→"简单散点图"实现。点击"简单散点图"下方的"定义"按钮，打开"简单散点图"对话框（图 8-5），将对话框左侧的"总成绩"变量放入右侧的"Y 轴"下面的文本框，将"肺活量"变量放入右侧的"X 轴"下面的文本框，点击对话框最下面的"确定"对话框，得到如图 8-6 所示的"肺活量"和"总成绩"的简单散点图。根据图 8-6 所示，"肺活量"和"总成绩"的绝大多数点呈现"梭形"分布，近似单调增的线性关系。但是从图 8-6 的散点图也看到存在一些异常值，对异常值的探讨将在假设 5 讨论。

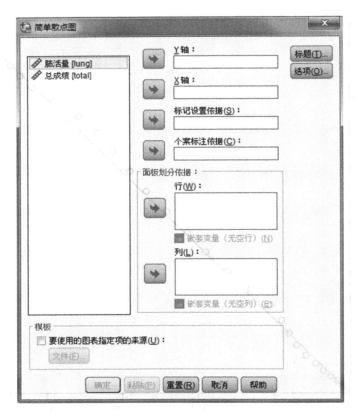

图 8-5　简单散点图对话框

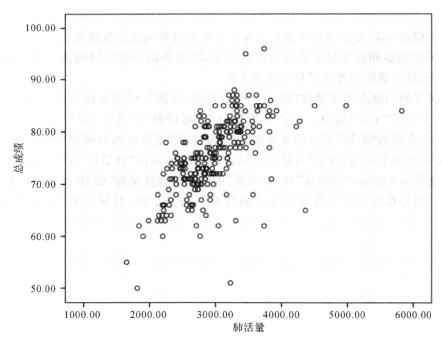

图 8-6　"肺活量"和"总成绩"的简单散点图

　　需要强调的是,如果两个变量之间的关系没有线性关系或者呈现曲线关系,则一般有两种考量,一种是将变量进行变量变换,另一种就是直接按照曲线方程拟合。

　　接下来对假设4—7的检验需要运行 SPSS 进行简单线性回归,通过一些中间结果进行检验。

　　在主界面点击"分析"→"回归"→"线性",打开如图 8-7 的"线性回归"对话框。将对话框左侧的"总成绩"变量放入右侧的"因变量(D)"下面的文本框,将"肺活量"变量放入"自变量(I)"下面的文本框,点击"统计(S)"按钮,进入如图 8-8 所示的"线性回归:统计"对话

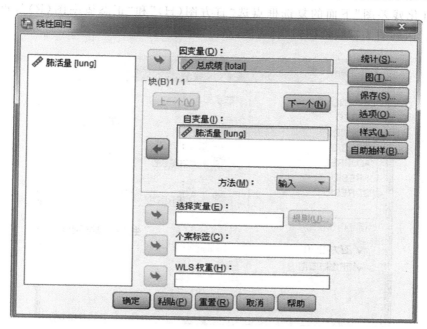

图 8-7　"线性回归"对话框

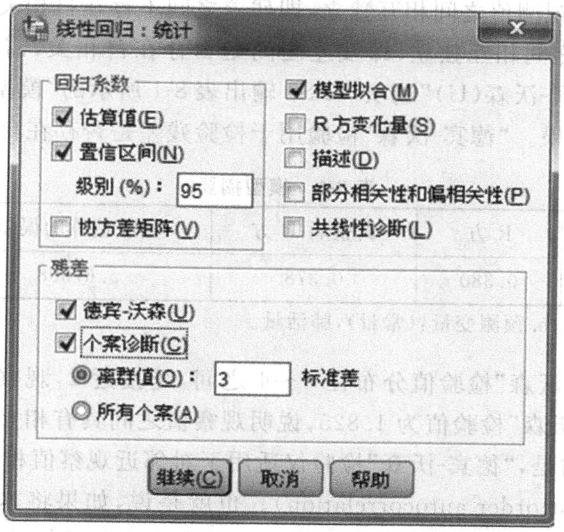

图 8-8　"线性回归:统计"对话框

框,在"回归系数"子对话框中点选"估算值(E)"和"置信区间(N)",并在"级别(%)"文本框中填入95,即计算相关参数的95%置信区间。在"残差"子对话框中点选"德宾-沃森(U)"和"个案诊断(C)"复选框,并在下面的"离群值(O)"单选按钮右侧的文本框中填入"3",表示将3个标准差之外的点判定为离群值,然后点击"继续(C)"回到主界面。

点击图8-7"线性回归"对话框最右侧的"图(I)"按钮,进入图8-9所示的"线性回归:图"对话框,将左侧的"＊ZRESID"和"＊ZPRED"分别填入右侧的"Y:"和"X:"下面的文本框,在"标准化残差图"下面的复选框点选"直方图(H)"和"正态概率图(R)",点击"继续(C)"按钮。回到图8-7"线性回归"对话框,点击"确定"按钮。

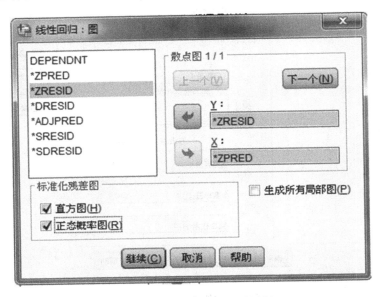

图8-9 "线性回归:图"对话框

③检验假设4:各观测值之间相互独立,即残差之间不存在自相关

要检验各观测值之间相互独立,即残差之间是否存在自相关,需要选择图8-8"线性回归:统计"对话框"德宾-沃森(U)"选项,SPSS输出表8-1所示的"模型摘要",其中可以看到"德宾-沃森"检验的结果。"德宾-沃森"检验用于检验残差是否存在自相关。

表8-1 模型摘要[a]

模型	R	R方	调整后R方	标准估算的误差	德宾-沃森
1	0.617[b]	0.380	0.378	5.67698	1.825

注:a.因变量:总成绩;b.预测变量:(常量),肺活量。

一般而言,"德宾-沃森"检验值分布在0~4之间,越接近2,观察值相互独立的可能性越大。本研究"德宾-沃森"检验值为1.825,说明观察值之间具有相互独立性,满足假设4。

但是,需要注意的是,"德宾-沃森"检验仅适用于对邻近观察值相关性的检验,即通常所说的"一级自相关"(1st-order autocorrelation)。也就是说,如果将本来具有自相关的邻近的两个对象的观察值顺序打乱,"德宾-沃森"检验就检验不出了。另外,观察值是否具有相关性也与研究设计有关,如果研究者确信研究对象间的观察值不会相互影响,也可以不进行"德宾-沃森"检验,直接判定研究满足假设4。

④检验假设5:因变量没有显著异常值

在简单线性回归分析中,异常值指的是观测值与预测值相差较大的数据。这些数据不仅对回归模型方程的建立产生影响,还对残差的变异度和预测值的准确性产生较大影响,因此,需要对异常值问题给予高度的重视。

根据图8-6"肺活量"和"总成绩"的简单散点图可以看出存在几个影响点,具体如图8-10所示。但是,是否存在显著异常值,由于纵坐标和横坐标比例的影响,散点图的结果可能不太可靠,需要通过图8-8"线性回归:统计"对话框"个案诊断(C)"选项,SPSS输出如表8-2所示的"个案诊断"检验的结果。

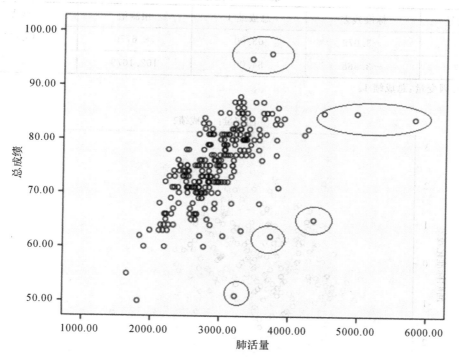

图8-10　潜在异常点

表 8-2　个案诊断[a]

个案号	标准残差	总成绩	预测值	残差
185	−4.653	51.00	77.4155	−26.41548
234	−3.483	62.00	81.7719	−19.77195
247	−3.888	65.00	87.0710	−22.07104

注:a.因变量:总成绩。

根据表8-2所示的"个案诊断"检验结果,本研究的第185例、第234例和第247例数据属于潜在异常值,标准化残差分别为−4.653,−3.483和−3.888。根据这些提示,本研究在最终数据分析时考虑直接剔除这3个数据,并重新进行检验和数据分析。

⑤检验假设 6:残差的方差齐性

将上述的 3 个异常值剔除后,重复前面假设检验 2 至假设检验 5 的操作,进一步发现,剔除上述 3 个数据后,得到如表 8-3 所示的"个案诊断"检验结果,又有 2 个数据,即第 195 例和第 247 例数据属于潜在异常值。继续剔除这 2 个异常值后,重复进行检验假设 2 至假设 5 的步骤,得到如图 8-11 所示的"标准化预测值"与"标准化残差值"的散点图。如果方差齐性,不同预测值对应的残差大致相同,图中的各点均匀分布,无特殊的分布形状,比如漏斗型分布或者扇形分布,虽然图形分布的中间部分相对集中,但是不是十分严重,即可认为残差满足方差齐性。

表 8-3　个案诊断ᵃ

个案号	标准残差	总成绩 1	预测值	残差
195	−3.079	63.00	78.6770	−15.67703
247	−3.568	84.00	102.1679	−18.16786

注:a.因变量:总成绩 1。

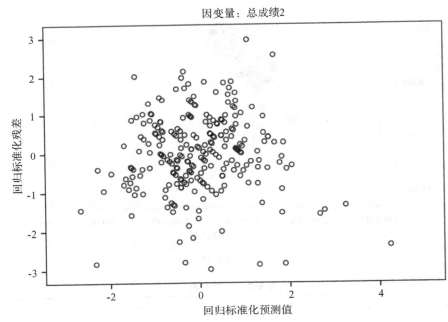

图 8-11　"标准化预测值"与"标准化残差值"的散点图

需要注意的是,如果结果不满足方差齐性的要求,可以通过一些统计手段进行矫正,比如可以采用变量变换、加权最小二乘法回归方程以及其他更加稳健的方法进行处理。

⑥检验假设 7:残差近似服从正态分布检验

图 8-12 是 SPSS 输出的标准化残差的直方图,如图所示,标准化残差接近正态分布,但是同样存在横坐标和纵坐标纵横比的影响,直方图的结果可能不准确,需要进一步绘制残差的 P-P 图进行检验。

图 8-13 是 SPSS 输出的标准化残差的 P-P 图。如图所示,P-P 图各点离对角线越近,提

因变量：总成绩2

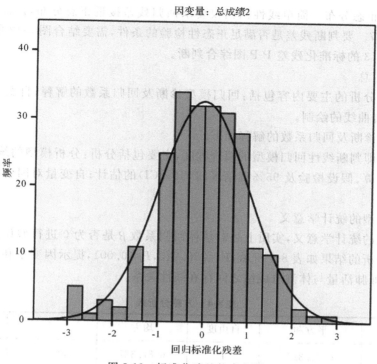

图 8-12 标准化残差的直方图

因变量：总成绩2

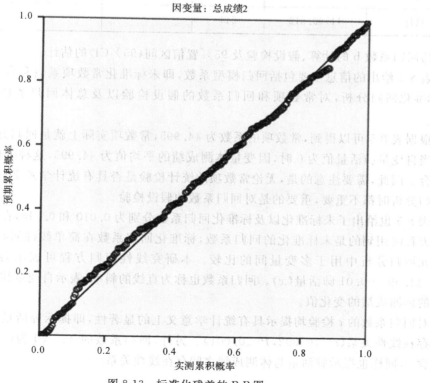

图 8-13 标准化残差的 P-P 图

示数据越接近正态分布。简单线性回归仅要求回归残差接近正态分布,因此,本研究数据满足检验假设 7。要判断残差是否满足正态性检验的条件,需要结合图 8-12 的标准化残差直方图和图 8-13 的标准化残差 P-P 图综合判断。

（3）结果汇总

结果部分分析的主要内容包括:回归模型诊断及回归系数的解释;自变量对因变量的预测能力;拟合曲线的绘制。

回归模型诊断及回归系数的解释如下。

模型诊断即判断线性回归模型的拟合程度,主要包括分析:分析模型的统计学意义;回归系数 b 的计算、假设检验及 95% 置信区间（95%CI）的估计;自变量对因变量总变异的解释程度。

①分析模型的统计学意义

分析模型的统计学意义,实质上是对总体回归系数 β 是否为 0 进行假设检验,SPSS 给出的是方差分析的结果如表 8-4 所示,$F=256.945$,$P<0.001$,提示因变量和自变量之间存在线性关系,即肺活量与体测总成绩之间存在线性关系。

表 8-4　方差分析表

变异来源	平方和	自由度	均方	F	显著性
回归	6087.327	1	6087.327	258.945	<0.001
残差	5712.485	243	23.508		
总计	11799.812	244			

②回归系数 b 的计算、假设检验及 95% 置信区间（95%CI）的估计

表 8-5 给出的信息主要包括回归模型系数,即未标准化常数项系数和自变量肺活量系数,标准化回归分析,对常数项和回归系数的假设检验以及总体回归系数的 95%CI 的估计。

根据表 8-5 可以得到,常数项的系数为 44.995,常数项实际上就是回归方程的截距,指的是当自变量肺活量值为 0 时,因变量体测成绩的平均值为 44.995,这种分析方法与实际不符合。因此,需要注意的是,无论常数项的统计检验是否具有统计学意义,在进行简单线性回归分析时都不重要,重要的是对回归系数的假设检验。

表 8-5 也给出了未标准化以及标准化回归系数分别为 0.010 和 0.718,在构建简单线性回归方程时用到的是未标准化的回归系数,标准化回归系数在简单线性回归中意义不大,在多元回归分析中用于多变量间的比较。本研究线性回归方程可表示为:体测总成绩 $(\hat{y})=44.995+0.01$ 肺活量 (x)。回归系数也称为直线的斜率,表示自变量肺活量改变一个单位的体测成绩的变化值。

对回归系数的 t 检验均提示具有统计学意义上的显著性,即提示肺活量与体测总成绩之间存在线性关系（$t=16.092$,$P<0.001$）。另外,回归系数的 95%CI 为（0.009,0.012）,不包含 0,同样也提示肺活量与体测成绩之间存在线性关系。

表 8-5　回归系数 b 的计算、假设检验及 95%CI 的估计

模型	未标准化系数		标准化系数	t	显著性	B 的 95.0% 置信区间	
	B	标准误差	Beta			下限	上限
常数项	44.995	1.912		23.537	<0.001	41.229	48.761
肺活量	0.010	0.001	0.718	16.092	<0.001	0.009	0.012

实际上,表 8-4 提供方差分析的假设检验的结果与表 8-5 提供的对回归系数 b 的计算、假设检验的结果是一致的,都是对总体回归系数 β 是否为 0 进行假设检验,两者是等价的,即 $t^2 = F$。

③ 自变量对因变量总变异的解释程度

表 8-6 给出了模型的摘要,其中 R 为相关系数,回答的是自变量和因变量之间的相关性,提示肺活量和体测成绩之间存在中等强度的相关性,但是简单相关回归分析并不关注 R 值的大小。R^2 又称决定系数,代表的是回归模型中自变量对因变量的解释程度,本研究中,R^2 为 0.516,提示自变量肺活量可以解释 51.6% 的因变量体测总成绩的变异。但是,R^2 会夸大自变量对因变量的变异的解释程度,随着模型中自变量的增加,即使该自变量在模型中并不显著,R^2 也会增大。

表 8-6　模型摘要

R	R^2	调整后 R^2	标准估算的误差	德宾-沃森
0.718	0.516	0.514	4.84852	1.676

自变量对因变量的预测能力如下。

简单线性回归的一个主要作用就是根据上述建立的回归方程通过自变量对因变量进行预测。回归方程表示为:体测总成绩($\hat{y}$)=44.995+0.01 肺活量(x)。比如某研究对象的肺活量值为 3000,代入回归方程得到预测的体测成绩=44.995+0.01×3000=74.995。该预测值具有两层含义:第一层含义是如果研究调查了目标人群中所有肺活量为 3000 的人,其平均体测成绩为 74.995;第二层含义是如果某位接受调查者其肺活量为 3000,则体测成绩 74.995 为其肺活量的最佳估计值。

SPSS 可以用于估计特定肺活量水平的 95%CI,以肺活量 1500、2500 和 3500 为例介绍如何利用 SPSS 软件估计预测值及其 95%CI。

在 SPSS 主界面点击"分析"→"一般线性模型"→"单变量",打开"单变量"对话框,将左侧框中的"因变量(D)"总成绩 2(total2)放入中间"因变量(D)"下面的文本框中,及自变量肺活量 2(lung2)放入"协变量(C)"下面的文本框中,点击最下方的"粘贴(P)"按钮,如图 8-14 所示。

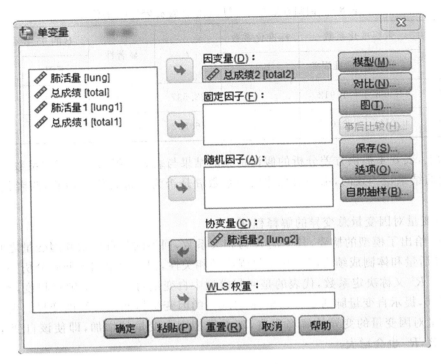

图 8-14 单变量对话框

点击"粘贴"按钮后,出现如图 8-15 所示的"IBM SPSS Statistics 语法编辑器"窗口。在下方右侧的命令行语句中最下行命令语句"/DESIGN＝lung2"上方插入"/LMATRIX＝ALL 1 1500"。"/LMATRIX＝ALL 1 1500"语句的语法解释:"ALL"指的是在预测中同时运用上述回归方程中的常数项(斜率)和自变量进行预测;"1"指的是纳入常数项(斜率),"1500"指的是用来预测因变量的自变量值。

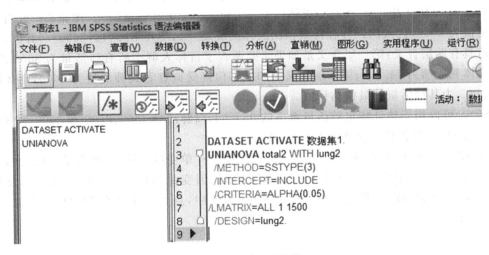

图 8-15 语法编辑器

如果需要同时进行多次预测,只需要在"/LMATRIX＝ALL 1 1500"语句后面追加";ALL 1 VALUE",其中,VALUE 指的是用于预测因变量的自变量值。比如本例要分别预测肺活量为 1500、2500 和 3500 时的体测总成绩,则需要加";ALL 1 1500;ALL 1 2500;ALL 1 3500"(注意这里的分号为英文状态下的符号),如图 8-16 所示。点击菜单栏"运行(R)",或者工具栏中的右键图标。预测结果如表 8-7 所示。

根据表 8-7 的预测结果,L_1、L_2 和 L_3 分别是肺活量为 1500、2500 和 3500 时的体测总成绩预测结果,以肺活量 1500 为例,对预测结果进行解释:"对比估算"给出肺活量为 1500 时的体测成绩预测值为 60.518,该预测值通过回归方程得到同样的结果。但是,SPSS 还提供了其他一些有用的结果,比如提供了预测值的标准误差(标准误)为 0.972,还提供了预测值的 95%CI 为 58.602～62.433。需要注意的是,这里的 95%CI 是一个平均值。

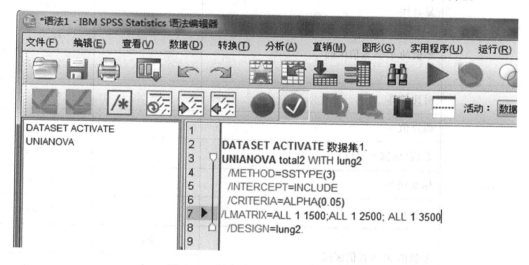

图 8-16　添加多组预测值语法编辑器

表 8-7　对比结果(K 矩阵）^a

对比		因变量
		总成绩 2
L1	对比估算	60.518
	假设值	0
	差值(估算−假设)	60.518
	标准误差	0.972
	显著性	0.000
	差值的 95%置信区间　下限	58.602
	差值的 95%置信区间　上限	62.433

续表

对比			因变量
			总成绩2
L2	对比估算		70.866
	假设值		0
	差值（估算－假设）		70.866
	标准误差		0.417
	显著性		0.000
	差值的95%置信区间	下限	70.045
		上限	71.687
L3	对比估算		81.215
	假设值		0
	差值（估算－假设）		81.215
	标准误差		0.478
	显著性		0.000
	差值的95%置信区间	下限	80.273
		上限	82.157

注：a.基于用户指定的对比系数（L）矩阵号1。

拟合曲线的绘制如下。

在前面部分介绍了简单相关回归分析中一些基本图形的绘制，但有的结果报告需要提供其他的图形或者需要对一些重要的图形进行重新编辑，比如简单线性回归分析一般要求提供曲线的最佳拟合线、平均值的95%CI等，具体操作如下。

在因变量与自变量构建的散点图界面中双击散点图，激活如图8-17所示的图表编辑器对话框，点击"元素（M）"菜单→总计拟合线（Fit Line at Total），散点图上出现如图8-18所示的拟合直线及回归方程，并同时弹出如图8-19所示的"属性"对话框。

如果文章要求只需要提供最佳拟合曲线的话，到这一步就可以了，但是如果需要绘制平均值的95%CI和个体值的95%CI，需要进行以下步骤的操作。

在图8-19所示的图形对话框中"拟合线"选项点击"置信区间"的"平均值（E）"单选按钮，并点击"应用（A）"按钮，出现如图8-20所示的平均值的95%CI。如果要得到个体值的95%CI，可以点击图8-19所示的图形对话框中"拟合线"选项点击"置信区间"的"单值（I）"单选按钮，并点击"应用（A）"按钮，出现如图8-21所示的单值（个体值）的95%CI。

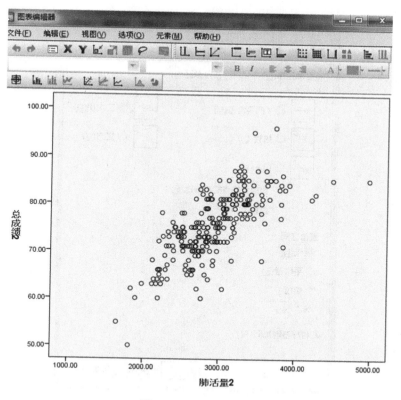

图 8-17　图表编辑器

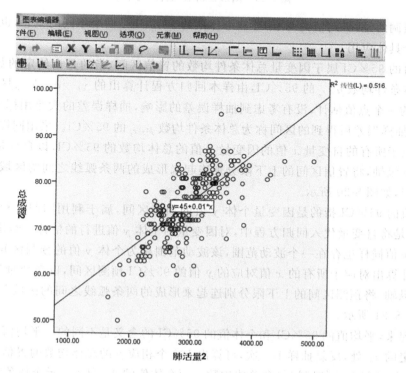

图 8-18　拟合直线及回归方程

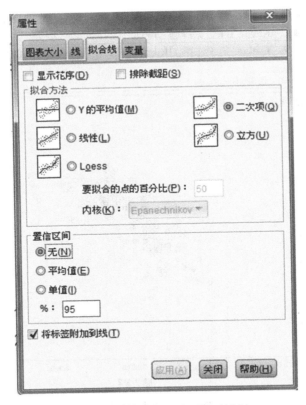

图 8-19   图形编辑器"属性"对话框

需要强调的是,平均值的 95%CI 和个体值的 95%CI 是两个不同的概念,也是直线回归分析的两个具体应用。

平均值的 95%CI 属于因变量总体条件均数的置信区间,指的是由给定的数值 x_p 计算得到的总体条件均数 $\mu_{y|x_p}$ 的 95%CI,由样本回归方程计算出的 $\hat{y}_p = a + bx_p$ 只是总体条件均数 $\mu_{y|x_p}$ 的一个点值估计,没有考虑到抽样误差的影响,抽样误差的大小用标准误($S_{\hat{y}_p}$)表示,考虑到抽样误差后得到的区间称为总体条件均数 $\mu_{y|x_p}$ 的 95%CI。采用同样的方式可以计算出对应于所有的自变量 x 值的因变量 y 值的总体均数的 95%CI,以自变量为 x 横轴,因变量为 y 纵轴,将置信区间的上下限分别连起来形成的两条弧线之间的区域称为回归直线的置信带,如图 8-20 所示。

个体值的 95%CI 指的是因变量个体 y 值的预测区间,属于利用回归方程进行统计预测的范畴,是将自变量代入回归方程中,对因变量的个体 y 值进行的估计。给定数值 x_p,对应的个体 y 值同样也存在一个波动范围,该波动范围称为个体 y 值的预测区间。用同样的方式可以计算出对应于所有的 x 值对应的 y 值的 95%CI 预测区间,以自变量为 x 横轴,因变量为 y 纵轴,将预测区间的上下限分别连起来形成的两条弧线之间的区域称为 y 值的预测带,如图 8-21 所示。

归纳起来,平均值的 95%CI 和个体值的 95%CI 的含义是不同的。平均值的 95%CI 指的是在固定的 x_p 处,反复抽样 100 次,可算出 100 个相应 y 的总体均数的置信区间,概率意义上,平均有 95% 个置信区间包含总体均数。而个体值的 95%CI 表示个体值的取值范围,

即在固定的 x_p 处，随机抽取 100 个个体，平均有 95 个个体值在求出的范围内。

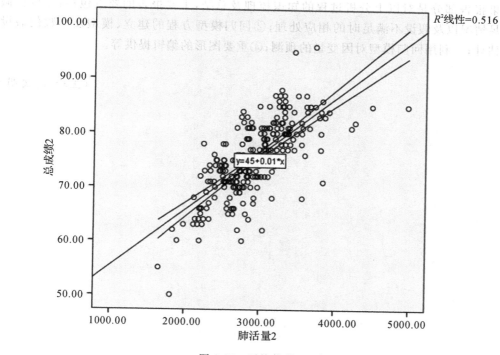

图 8-20　平均值的 95%CI

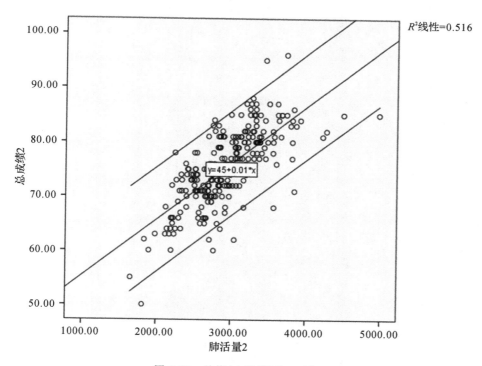

图 8-21　单值(个体值)的 95%CI

（4）结果报告

结果报告部分是对以上分析过程的知识梳理及总结，主要报告的要点包括：①分析假设的满足情况以及假设不满足时的相应处理；②回归模型方程的建立、模型及参数的假设检验及估计；③利用回归模型对因变量的预测；④重要图形的编辑提供等。

（王珍、冯文明）

实验九　非参数检验

问题 9-1:某研究对 12 名大学生进行跑步训练前后的 50 米短跑成绩进行测定,训练时间为 2 周,训练前测试了一次体测成绩,2 周后又测试了一次体测成绩。数据资料如表 9-1 所示,试对训练效果进行评价。

表 9-1　12 名大学生进行跑步训练前后的 50 米短跑成绩　　　　（单位:s）

编号	1	2	3	4	5	6	7	8	9	10	11	12
前	7.30	7.70	7.70	7.25	7.70	7.20	7.30	7.20	7.00	7.90	7.20	7.70
后	7.00	7.50	7.40	7.25	7.50	7.00	7.25	7.00	7.00	7.70	7.00	7.60

思路分析:

表 9-1 的资料进一步整理为图 9-1 的资料便于分析。

对于配对设计的连续性变量在两组间的差异,可以选用配对 t 检验或 Wilcoxon 符号秩检验。配对样本 t 检验适用于两组差值近似服从正态分布的数据,该研究数据经分析不满足近似服从正态分布的前提条件,故选择 Wilcoxon 符号秩检验。

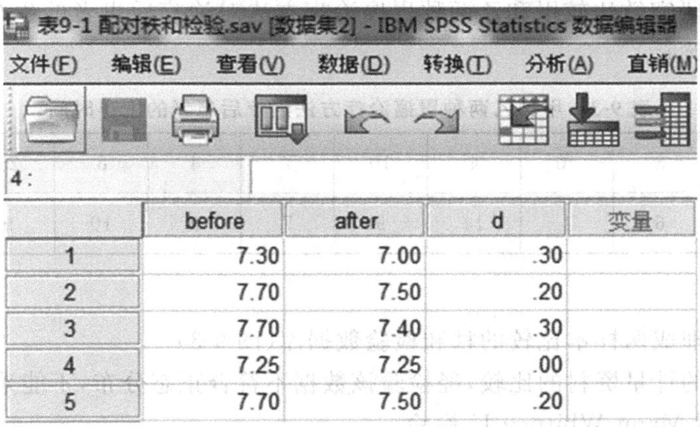

图 9-1　配对秩和检验数据库

点击"分析"→"非参数检验"→"旧对话框"→"两相关样本"打开"双关联样本检验"对话框,在弹出的对话框左侧的变量列表中选中分析变量,双选"before"和"after"选到"检验对(T)"对话框,在"检验类型"中选择"威尔科克森(W)",如图 9-2 所示。单击"确定",主要输出结果如表 9-2 所示,该训练效果有效($Z=-2.716,P=0.007$)。

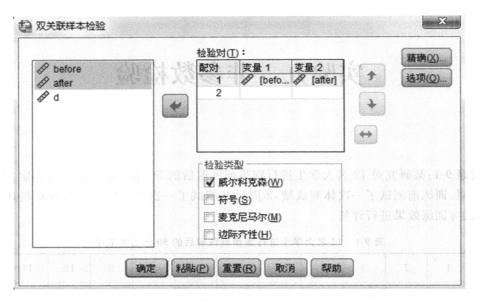

图 9-2 "Wilcoxon 符号秩检验"对话框

表 9-2 检验统计[a]

	after-before
Z	-2.716[b]
渐近显著性(双尾)	.007

注:a. 威尔科克森符号秩检验;b. 基于正秩。

问题 9-2:某研究欲比较甲和乙两种胃癌治疗方法对治疗后患者的生存时间的影响,原始数据如表 9-3 所示。

表 9-3 甲和乙两种胃癌治疗方法治疗后患者的生存时间 (单位:月)

甲	15	8	40	4	10	7	4	8	25	30	3
乙	2	6	1	14	9	7	9	10	9	12	6

思路分析:

原始数据整理成两样本比较的秩和检验数据库(图 9-3)。

两独立样本的计量资料的比较,经检验该数据不符合正态分布,不能采用独立样本 t 检验方法,因此选用 Mann-Whitney U 检验。

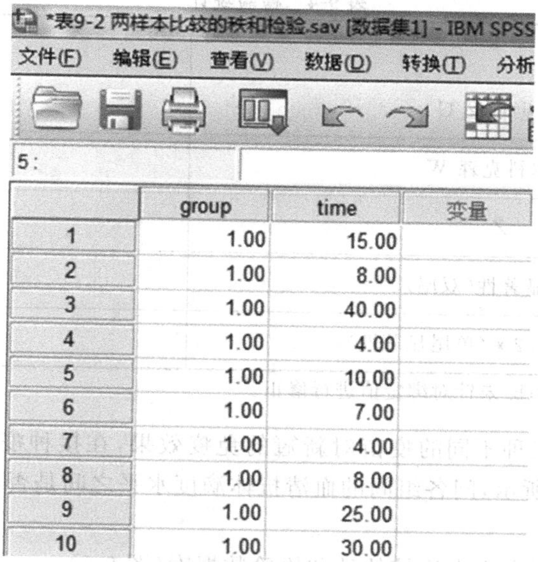

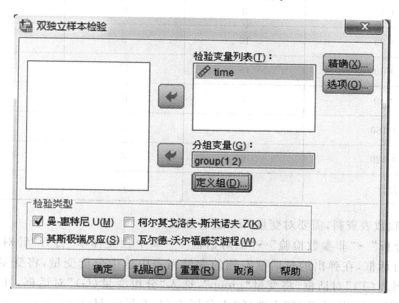

图 9-3　两样本比较秩和检验数据库

点击"分析"→"非参数检验"→"旧对话框"→"两独立样本"打开"双独立样本检验"对话框,在弹出的对话框左侧的变量列表中选中分析变量,将变量"time"选到"检验变量列表(T)"对话框,将变量"group"选到"分组变量(G)"对话框。在"检验类型"中选择"曼-惠特尼U(M)",如图 9-4 所示。单击"确定",主要输出结果如表 9-4 所示,结果提示:两种治疗方法对治疗后患者的生存时间无影响($Z = -0.823, P = 0.411$)。

图 9-4　"双独立样本检验"对话框

表 9-4　检验统计^a

	time
曼-惠特尼 U	48.000
威尔科克森 W	114.000
Z	$-.823$
渐近显著性(双尾)	.411
精确显著性［2＊(单尾显著性)］	.438^b

注:a.分组变量:group;b.未针对绑定值进行修正。

问题 9-3:为研究三种不同的疫苗对新冠的免疫效果,在接种疫苗后 30 天测定血清抗体滴度,结果如表 9-5 所示,问各组间的血清抗体滴度水平之间是否存在差异?

思路分析:

原始数据整理成多个样本比较的秩和检验数据库(图 9-5)。

多组计量资料的比较分析,当数据不满足方差分析的条件时,可以使用 Kruskal-Wallis H 检验,又称为 K-W 检验或 H 检验,该方法用于推断多个计量资料或多组有序资料的总体分布位置有无差别。

表 9-5　接种三种疫苗 30 天后血清抗体滴度的分布

抗体滴度	A	B	C
1∶10	3	5	2
1∶20	10	8	14
1∶40	15	10	14
1∶80	7	16	8
1∶160	5	5	3
1∶320	6	6	7
合计	46	50	48

本例为频数表资料,需要对变量"fre"进行加权。

点击"分析"→"非参数检验"→"旧对话框"→"k 个独立样本"打开"针对多个独立样本的检验"对话框,在弹出的对话框左侧的变量列表中选中分析变量,将变量"didu"选入"检测变量列表(T)"对话框,将变量"group",选入"分组变量(G)"对话框,并定义分组变量的比较范围。在"检验类型"中选择"克鲁斯卡尔-沃利斯 H(K)",如图 9-6 所示。单击"确定",主要输出结果如表 9-6 所示,结果提示:三种疫苗组间的血清抗体滴度水平之间不存在差异($x^2 = -0.908$, $P = 0.635$)。

	group	didu	fre	变量
1	1.00	1.00	3.00	
2	1.00	2.00	10.00	
3	1.00	3.00	15.00	
4	1.00	4.00	15.00	
5	1.00	5.00	5.00	
6	1.00	6.00	6.00	
7	2.00	1.00	5.00	
8	2.00	2.00	8.00	
9	2.00	3.00	10.00	
10	2.00	4.00	16.00	
11	2.00	5.00	5.00	
12	2.00	6.00	6.00	
13	3.00	1.00	2.00	
14	3.00	2.00	14.00	
15	3.00	3.00	14.00	
16	3.00	4.00	8.00	
17	3.00	5.00	3.00	
18	3.00	6.00	7.00	

图 9-5 多个样本比较秩和检验数据库

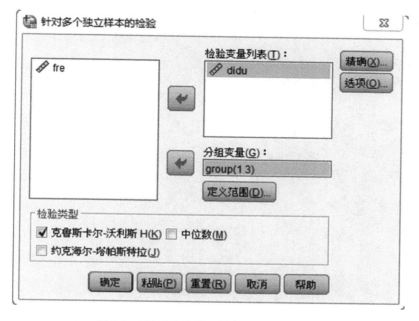

图 9-6　"针对多个独立样本的检验"对话框

表 9-6　检验统计[a]

	didu
卡方	.908
自由度	2
渐近显著性	.635

注：a.克鲁斯卡尔-沃利斯检验。

（王珍、孟祥勇）

实验十　Logistic 回归分析

问题 10-1:某心内科医生拟探讨男性 A 型性格与发生冠心病之间的关系,开展了一项成组设计的病例对照研究。选择该科室内冠心病患者为病例组,选择医院内其他科室的非冠心病患者为对照组。通过查阅病历、问卷调查的方式收集了病例组和对照组的以下信息:年龄、高血压史、吸烟、高血脂史、体重指数(BMI)、动物性脂肪的摄入情况以及是否是 A 型性格等。变量的赋值和原始数据见表 10-1 和表 10-2。

表 10-1　冠心病 8 个可能的危险因素及赋值说明

因素	变量名	赋值说明
年龄(岁)	X_1	$<50=1,50\sim60=2,>60=3$
高血压史	X_2	无$=0$,有$=1$
吸烟	X_3	不吸烟$=0$,吸烟$=1$
高血脂史	X_4	无$=0$,有$=1$
动物脂肪的摄入情况	X_5	低$=0$,高$=1$
体重指数(BMI)	X_6	$<24=1,24\sim28=2,>28=3$
A 型性格	X_7	是$=1$,否$=0$
冠心病	Y	对照$=0$;病例$=1$

表 10-2　冠心病危险因素研究病例对照原始数据

编号	X_1	X_2	X_3	X_4	X_5	X_6	X_7	Y
1	3	1	1	1	1	2	1	1
2	2	1	1	1	1	3	1	1
3	3	1	1	1	1	3	1	1
4	1	1	1	1	0	3	1	1
5	2	0	0	0	0	2	0	1
6	3	1	0	1	1	1	1	1
7	2	1	0	1	1	2	0	1
8	3	1	1	1	0	3	1	1

续表

编号	X_1	X_2	X_3	X_4	X_5	X_6	X_7	Y
9	2	1	1	1	1	3	1	1
10	1	1	1	1	1	2	1	1
11	1	1	1	0	0	3	1	1
12	2	0	0	0	0	3	1	1
13	2	0	1	0	0	2	0	1
14	3	1	0	1	1	1	1	1
15	1	1	0	1	1	1	1	1
16	3	1	1	1	1	3	1	1
17	2	1	1	1	1	2	1	1
18	1	0	1	1	0	2	1	1
19	3	0	1	0	1	1	1	1
20	3	1	1	0	0	1	0	1
21	2	0	0	0	0	2	0	0
22	2	0	0	0	0	2	0	0
23	3	1	1	1	1	3	1	0
24	3	0	0	0	1	1	0	0
25	2	0	0	0	1	2	0	0
26	2	0	0	0	0	2	0	0
27	1	1	1	0	0	1	1	0
28	1	1	0	0	0	1	0	0
29	3	1	0	1	1	1	0	0
30	3	1	1	1	1	3	0	0
31	2	0	0	0	1	2	0	0
32	2	0	0	0	1	2	0	0
33	2	1	1	0	1	1	0	0
34	1	0	0	0	0	1	0	0
35	1	1	0	0	0	1	0	0
36	3	0	0	1	1	2	0	0
37	3	0	0	1	1	2	1	0
38	1	1	0	1	1	3	0	0
39	2	1	1	1	1	2	0	0

续表

编号	X_1	X_2	X_3	X_4	X_5	X_6	X_7	Y
40	2	0	1	0	0	1	1	0

思路分析：

将原始数据整理为 SPSS 软件分析的形式(图 10-1)。

该研究设计类型为病例对照研究，在该研究中，因变量为二分类，自变量(病例对照研究中称为暴露因素)有二分类变量(高血压史、是否吸烟、高血脂史、动物脂肪的摄入情况以及是否为 A 型性格)和有序多分类变量(年龄、体重指数)。要探讨二分类因变量与自变量之间的关系，应采用二分类 logistic 回归模型进行分析。

在进行 logistic 回归分析前，如果样本不多而变量较多，建议先通过单变量分析(t 检验、卡方检验等)考察所有自变量与因变量之间的关系，筛掉一些可能无意义的变量，再进行多因素分析，这样可以保证结果更加可靠。即使样本足够大，也不建议直接把所有的变量放入方程直接分析，一定要先弄清楚各个变量之间的相互关系(比如是否存在多重共线性问题)，确定自变量进入方程的形式，这样才能进行有效的分析。

该项研究调用模块："分析"(Analyze)→"回归"(Regression)→"二分类 Logistic"(Binary Logistic)。表 10-3 的结果为单因素分析结果。根据表 10-3 得出，单因素分析中，病例组和对照组之间的差异有统计学意义的自变量包括是否为 A 型性格和是否吸烟。

	case	x1	x2	x3	x4	x5	x6	x7	y
1	1.00	3.00	1.00	1.00	1.00	1.00	2.00	1.00	1.00
2	2.00	2.00	1.00	1.00	1.00	1.00	3.00	1.00	1.00
3	3.00	3.00	1.00	1.00	1.00	1.00	3.00	1.00	1.00
4	4.00	1.00	1.00	1.00	1.00	.00	3.00	1.00	1.00
5	5.00	2.00	.00	.00	.00	.00	2.00	.00	1.00
6	6.00	3.00	1.00	.00	1.00	1.00	1.00	1.00	1.00
7	7.00	2.00	1.00	.00	1.00	1.00	2.00	.00	1.00
8	8.00	3.00	1.00	1.00	.00	1.00	3.00	1.00	1.00
9	9.00	2.00	1.00	1.00	1.00	1.00	3.00	1.00	1.00
10	10.00	1.00	1.00	1.00	1.00	1.00	2.00	1.00	1.00
11	11.00	1.00	1.00	1.00	.00	.00	3.00	1.00	1.00
12	12.00	2.00	.00	.00	.00	.00	3.00	1.00	1.00
13	13.00	2.00	.00	1.00	.00	.00	2.00	.00	1.00
14	14.00	3.00	1.00	.00	1.00	1.00	1.00	1.00	1.00
15	15.00	1.00	1.00	.00	1.00	1.00	1.00	1.00	1.00

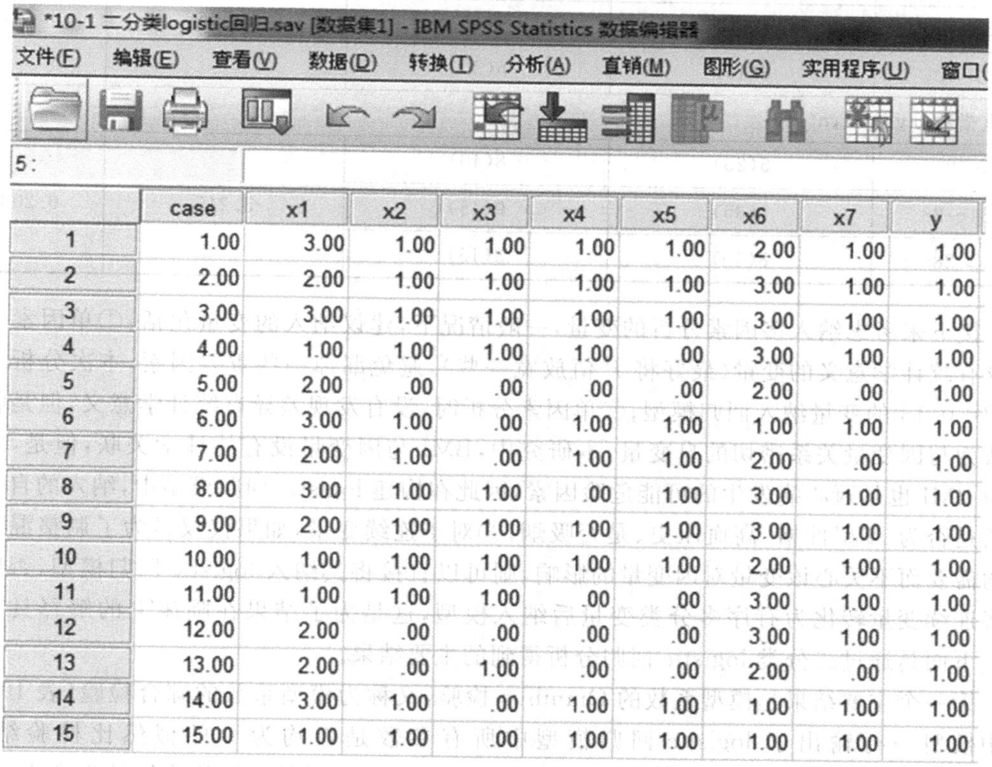

图 10-1 二分类原始数据整理

表 10-3　病例组和对照组单因素分析结果

变量	病例组($n=20$)	对照组($n=20$)	χ^2/t统计量	P
是否为 A 型性格,n(%)				
是	16(80)	4(20)	14.4	<0.001
否	4(20)	16(80)		
高血压史,n(%)				
是	15(75)	9(45)	3.750	0.053
否	5(25)	11(55)		
是否吸烟,n(%)				
是	14(70)	4(30)	6.40	0.011
否	6(30)	14(70)		
动物脂肪的摄入情况,n(%)				
是	13(65)	12(60)	0.170	0.744
否	7(35)	8(40)		
年龄(岁)				
<50	5(25)	5(25)	0.536	0.765
50~60	7(35)	9(45)		
>60	8(45)	6(30)		
体重指数(kg/m²),n(%)				
<24	5(25)	8(40)	3.215	0.200
24~28	7(35)	9(45)		
>28	8(40)	3(15)		

接下来考虑纳入多因素分析的变量,一般情况下,建议纳入的变量包括:①单因素分析差异有统计学意义的变量(最好将 P 值放宽一些),避免漏掉一些重要因素,本次分析考虑将 $P<0.15$ 的变量纳入回归模型;②单因素分析时,没有发现差异有统计学意义,但是临床上认为与因变量关系密切的自变量,本研究中,BMI 与因变量没有统计学关联,但是,临床认为 BMI 也是冠心病发生的可能危险因素,因此在构建 logistic 回归模型中,纳入的自变量包括是否为 A 型性格、高血压史、是否吸烟;③对于连续变量,如果仅仅是为了调整混杂因素的需要而不关心该变量对因变量的影响,则可以直接将其纳入 logistic 回归模型,否则需要将连续变量转化为有序多分类变量后纳入模型,这是为了结果在临床上的解释具有意义。下面是通过二分类 logistic 回归分析得到的主要结果。

第一个主要结果是模型系数的 Omnibus 检验,又称为模型系数的综合检验(表 10-4)。其中模型一行输出了 logistic 回归模型中所有参数是否均为 0 的似然比检验结果。$P<0.05$ 表示本次拟合的模型纳入的变量中,至少有一个变量的 OR 值有统计学意义,即模型总体有意义。

表 10-4 模型系数的 Omnibus 检验

		卡方	自由度	显著性
步骤	步骤	16.790	3	.001
	块	16.790	3	.001
	模型	16.790	3	.001

第二个主要结果是霍斯默-莱梅肖检验(Hosmer and Lemeshow Test)(表 10-5),用于检验模型的拟合优度。当 P 值不小于检验水准时(即 $P>0.05$),认为当前数据中的信息已经被充分提取,模型拟合优度较高。

表 10-5 霍斯默-莱梅肖检验(Hosmer and Lemeshow Test)

步骤	卡方	自由度	显著性
1	1.797	4	.773

第三个主要结果是进入模型的变量(表 10-6),在上面单因素分析中,是否吸烟(x_3)和是否为 A 型性格(x_7)的分析结果($P<0.05$),考虑到高血压史(x_2)也是冠心病发生的可能危险因素($P<0.053$),因此,在进行多因素 logistic 回归时,考虑将这三个变量一同纳入分析,最终分析结果表明:是否为 A 型性格(x_7)与冠心病之间存在统计学显著性($P=0.009$),OR 值为 11.199,含义为:相对于非 A 型性格者,A 型性格者发生冠心病的风险是其 11.199 倍。

因此,本研究的分析结果可表述为:logistic 回归模型在调整了高血压史和是否吸烟两个变量后,A 型性格者相对于非 A 型性格者,发生冠心病的风险增加($OR=11.199$,95% $CI:2.102\sim59.677$)。另外,需要说明的是,该可信区间精确度不高,分析其主要原因是样本量太小。

表 10-6 方程中的变量

		B	标准误差	wald	自由度	显著性	Exp(B) (OR)	Exp(B)的 95% 置信区间(OR)	
								下限	上限
步骤 1[a]	$x_2(1)$	.673	.872	.595	1	.440	1.960	.355	10.830
	$x_3(1)$	.548	.894	.376	1	.539	1.730	.300	9.971
	$x_7(1)$	2.416	.854	8.010	1	.005	11.199	2.102	59.677
	常量	−1.895	.763	6.173	1	.013	.150		

注:a. 在步骤 1 输入的变量为 x_2,x_3,x_7。

问题 10-2:某项研究为探讨影响上班族早餐喜好的可能因素,因变量 Y 为早餐喜好,取值为 1=早餐摊点买、2=自己做、3=家中老人做,自变量包括年龄、性别、婚姻状况、是否有小孩以及生活方式是否健康。共随机调查了 45 名对象。变量的赋值和原始数据见表 10-7 和表 10-8。

表 10-7　上班族早餐喜好的 5 个可能影响因素及赋值说明

因素	变量名	赋值说明
年龄(岁)	X_1	<40＝1,>40＝2
性别	X_2	男＝0,女＝1
婚姻状况	X_3	未婚＝0,已婚＝1
是否有小孩	X_4	无＝0,有＝1
生活方式	X_5	不健康＝0,健康＝1
早餐喜好	Y	早餐摊点买＝1,自己做＝2,家中老人做＝3

表 10-8　上班族早餐喜好影响因素病例对照研究原始数据

编号	X_1	X_2	X_3	X_4	X_5	Y
1	1	0	0	0	0	1
2	1	0	1	0	1	1
3	1	1	0	1	0	1
4	2	0	1	0	0	1
5	1	0	0	0	0	1
6	2	1	0	0	0	1
7	1	0	0	0	1	1
8	1	0	0	1	0	1
9	1	1	0	1	1	1
10	1	0	1	1	0	1
11	1	0	0	0	0	1
12	1	0	1	0	0	1
13	1	0	0	1	0	1
14	2	0	0	1	1	1
15	1	0	0	1	0	1
16	2	0	1	0	1	2
17	2	1	0	0	1	2
18	1	1	1	0	1	2
19	2	0	1	1	1	2
20	2	1	1	1	0	2
21	2	1	1	0	1	2
22	2	1	0	1	1	2
23	2	0	1	1	0	2

续表

编号	X_1	X_2	X_3	X_4	X_5	Y
24	1	1	1	0	0	2
25	2	1	0	1	1	2
26	2	1	1	1	1	2
27	2	0	1	1	1	2
28	1	1	0	1	0	2
29	2	0	1	1	1	2
30	2	1	0	1	1	2
31	2	1	0	1	1	3
32	2	1	1	1	1	3
33	2	1	1	0	1	3
34	1	0	1	1	1	3
35	2	1	0	1	1	3
36	2	1	1	1	0	3
37	1	1	1	1	1	3
38	1	0	1	1	1	3
39	2	0	0	1	1	3
40	2	1	0	0	1	3
41	1	0	0	1	1	3
42	2	1	1	1	1	3
43	1	0	1	1	1	3
44	2	1	1	1	0	3
45	1	0	0	0	1	3

思路分析：

原始资料整理成如图 10-2 的分析表。

该项研究调用模块："分析"(analyze)→"回归"(regression)→"多分类 Logistic"(multinomial logistic)。本研究选择因变量 Y 参考类别为 $Y=1$(早餐摊点买)，各自变量的参考类别均为赋值低者。本研究在具体分析过程中，尚不考虑自变量之间的交互作用。下面是通过多分类 logistic 回归分析得到的主要结果。

第一个主要结果是模型拟合信息(model fitting information)(表 10-9)，结果提示模型拟合好坏相关的信息。其中 -2 倍对数似然值越小越好，从结果中可以看出，加入自变量后的模型比只有常数项的模型拟合要好(50.469<84.330)，似然比检验结果显示这种模型的改善是有统计学意义的($P<0.001$)，说明自变量的加入是有统计学意义的。

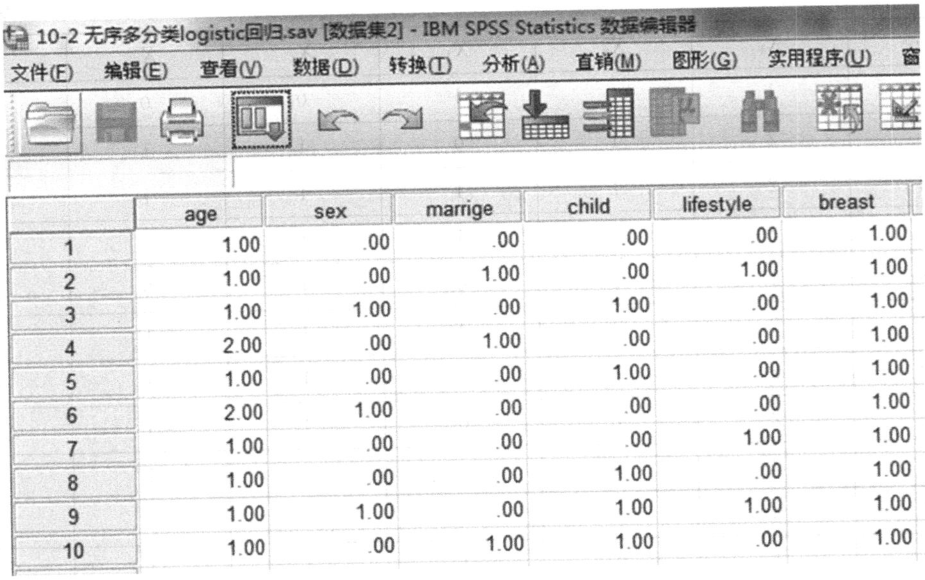
10-2 无序多分类logistic回归.sav [数据集2] - IBM SPSS Statistics 数据编辑器

文件(F) 编辑(E) 查看(V) 数据(D) 转换(T) 分析(A) 直销(M) 图形(G) 实用程序(U) 窗

	age	sex	marrige	child	lifestyle	breast
1	1.00	.00	.00	.00	.00	1.00
2	1.00	.00	1.00	.00	1.00	1.00
3	1.00	1.00	.00	1.00	.00	1.00
4	2.00	.00	1.00	.00	.00	1.00
5	1.00	.00	.00	1.00	.00	1.00
6	2.00	1.00	.00	.00	.00	1.00
7	1.00	.00	.00	.00	1.00	1.00
8	1.00	.00	.00	1.00	.00	1.00
9	1.00	1.00	.00	1.00	1.00	1.00
10	1.00	.00	1.00	1.00	.00	1.00

图 10-2　无序多分类原始资料整理

表 10-9　模型拟合信息

模型	模型拟合标准	似然比检验		
	−2 倍对数似然值	卡方	df	显著水平
仅截距	84.330			
最终	50.469	33.862	10	.000

第二个主要结果是参数估计(表 10-10)，列出了自变量不同分类水平对早餐选择的影响检验。B 值为各自变量不同分类水平在模型中的系数，正负号表明它们与早餐喜好选择是正向还是负向关系。Wald 检验显著性值，小于 0.05 说明对应自变量的系数具有统计意义，对因变量不同分类水平的变化有显著影响。在本研究中，自己做早餐与早餐摊点买相比，未婚的人选择自己做早餐的可能性仅为已婚者的 0.069 倍，与女性相比，男性选择自己做早餐的可能性仅为女性的 0.077 倍，不健康生活方式者选择自己做早餐的可能性仅为践行健康生活方式者的 0.067 倍。另外，父母做早餐者与早餐摊点买者相比，不健康生活方式者选择吃父母做早餐的可能性仅为健康生活方式者的 0.039 倍。

多项 logistic 回归模型可以表示为：

G_1 =log[P(自己做早餐)/P(早餐摊点买)]

=5.401−2.669 未婚−2.567 男性−2.704 不健康生活方式

G_2 =log[P(父母做早餐)/P(早餐摊点买)]

=5.123−3.254 不健康生活方式

表 10-10　参数估计

早餐习惯[a]		B	标准误	Wald	df	显著水平	Exp(B)	Exp(B)的 95% 置信区间	
								下限	上限
2.00	截距	5.401	1.826	8.749	1	.003			
	[婚姻状况=.00]	−2.669	1.249	4.566	1	.033	.069	.006	.802
	[婚姻状况=1.00]	0[b]	.	.	0	.	.	.	.
	[年龄=1.00]	−1.710	1.144	2.235	1	.135	.181	.019	1.702
	[年龄=2.00]	0[b]	.	.	0	.	.	.	.
	[性别=.00]	−2.567	1.280	4.020	1	.045	.077	.006	.944
	[性别=1.00]	0[b]	.	.	0	.	.	.	.
	[是否有孩子=.00]	−1.267	1.173	1.166	1	.280	.282	.028	2.807
	[是否有孩子=1.00]	0[b]	.	.	0	.	.	.	.
	[生活方式=.00]	−2.704	1.241	4.746	1	.029	.067	.006	.762
	[生活方式=1.00]	0[b]	.	.	0	.	.	.	.
3.00	截距	5.123	1.805	8.053	1	.005			
	[婚姻状况=.00]	−2.354	1.208	3.798	1	.051	.095	.009	1.013
	[婚姻状况=1.00]	0[b]	.	.	0	.	.	.	.
	[年龄=1.00]	−.614	1.122	.300	1	.584	.541	.060	4.878
	[年龄=2.00]	0[b]	.	.	0	.	.	.	.
	[性别=.00]	−2.475	1.265	3.828	1	.050	.084	.007	1.004
	[性别=1.00]	0[b]	.	.	0	.	.	.	.
	[是否有孩子=.00]	−1.707	1.183	2.083	1	.149	.181	.018	1.842
	[是否有孩子=1.00]	0[b]	.	.	0	.	.	.	.
	[生活方式=.00]	−3.254	1.258	6.692	1	.010	.039	.003	.454
	[生活方式=1.00]	0[b]	.	.	0	.	.	.	.

注：a. 参考类别为 1.00；b. 因为此参数冗余，所以将其设为 0。

问题 10-3： 某研究欲探讨两种治疗方法对某病疗效的影响，其中性别、年龄、病程和病情可能是混杂因素，把疗效的评价分为 3 个有序的等级：显效、有效和无效，变量编码和基本数据如表 10-11 和表 10-12 所示。

表 10-11　某病疗效的影响因素及赋值说明

因素	变量名	赋值说明
年龄（岁）	X_1	<40=1，>40=2

续表

因素	变量名	赋值说明
性别	X_2	男=0,女=1
病程	X_3	小于10年=0,大于10年=1
病情	X_4	无并发症=0,有并发症=1
治疗方式	X_5	仅西药治疗=0,中西医结合治疗=1
疗效	Y	无效=1,有效=2,显效=3

表 10-12 某病疗效的影响因素数据

组合数	性别	年龄	病程	病情	治疗方法	疗效	频数
1	0	0	0	0	0	1	25
2	0	0	0	0	0	2	25
3	0	0	0	0	0	3	10
4	0	0	0	0	1	1	10
5	0	0	0	0	1	2	25
6	0	0	0	0	1	3	25
7	0	0	0	1	0	1	22
8	0	0	0	1	0	2	23
9	0	0	0	1	0	3	15
10	0	0	0	1	1	1	15
11	0	0	0	1	1	2	22
12	0	0	0	1	1	3	23
13	0	0	1	0	0	1	20
14	0	0	1	0	0	2	28
15	0	0	1	0	0	3	12
16	0	0	1	0	1	1	15
17	0	0	1	0	1	2	25
18	0	0	1	0	1	3	20
19	0	0	1	1	0	1	27
20	0	0	1	1	0	2	20
21	0	0	1	1	0	3	13
22	0	0	1	1	1	1	14
23	0	0	1	1	1	2	26
24	0	0	1	1	1	3	20

续表

组合数	性别	年龄	病程	病情	治疗方法	疗效	频数
25	0	1	0	0	0	1	23
26	0	1	0	0	0	2	20
27	0	1	0	0	0	3	17
28	0	1	0	0	1	1	10
29	0	1	0	0	1	2	23
30	0	1	0	0	1	3	27
31	0	1	0	1	0	1	30
32	0	1	0	1	0	2	20
33	0	1	0	1	0	3	10
34	0	1	0	1	1	1	18
35	0	1	0	1	1	2	12
36	0	1	0	1	1	3	30
37	0	1	1	0	0	1	19
38	0	1	1	0	0	2	24
39	0	1	1	0	0	3	17
40	0	1	1	0	1	1	15
41	0	1	1	0	1	2	23
42	0	1	1	0	1	3	22
43	0	1	1	1	0	1	30
44	0	1	1	1	0	2	15
45	0	1	1	1	0	3	15
46	0	1	1	1	1	1	15
47	0	1	1	1	1	2	25
48	0	1	1	1	1	3	20
49	1	0	0	0	0	1	22
50	1	0	0	0	0	2	25
51	1	0	0	0	0	3	13
52	1	0	0	0	1	1	17
53	1	0	0	0	1	2	25
54	1	0	0	0	1	3	18
55	1	0	0	1	0	1	20

续表

组合数	性别	年龄	病程	病情	治疗方法	疗效	频数
56	1	0	0	1	0	2	25
57	1	0	0	1	0	3	15
58	1	0	0	1	1	1	12
59	1	0	0	1	1	2	18
60	1	0	0	1	1	3	30
61	1	0	1	0	0	1	21
62	1	0	1	0	0	2	28
63	1	0	1	0	0	3	11
64	1	0	1	0	1	1	17
65	1	0	1	0	1	2	20
66	1	0	1	0	1	3	23
67	1	0	1	1	0	1	28
68	1	0	1	1	0	2	17
69	1	0	1	1	0	3	15
70	1	0	1	1	1	1	19
71	1	0	1	1	1	2	21
72	1	0	1	1	1	3	20
73	1	1	0	0	0	1	22
74	1	1	0	0	0	2	18
75	1	1	0	0	0	3	20
76	1	1	0	0	1	1	15
77	1	1	0	0	1	2	15
78	1	1	0	0	1	3	30
79	1	1	0	1	0	1	20
80	1	1	0	1	0	2	28
81	1	1	0	1	0	3	12
82	1	1	0	1	1	1	11
83	1	1	0	1	1	2	19
84	1	1	0	1	1	3	30
85	1	1	1	0	0	1	25
86	1	1	1	0	0	2	25

续表

组合数	性别	年龄	病程	病情	治疗方法	疗效	频数
87	1	1	1	0	0	3	10
88	1	1	1	0	1	1	13
89	1	1	1	0	1	2	20
90	1	1	1	0	1	3	27
91	1	1	1	1	0	1	21
92	1	1	1	1	0	2	21
93	1	1	1	1	0	3	18
94	1	1	1	1	1	1	17
95	1	1	1	1	1	2	18
96	1	1	1	1	1	3	25

思路分析：

原始资料整理为如图 10-3 所示。

该项研究调用模块："分析"(analyze)→"回归"(regression)→"有序 logistic"(ordinal logistic)。本研究选择因变量 Y 参考类别为＝3(显效)，各自变量的参考类别均为赋值高者。本研究在具体分析过程中，尚不考虑自变量之间的交互作用。下面是通过多分类 Logistic 回归分析得到的主要结果。

有序 logistic 回归分析第一个主要结果是平行线检验问题，平行检验的结果提示：卡方值(χ^2)＝9.973，P＝0.076，平行性检验是通过的，即各回归模型的系数是一致的，可以使用有序 logistic 回归分析(表 10-13)。

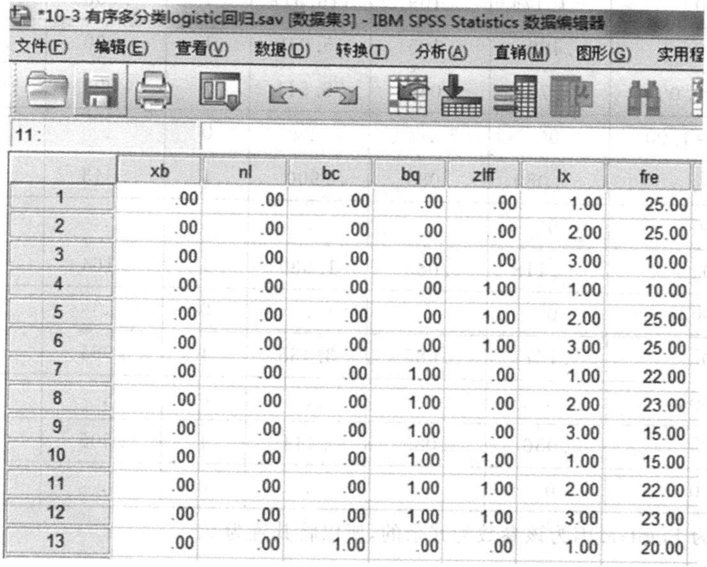

	xb	nl	bc	bq	zlff	lx	fre
1	.00	.00	.00	.00	.00	1.00	25.00
2	.00	.00	.00	.00	.00	2.00	25.00
3	.00	.00	.00	.00	.00	3.00	10.00
4	.00	.00	.00	.00	1.00	1.00	10.00
5	.00	.00	.00	.00	1.00	2.00	25.00
6	.00	.00	.00	.00	1.00	3.00	25.00
7	.00	.00	.00	1.00	.00	1.00	22.00
8	.00	.00	.00	1.00	.00	2.00	23.00
9	.00	.00	.00	1.00	.00	3.00	15.00
10	.00	.00	.00	1.00	1.00	1.00	15.00
11	.00	.00	.00	1.00	1.00	2.00	22.00
12	.00	.00	.00	1.00	1.00	3.00	23.00
13	.00	.00	1.00	.00	.00	1.00	20.00

图 10-3　有序多分类原始资料整理

表 10-13　平行检验[a]

模型	−2 对数似然值	卡方	df	显著性
零假设	326.214			
广义	316.241	9.973	5	.076

注：零假设规定位置参数（斜率系数）在各响应类别中都是相同的；a. 联接函数为 Logit。

有序 logistic 回归分析第二个主要结果是模型拟合情况，即用似然比卡方检验对模型进行总体性评价，结果提示：卡方值（χ^2）＝85.768，$P<0.001$，说明模型有统计学意义，多个自变量中至少有一个是有统计学意义的（表 10-14）。

表 10-14　模型拟合信息

模型	−2 对数似然值	卡方	df	显著性
仅截距	411.983			
最终	326.214	85.768	5	.000

有序 logistic 回归分析第三个主要结果是回归参数估计（表 10-15），根据 Wald 检验的显著性概率 P 值，当 $P<0.05$ 时，说明自变量对因变量有统计学意义，在调整了可能存在的混杂因素后，两种治疗方法的疗效不同。由于 SPSS 没有直接输出比数比 OR 值，比较简单的办法就是在 Excel 里面输入"EXP（　　）"函数，括号里面的参数就是回归系数。进行手工计算 OR 即可。计算结果：OR＝0.467，95％，置信区间为（0.396，0.554），说明中西医结合疗法对于提高治疗疗效有积极作用，是传统疗法的 2.14 倍（OR＝0.467 取倒数）。

表 10-15　参数估计

		估计	标准误	Wald	df	显著性	95％置信区间 下限	上限
阈值	[疗效＝1.00]	−1.174	.109	116.517	1	.000	−1.387	−.961
	[疗效＝2.00]	.409	.105	15.048	1	.000	.202	.616
位置	[治疗方式＝.00]	−.759	.086	78.511	1	.000	−.927	−.591
	[治疗方式＝1.00]	0[a]	.	.	0	.	.	.
	[性别＝.00]	−.080	.085	.900	1	.343	−.246	.086
	[性别＝1.00]	0[a]	.	.	0	.	.	.
	[年龄＝.00]	−.118	.085	1.939	1	.164	−.284	.048
	[年龄＝1.00]	0[a]	.	.	0	.	.	.
	[病程＝.00]	.157	.085	3.435	1	.064	−.009	.323
	[病程＝1.00]	0[a]	.	.	0	.	.	.
	[病情＝.00]	.056	.085	.444	1	.505	−.109	.222
	[病情＝1.00]	0[a]	.	.	0	.	.	.

注：联接函数为 Logit；a. 因为该参数为冗余的，所以将其置为 0。

问题 10-4:某研究为探讨三种不同的生活方式与炎症性肠病发病的关系,采用 1：1 配对的病例对照研究形式。按每个病例的性别、年龄(±2 岁)和居住地选取一个健康对象作为对照。调查的三种生活方式分别为饮食是否规律、是否合理以及是否长期静坐生活方式,共调查了 20 对病例进行对照。试作条件 logistic 逐步回归分析。变量编码和基本数据如表 10-16 和表 10-17 所示。

表 10-16　炎症性肠病发病的影响因素及赋值说明

因素	变量名	赋值说明
饮食是否规律	X_1	规律＝0,不规律＝1
饮食是否合理	X_2	合理＝0,不合理＝1
是否长期静坐生活方式	X_3	否＝0,是＝1
炎症性肠病	Y	否＝0,是＝1

表 10-17　炎症性肠病发病的影响因素

匹配组	组内编号	应变量(Y)	X_1	X_2	X_3	time
1	1	1	1	1	1	1
1	0	0	0	0	1	2
2	1	1	1	1	1	1
2	0	0	0	0	0	2
3	1	1	1	1	1	1
3	0	0	0	0	1	2
4	1	1	1	0	0	1
4	0	0	0	1	1	2
5	1	1	0	0	1	1
5	0	0	1	1	1	2
6	1	1	1	1	1	1
6	0	0	1	0	0	2
7	1	1	1	1	1	1
7	0	0	0	0	1	2
8	1	1	1	1	1	1
8	0	0	0	1	0	2
9	1	1	1	1	0	1
9	0	0	0	1	0	2

续表

匹配组	组内编号	应变量(Y)	X_1	X_2	X_3	time
10	1	1	1	1	1	1
10	0	0	0	1	0	2
11	1	1	1	0	1	1
11	0	0	0	1	0	2
12	1	1	1	0	1	1
12	0	0	1	0	0	2
13	1	1	0	1	1	1
13	0	0	0	1	1	2
14	1	1	0	1	1	1
14	0	0	0	0	0	2
15	1	1	1	1	1	1
15	0	0	0	1	0	2
16	1	1	1	0	1	1
16	0	0	1	1	1	2
17	1	1	1	0	0	1
17	0	0	0	1	1	2
18	1	1	0	1	0	1
18	0	0	0	0	1	2
19	1	1	1	1	0	1
19	0	0	0	0	1	2
20	1	1	1	1	1	1
20	0	0	0	0	0	2

思路分析：

原始数据整理如图 10-4 所示。

1∶M 的病例对照研究在 SPSS 软件中需借助 Cox 回归分析，分析前需新建立虚拟的生存时间变量，且要求对照组生存时间比病例组长。因此，该项研究调用模块："分析"（analyze）→"COX 回归"（COX regression）。下面是通过 COX 回归分析得到的主要结果。

第一个主要结果为模型系数的综合测试，结果表明：卡方值(χ^2)＝8.092,P＝0.044,说明模型有统计学意义，多个自变量中至少有一个是有统计学意义的(表 10-18)。

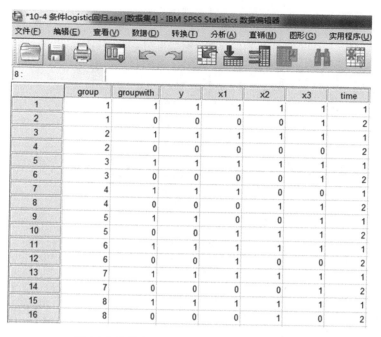

图 10-4 条件 logistic 回归分析原始资料整理

表 10-18　模型系数的综合测试[a,b]

−2 倍对数似然值	整体（得分）		
	卡方	df	Sig.
139.016	8.092	3	.044

注:a.起始块编号 0,最初的对数似然函数:−2 倍对数似然值:147.555;b.起始块编号 1.方法＝输入。

第二个主要结果为模型系数的综合分析结果汇总（表 10-19）,结果表明:饮食是否规律（x_1）、饮食是否合理（x_2）、是否长期静坐生活方式（x_3）三个变量中仅有饮食是否规律（x_1）的系数假设检验结果具有统计学显著性（$P=0.021$）,且 OR（Exp（B））（95.0％置信区间）:3.691（1.214,11.227）,说明饮食是否规律与炎症性肠病之间存在正相关,即与饮食规律者相比,饮食不规律者患炎症性肠病的风险是其 3.691 倍。

表 10-19　方程中的变量

	B	SE	Wald	df	Sig.	Exp(B)	95.0％置信区间 用于 Exp(B)	
							下部	上部
x_1	1.306	.568	5.296	1	.021	3.691	1.214	11.227
x_2	.231	.508	.207	1	.649	1.260	.465	3.413
x_3	.332	.540	.377	1	.539	1.394	.483	4.018

（王珍、李柯然）

第三部分

考试题型及分析

试卷 A

一、选择题(每题 1 分,共计 50 分)

1.下列关于总体和样本说法正确的是( )

A.总体的指标称为参数,用拉丁字母表示

B.样本的指标称为统计量,用希腊字母表示

C.总体中随机抽取的部分观察单位组成了样本

D.总体中随机抽取的部分观察单位的变量值组成的样本

E.总体中随意抽取的部分观察单位的变量值组成的样本

2.若成年男性以血红蛋白低于 120g/L 为贫血,调查某地成年男性 1000 人,记录每人是否患有贫血,最后清点结果,其中有 19 人患贫血,981 人未患贫血,则此资料为( )

A.计数资料

B.计量资料

C.还不能确定是计量资料,还是计数资料

D.可看作计数资料,也可看作计量资料

E.多项分类资料

3.6 个儿童接种流感疫苗 1 个月后测定抗体滴度为 1∶20、1∶40、1∶80、1∶80、1∶160、1∶320,求其集中趋势选用的指标是( )

A.均数   B.几何均数   B.中位数

C.百分位数   E.倒数的均数

4.将一组计量资料整理成频数表的主要目的是( )

A.化为计数资料

B.便于计算

C.形象描述数据的特点

D.为了能够更精确地检验

E.提供数据和描述数据的分布特征

5.样本均数的标准误越小说明( )

A.观察个体的变异越小

B.观察个体的变异越大

C. 抽样误差越大

D. 由样本均数估计总体均数的可靠性越小

E. 由样本均数估计总体均数的可靠性越大

6. 若要比较身高与体重的变异度应采用（　　）

A. 方差　　　　　　　　　B. 标准差　　　　　　　　　C. 变异系数

D. 极差　　　　　　　　　E. 四分位数间距

7. 正态曲线下横轴上从 $\mu-1.96\sigma$ 到 $\mu+2.58\sigma$ 的面积占曲线下总面积的百分比是（　　）

A. 47.5　　　　　　　　　B. 49.5　　　　　　　　　C. 95

D. 97　　　　　　　　　　E. 99

8. 关于 t 分布,以下说法不正确的是（　　）

A. t 分布是一种连续性分布

B. 是以 0 为中心的对称分布

C. t 分布的曲线根据样本量的不同而不同

D. 当自由度为无穷大时, t 分布就是标准正态分布

E. t 分布的曲线形状固定

9. 为制定血铅的参考值范围,测定了一批正常人的血铅含量,下列说法正确的是（　　）

A. 可以制定双侧 95% 的参考值范围

B. 可以制定,应是单侧上限

C. 可以制定,应是单侧下限

D. 可以制定,但无法确定是上侧还是下侧范围

E. 无法制定,要制定参考

10. 适宜作样本均数与总体均数比较检验的计算公式为（　　）

A. $t=\dfrac{|x-\mu_0|}{s_{\bar{x}}}$

B. $t=\dfrac{\overline{x_1}-\overline{x_2}}{\sqrt{\dfrac{(n_1-1)s_1^2+(n_2-1)s_1^2}{n_1+n_2-2}\left(\dfrac{1}{n_1}+\dfrac{1}{n_2}\right)}}$

C. $t=\dfrac{b-0}{s_b}$

D. $t=\dfrac{r-0}{s_r}$

E. $t=\dfrac{d-0}{s_{\bar{d}}}$

11. 箱式图主要用于（　　）

A. 说明不同事物某指标的差异

B. 表示事物内部各部分所占的比重

C. 描述一组或多组数据的分布特征

D. 描述研究指标的地理分布

E. 说明事物或现象动态变化的趋势

12. 描述某疾病患者年龄(岁)的分布,应采用的统计图是(　　)

A. 线图 B. 条图 C. 百分条图

D. 直方图 E. 箱式图

13. 已知我国部分县 1988 年死因构成比资料如下:心脏病为 11.41%,损伤与中毒为11.56%,恶性肿瘤为 15.04%,脑血管病为 16.07%,呼吸系统病为 25.70%,其他为20.22%。为了表达上述死因构成的大小,根据此资料应绘制统计图为(　　)

A. 线图 B. 百分条图 C. 直条图

D. 统计地图 E. 直方图

14. 甲乙丙三个地区的三种死因别死亡率,若用统计图表示出来可以选用(　　)

A. 复式线图 B. 百分条图 C. 复式直条图

D. 直方图 E. 统计地图

15. 统计分析表有简单表和复合表两种,复合表是指(　　)

A. 有主词(横标目)和宾词(纵标目)

B. 主词分成 2 个或 2 个以上标志

C. 宾词分成 2 个或 2 个以上标志

D. 包含 2 张简单表

E. 包含 2 张或 2 张以上简单表

16. 完全随机设计方差分析中的组间均方反映的是(　　)

A. 随机测量误差大小

B. 某因素效应大小

C. 处理因素效应与随机误差综合结果

D. 全部数据的离散度

E. 各组方差的平均水平

17. 多组均数比较的方差分析,如果 $p < 0.05$,则应该进一步做的是(　　)

A. 两均数的 t 检验 B. 区组方差分析 C. 方差齐性检验

D. post hoc 检验 E. 确定单独效应

18. 某职业病防治院测定了年龄相近的 45 名男性用力肺活量,其中石棉肺患者、石棉肺可疑患者和正常人各 15 名,其用力肺活量分别为(1.79±0.74)L、(2.31±0.87)L 和(3.08±0.65)L,拟推断石棉肺患者、石棉肺可疑患者和正常人的用力肺活量是否不同,宜采用的假设检验的方法是(　　)

A. 两组均数比较的 t 检验

B. 方差齐性检验

C. 完全随机设计方差分析

D. 随机区组方差分析

E. 析因设计方差分析

19. 完全随机设计的方差分析中,下列式子中正确的是(　　)

A. $SS_{总} = SS_{组间} + SS_{组内}$

B. $MS_{总} = MS_{组间} + MS_{组内}$

C. $SS_{组间}$ 大于 $SS_{组内}$

D. $MS_{组间}$ 大于 $MS_{组内}$

E. $v_{组间}$ 小于 $v_{组内}$

20. 若要研究某主要的干预因素对实验结局的影响,研究分为 3 个组(该干预因素的 3 个水平),但同时也知道另一个因素也可能对实验结局造成影响,如果不考虑因素间的交互作用,所采用的实验设计类型最好为(　　　)

A. 配对设计   B. 完全随机化设计   C. 随机区组设计

D. 交叉设计   E. 拉丁方设计

21. 某医科大学某教研组研究棉布、府绸、的确良、尼龙 4 种衣料对棉花吸附十硼氢量 (γ)。每种衣料各作 5 次检验,检验指标为 4 种衣料内棉花吸附十硼氢量(γ),研究的目的是比较 4 种衣料内棉花吸附十硼氢量(γ)有无差别,请问该研究的设计类型为(　　　)

A. 配对设计   B. 完全随机化设计   C. 随机区组设计

D. 交叉设计   E. 拉丁方设计

22. 某研究者在 4 种不同温度下分别独立地重复 10 次试验,共测得某定量指标的数据 40 个,若采用完全随机设计方差分析进行统计分析,其组间自由度为(　　　)

A. 39   B. 36   C. 26

D. 9   E. 3

23. 在单因子方差分析中,因子 A 有 4 个水平,每个水平下的重复试验数分别为 8,5,7,6。已算得因子 A 的平方和 SSA $= 167.53$,误差平方和 SSE $= 337.1$,由此可算得统计量 F 的值为(　　　)

A. 2.73   B. 5.23   C. 3.64

D. 6.30   E. 7.20

24. 用触诊和 X 线摄片对 100 名妇女做乳腺检查,触诊有 40 名阳性,X 线摄片有 70 名阴性,两种方法均检出阳性者 10 名,两种方法检查均阴性的人数为(　　　)

A. 20   B. 30   C. 50

D. 40   E. 60

25. 两组有效率比较的检验功效相关因素是(　　　)

A. 检验水准和样本率   B. 总体率差别和样本含量   C. 样本含量和样本率

D. 总体率差别和理论频数   E. 容许误差和检验水准

26. 某医院用 3 种不同的方法治疗急性阑尾炎患者 300 例,已知 3 种治疗方法的有效率不全相等,如果要进一步比较 3 种疗法之间的差异,以推断是否任意 2 种治疗方法的有效率之间存在差别,若采用 Bonferroni 方法校正后的检验水准应该是(　　　)

A. 0.017   B. 0.008   C. 0.025

D. 0.005   E. 0.013

27. 如果要研究某疾病与遗传的关系,对 303 对至少一人患有猩红热的双生子进行调查,其中单卵双生中两人都患病的对子数是 84 对,一人患病的是 59 对,双卵双生中两人都患病的对子数是 69 对,一人患病的对子数是 91 对,应采用的分析方法是(　　　)

A. 连续性校正卡方检验   B. 2×3 列联表卡方检验   C. 配对卡方检验

D. Fisher 确切概率法   E. 四格表资料的卡方检验

28.下列问题中不能采用卡方检验进行统计推断的是( )

　　A.比较两种药物治疗某种疾病按照治疗效果"治愈、缓解、无效"的疗效

　　B.比较两种药物治疗某种疾病按照病情"轻、中、重"的构成

　　C.比较不同性别人群高血压的患病率有无差异

　　D.比较新药和常规药物的疗效"有效、无效"有无差异

　　E.比较不同民族 ABO 血型的分布有无差异

29.对总合计数 n 为 500 的 5 个样本率的资料做卡方检验,其自由度为( )

　　A.499　　　　　　　　　　B.496　　　　　　　　　　C.1

　　D.4　　　　　　　　　　　E.9

30.对三个国家的血型构成(A、B、O、AB),做抽样调查后进行比较(做假设检验),若有一个理论频数小于 5 大于 1,则( )

　　A.仍做 R×C 表卡方检验

　　B.进行合理的合并

　　C.做校正卡方检验

　　D.最好增加样本例数

　　E.应做确切概率法

31.用两种方法检查已确诊的乳腺癌患者 120 名。甲法的检出率为 60%,乙法的检出率为 50%,甲、乙两法一致检出率为 35%,试问两种方法何者为优,宜用( )

　　A.卡方检验　　　　　　　B.方差分析　　　　　　　C.秩和检验

　　D. t 检验　　　　　　　　E.SNK-q 检验

32.总体均数的置信区间主要用于( )

　　A.估计"正常人群"某指标 95% 观察值所在范围

　　B.反映该区间有 95% 的可能性包含总体参数

　　C.反映总体均数的可能取值范围

　　D.反映某指标的观察值波动范围

　　E.反映 95% 的样本均数在此范围内

33.95% 与 99% 的置信区间相比较( )

　　A.前者的估计范围要窄些,估计精度要低些

　　B.前者的估计范围要宽些,估计精度要低些

　　C.前者的估计范围要宽些,估计精度要高些

　　D.二者的估计精度相同

　　E.前者的估计范围要窄些,估计精度要高些

34.两样本均数比较时,以下检验水准中犯第二类错误最小的是( )

　　A. $\alpha=0.05$　　　　　　B. $\alpha=0.01$　　　　　　C. $\alpha=0.15$

　　D. $\alpha=0.20$　　　　　　E. $\alpha=0.30$

35.两种药物疗效(治愈、显效、好转、无效)比较,宜用( )

　　A.卡方检验　　　　　　　B.方差分析　　　　　　　C.秩和检验

　　D. t 检验　　　　　　　　E.SNK-q 检验

36.某医院三年间 4 种甲状腺疾病在春、夏、秋、冬四个季节中发病数据如下:甲亢,春季

411例、夏季451例、秋季294例、冬季284例;亚甲炎,春季249例、夏季329例、秋季331例、冬季2例;甲低,春季60例、夏季61例、秋季59例、冬季52例;甲状腺肿瘤,春季45例、夏季50例、秋季46例、冬季40例,为了解4种甲状腺疾病在四个季节中发病人数分布之间的差异,宜用(　　　)

  A.t检验   B.卡方检验   C.秩和检验

  D.F检验   E.Z检验

37.某医师做了一个配对秩和检验,$n=10$,$T_+=15$,$T_-=40$,查T界值表:概率为0.05的T界值为8~47,则P值为(　　　)

  A.$P>0.05$ B.$P<0.05$ C.$P=0.05$

  D.$P\leqslant0.05$ E.条件不足无法判断

38.某资料经配对秩和检验得$T=34$,由$n=20$查双侧T界值如下:双侧0.10的T界值为60~150;双侧0.05的T界值为52~158;双侧0.01的T界值为37~173;则P值为(　　　)

  A.$P>0.10$ B.$0.05<P<0.10$ C.$0.01<P<0.05$

  D.$P<0.01$ E.条件不足无法判断

39.在针刺麻醉下对肺癌、肺化脓、肺结核3组患者进行肺切除手术,效果分Ⅰ、Ⅱ、Ⅲ和Ⅳ4个等级,分析3组患者的治疗效果分布有无差别,宜用(　　　)

  A.四格表资料卡方检验 B.方差分析   C.秩和检验

  D.t检验   E.行×列表资料卡方检验

40.为研究A、B两种试剂盒测量人体血液中氧化低密度脂蛋白含量(mmol/L)的差异,分别用两种试剂盒测量同一批检品(200例),假设检验方法应选用(　　　)

  A.H检验   B.成组t检验   C.两样本X^2检验

  D.配对t检验   E.配对X^2检验

41.下列关于样本含量估计,哪项描述是不正确的?(　　　)

  A.样本含量的估计需要考虑四个要素:检验水准、检验效能、总体间差值、总体变异

  B.假设检验Ⅰ型错误概率α规定的越小,所需样本含量越大

  C.假设检验Ⅱ型错误概率β规定的越小,所需样本含量越大

  D.两总体均数差值或两总体率的差值越小,所需样本含量越大

  E.组成总体的个体间变异越小,所需样本含量越大

42.为保证同质性,在试验开始前应对研究对象的条件作出明确的规定,下列哪种说法是不正确的?(　　　)

  A.研究对象应具有明确的纳入与排除标准

  B.选择对处理因素敏感的对象

  C.选择依从性好的对象

  D.注重医学伦理问题,以受试者的利益为最高原则

  E.干预研究应该纳入不同病情的受试对象以保证试验结果的推广性

43.下列关于处理因素的叙述,哪项是不正确的?(　　　)

  A.处理因素就是指研究因素,是根据研究目的施加于研究对象的干预措施

  B.比较某降血压药物三种不同剂量的疗效,该研究涉及一个处理因素

C. 比较某降血压药物三种不同剂量的疗效,该研究涉及一个处理因素,三个水平

D. 比较三种降血压药物的疗效,该研究涉及三个处理因素

E. 比较三种降血压药物的疗效,该研究涉及一个处理因素

44. 下列关于非处理因素的叙述,哪项是不正确的?（   ）

A. 试验过程中除处理因素之外也能使受试对象产生效应的因素

B. 她可能干扰处理因素与效应的关系,又称为混杂因素

C. 试验设计阶段应尽量控制非处理因素对结果的干扰

D. 有些非处理因素在试验设计阶段未能控制,在分析阶段可以采用合适的统计分析方法进行调整

E. 非处理因素一定会对试验效应产生影响,因此,应在试验设计阶段或分析阶段尽量进行严格控制

45. 下列关于灵敏度和特异度的叙述,哪项是不正确的?（   ）

A. 灵敏度指的是能够反应某处理因素效应的程度

B. 灵敏度反应的是某指标检出真阳性的能力

C. 特异度反应的是某指标检出真阴性的能力

D. 特异度高的指标检可减少假阳性率

E. 灵敏度高的指标检可增大假阴性率

配伍选择题

下列 46-50 题共用下列相同选项。

A. 空白对照　　B. 安慰剂对照　　C. 标准对照

D. 实验对照　　E. 自身对照　　F. 相互对照

46. 几种不同药物疗效之间的相互比较（   ）

47. 同一受试对象某一生物材料分别采用两种不同测试方法,比较两种测试方法之间是否存在差别（   ）

48. 某试验研究为了了解某种手术方法治疗的效果,试验组给予该手术操作,对照组采用了与该手术方法类似的假手术（   ）

49. 为研究中医针灸的效果,实验组受试对象接受标准的中医针灸,而对照组受试对象接受"假针灸"（   ）

50. 在某新药临床试验中,对照组采用目前疗效明确的某种药物(代表当时治疗方法的平均水平),试验组采用某种新药（   ）

二、简答题(共 2 题,共 20 分)

1. 简述假设检验的概念、基本思想及检验效能(举例解释检验效能)。(8 分)

2. 已知多元线性回归模型的一般表达式可表示为下列公式,请对该模型的系数及残差进行解释,并简要描述多元线性回归分析需要满足的条件。(12 分)

$$Y = \beta_0 + \beta_1 X_1 + \beta_2 X_2 + \cdots + \beta_m X_m + \varepsilon$$

三、论述题（共 1 题，共 15 分）

1. t 检验、F 检验与线性回归，χ^2 检验与 logistic 回归之间的区别与联系是什么？（15 分）

四、计算分析题（共 1 题，共 15 分）

1. 某研究欲比较静脉血和指间血的葡萄糖含量，随机抽取了 15 名成年人的静脉血和指间血，测量其血糖水平（表 A-1），比较两者的血糖水平有无差异。请根据软件分析结果及下列要求作答。

（1）请根据表 A-2 完成假设检验的基本过程（假定差值已经服从正态分布）。（3 分）

（2）请根据表 A-3 完成假设检验的基本过程（假定两组资料均服从正态分布）。（6 分）

（3）上述两种假设检验的结果哪种更能回答本题目所提出的问题，为什么？（2 分）

（4）如果假设检验的方法用错了，可能导致第一类错误的风险增加还是第二类错误的风险增加，并解释假设检验的两类错误。（4 分）

表 A-1 成人静脉血和指间血的葡萄糖含量（mmol/L）

编号	1	2	3	4	5	6	7	8	9	10	11	12	13	14	15
静脉血	5.6	5.4	7.2	4.9	6.3	6.8	7.8	8.0	5.5	6.6	7.8	8.8	9.0	8.2	8.4
指间血	5.4	5.0	6.8	4.5	6.0	6.2	7.4	7.8	5.2	6.0	7.1	8.3	8.5	7.4	8.0

表 A-2 配对 t 检验的结果

t	自由度	显著性（双尾）
10.020	14	0.000

表 A-3 成组 t 检验的结果

	方差齐性检验结果		t 检验的结果		
	F	显著性	t	自由度	显著性（双尾）
假定方差相等	0.039	0.845	0.940	28	0.355
假定方差不相等			0.940	27.949	0.355

试卷 B

一、选择题(每题 1 分,共 50 分)

1. 调查某地高血压患者情况,以舒张压≥90mmHg 为高血压,结果在 1000 人中有 100 名高血压患者,900 名非高血压患者,整理后的资料是(　　)
   A. 计量资料
   B. 计数资料
   C. 多项分类资料
   D. 等级资料
   E. 既是计量资料又是分类资料

2. 已知动脉硬化患者载脂蛋白 B 的含量(mg/dl)呈明显偏态分布,描述其个体差异比较适合的统计指标应使用(　　)
   A. 全距　　　　　　　　　　B. 标准差　　　　　　　　　　C. 变异系数
   D. 方差　　　　　　　　　　E. 四分位数间距

3. 某医师检测了 60 例链球菌咽炎患者的潜伏期,结果如下:潜伏期(小时)(病例数),12~(1)、24~(10)、36~(18)、48~(14)、60~(5)、72~(4)、84~(4)、96~(2)、108~(2)。欲评价该资料的集中趋势和离散程度,最合适的指标是(　　)
   A. 均数和标准差
   B. 几均数和全距
   C. 中位数和四分位数间距
   D. 均数和差
   E. 均数和变异系数

4. 对于正偏态分布的总体,当样本含量足够大时,样本均数的分布近似为(　　)
   A. 正偏态分布　　　　　　　B. 负偏态分布　　　　　　　C. 正态分布
   D. t 分布　　　　　　　　　E. 标准正态分布

5. 某市 1998 年调查了留住该市 1 年以上,无明显肝、肾疾病,无汞作业接触史的居民 238 人的发汞含量,结果如下:发汞值(μmol/kg)(人数),1.5~(20)、3.5~(66)、5.5~(80)、7.5~(28)、9.5~(18)、11.5~(6)、13.5~(2)、15.5~(2)。欲估计该市居民发汞值的 95% 医学参考值范围,宜计算(　　)

A. $\hat{Y}=a+bX\pm1.96S$ B. $\hat{Y}=a+bX+1.645S$ C. $P_{2.5}\sim P_{97.5}$

D. P_{95} E. P_5

6. 高血压临床试验分为试验组和对照组,分析考虑治疗 0、2、4、6、8 血压的动态变化和改善情况,为了直观显示出两组血压平均变动情况,宜选用的统计图是( )

     A. 半对数图   B. 线图   C. 条图

     D. 直图   E. 百分条图

7. 研究三种不同麻醉剂在麻醉后的镇痛效果,采用计量评分法,分数呈偏态分布,比较终点时分数的平均水平及个体的变异程度,应使用的图形是( )

     A. 复式条图   B. 复式线图   C. 散点图

     D. 直方图   E. 箱式图

8. 某研究欲比较某市 1949—1953 年 15 岁以下儿童结核病和白喉死亡率资料,应选用的统计图是( )

     A. 条图   B. 百分条图   C. 圆图

     D. 线图或半对数线图   E. 直图

9. 某研究欲比较实验组和对照组 4 周后血压的变化情况,已知各组 4 周后与基线的差值均满足正态分布,请问适合采用下列哪种统计图?( )

     A. 误差条图   B. 百分条图   C. 圆图

     D. 线图或半对数线图   E. 箱式图

10. 已知某地 25 岁正常成年男性的平均收缩压为 113.0mmHg,从该地随机抽取 20 名 8 岁正常男孩,测得其平均收缩压为 90.0mmHg,标准差为 9.8mmHg。90.0mmHg 与 113.0mmHg 不同,原因是( )。

     A. 样本例数太少   B. 抽样误差   C. 总体均数不同

     D. 系统误差   E. 样本均数不可比

11. 以往的经验:某高原地区健康成年男子的红细胞数不低于一般健康成年男子的红细胞数。某医师在某高原地区随机抽取调查了 100 名健康成年男子的红细胞数,与一般健康成年男子的红细胞数进行 t 检验后,得到 $P=0.1785$,故按照 $\alpha=0.05$ 的水准,结论为( )。

     A. 该地区健康成年男子的红细胞数高于一般

     B. 该地区健康成年男子的红细胞数等于一般

     C. 尚不能认为该地区健康成年男子的红细胞数高于一般

     D. 尚不能认为该地区健康成年男子的红细胞数等于一般

     E. 无法下结论,因为可能犯 II 型错误

12. 测得 10 名正常人和 10 名病毒性肝炎患者血清转铁蛋白的含量(g/L),结果如下:正常人,2.65、2.72、2.85、2.91、2.55、2.76、2.82、2.69、2.64、2.73;病毒性肝炎患者,2.36、2.15、2.52、2.28、2.31、2.53、2.19、2.34、2.30、2.41。比较患者和正常人的转铁蛋白是否有显著性差别,宜用( )

     A. 两样本均数的 u 检验

     B. 样本均数与总体均数的 t 检验

     C. 两样本均数的 t 检验

D. 配对设计 t 检验

E. 先做方差齐性检验，再决定检验法

13. 已知正常人乙酰胆碱酯酶活力的平均数为 1.44U，现测得 10 例慢性气管炎患者乙酰胆碱酯酶活力分别为：1.50、2.19、2.32、2.41、2.11、2.54、2.20、2.22、1.42、2.17。欲比较慢性气管炎患者乙酰胆碱酯酶活力的总体均数与正常人有无显著性的差别，宜用（　　）

A. 两样本均数的 t 检验

B. 配对设计 t 检验

C. 两样本均数的 u 检验

D. 样本均数与总体均数的 t 检验

E. 样本均数与总体均数的 u 检验

14. 测定尿铅含量有甲、乙两种方法。现用甲、乙两法检测相同样品，要比较两法测得的结果有无差别，宜用（　　）

A. 配对设计 t 检验或秩和检验

B. 两样本均数的 t 检验

C. 两样本均数的 u 检验

D. 协方差分析

E. 配对设计 u 检验

15. 比较 3 种抗癌药物对小白鼠肉瘤的抑瘤效果，先将 15 只染有肉瘤的小白鼠按体重大小配成 5 个区组，每个区组内 3 只小白鼠随机接受 3 种抗癌药，以肉瘤的重量为指标，问 3 种不同药物的抑瘤效果有无差别，3 种药物作用后小白鼠肉瘤平均重量各不相同，其变异被称为（　　）

A. $SS_{总}$ 　　　　　　　　　B. $SS_{处理}$ 　　　　　　　　　C. $SS_{组内}$

D. $SS_{配伍}$ 　　　　　　　　　E. $SS_{误差}$

16. 某职业病防治院测定了年龄相近的 10 名男性工前、工中、工后肺活量，其用力肺活量分别为 (3.08 ± 0.65)L、(2.31 ± 0.87)L 和 (1.79 ± 0.74)L，拟推断工前、工中和工后的用力肺活量是否不同，宜采用的假设检验的方法是（　　）

A. 两组均数比较的 t 检验

B. 方差齐性检验

C. 完全随机设计方差分析

D. 随机区组方差分析

E. 析因设计方差分析

17. 对有 k 个处理组，b 个随机区组的资料进行双因素方差分析，其误差的自由度正确的是（　　）

A. $kb-k-b$ 　　　　　　　　B. $kb-k-b-1$ 　　　　　　　　C. $kb-k-b-2$

D. $kb-k-b+1$ 　　　　　　　E. $kb-k-b+2$

18. 对于计量资料的比较，在满足参数法条件下用非参数分析方法分析，可能产生的结果是（　　）

A. 增加Ⅰ类错误 　　　　　　B. 增加Ⅱ类错误 　　　　　　C. 减少Ⅰ类错误

D. 减少Ⅱ类错误 　　　　　　E. 两类错误都增加

19. 某研究室用甲、乙两种血清学法检查 422 例确诊的鼻咽癌患者,结果为:甲法和乙法均阳性为 261 例,甲法阳性、乙法阴性为 110 例,甲法阴性、乙法阳性为 20 例,甲法和乙法均阴性为 31 例。分析两种检验结果之间有无差别,则检验公式是(　　)

A. $x^2 = \dfrac{(b-c)^2}{b+c}$

B. $x^2 = \dfrac{(ad-bc)^2 n}{(a+b)(c+d)(a+c)(b+d)}$

C. $x^2 = \dfrac{(|ad-bc|-n/2)^2 n}{(a+b)(c+d)(a+c)(b+d)}$

D. $x^2 = n\left(\sum \dfrac{A^2}{n_R n_C} - 1\right)$

E. $P = \dfrac{(a+b)!\ (c+d)!\ (a+c)!\ (b+d)!}{a!\ b!\ c!\ d!\ n!}$

20. 两种方案治疗急性无黄疸型病毒肝炎 180 例,比较两组疗效有无差别。其中中药组无效、好转、显效和痊愈分别为 49、31、5、15;中西药组无效、好转、显效和痊愈分别为 45、9、22、4,宜采用下列哪种方法?(　　)

A. 3×3 表的 X^2 检验

B. 2×4 表的 X^2 检验

C. 3×3 列联表的 X^2 检验

D. 2×4 列联表的 X^2 检验

E. 成组设计两样本比较的秩和检验

21. 对 100 名钩端螺旋体患者同时用间接免疫荧光抗体实验和显微镜凝聚实验进行血清学诊断,结果间接免疫荧光抗体实验诊断阳性率为 80%,显微镜凝聚实验诊断阳性率为 70%,两法诊断一致阳性率为 60%,则两种方法检验一致阴性的人数为(　　)

A. 10　　　　　　　　　B. 15　　　　　　　　　C. 20

D. 25　　　　　　　　　E. 30

22. 从甲、乙两文中,查到同类研究的两个率比较的检验,甲文、乙文可认为(　　)

A. 两文结果有矛盾　　　　　B. 两文结果完全相同　　　　　C. 甲文结果更为可信

D. 乙文结果更为可信　　　　E. 甲文说明总体的差异较大

23. 两组资料作回归分析,直线回归系数 b 较大的一组,表示(　　)

A. 两变量关系密切的可能性较大

B. 检验显著的可能性较大

C. 决定系数 R^2 较大

D. 决定系数 R^2 可能大也可能小

E. 数量依存关系更密切

24. 1~7 岁儿童可以用年龄(岁)估计体重(市斤),回归方程为 $\hat{Y} = 14 + 4X$,若将体重换成国际单位 kg,则此方程(　　)

A. 常数项改变

B. 回归系数改变

C. 常数项和回归系数都改变

D. 常数项和回归系数都不改变

E. 决定系数改变

25. 对同一份资料进行直线回归与相关分析,回归方程为 $\hat{Y}=a+bX$,相关系数为 r,S_X 和 S_Y 分别为自变量和因变量的标准差,则得到的 b 和 r 的关系是(　　)

　　A. $b=rS_X/S_Y$　　　　　　　B. $b=rS_Y/S_X$　　　　　　　C. $b=rS_XS_Y$

　　D. $r=bS_XS_Y$　　　　　　　E. $r=bS_Y/S_X$

26. 通过线性回归分析,得到决定系数 $R^2=0.49$,$P<0.05$,这一结果说明的是(　　)

　　A. 一定有相关系数 $r=0.70$

　　B. $MS_{回归}>MS_{残差}$

　　C. $SS_{回归}>SS_{残差}$

　　D. Y 的总变异有 49% 可以由 X 与 Y 的线性关系解释

　　E. Y 的总变异有 51% 可以由 X 与 Y 的线性关系解释

27. 进行线性相关分析时,当 $n=12$,$r=0.767$,查 r 界值表得 $F_{0.001/2,10}=0.823$,$F_{0.002/2,10}=0.795$,$F_{0.005/2,10}=0.750$,则 P 值的范围是(　　)

　　A. $0.002<P<0.005$　　　　B. $0.001<P<0.002$　　　　C. $P<0.001$

　　D. $P<0.002$　　　　　　　E. $P>0.005$

28. 在多元回归分析中,若对某个自变量的值都乘以一个常数 $c(c\neq0)$,则(　　)

　　A. 偏回归系数不变、标准回归系数改变

　　B. 偏回归系数改变、标准回归系数不变

　　C. 偏回归系数与标准回归系数均不改变

　　D. 偏回归系数与标准回归系数均改变

　　E. 偏回归系数和决定系数均改变

29. 一项关于添加赖氨酸促进生长发育的实验研究,将随机抽取的若干小学三年级学生随机分配到甲、乙两组,甲组课间餐添加赖氨酸,乙组给予正常课间餐,追踪观察一段时间后比较两组身高、体重增长情况。此项研究中提到的赖氨酸是(　　)

　　A. 处理因素　　　　　　　　B. 非处理因素　　　　　　　　C. 混杂因素

　　D. 课间添加物　　　　　　　E. 营养素

30. 某医生预研究清肝活血颗粒治疗非酒精性脂肪肝的效果,将在该医院用清肝活血颗粒治疗的 60 例患者作为试验组,采用常规疗法的 30 例患者作为对照组,从而比较两种治疗方法的效果。该方案(　　)

　　A. 可行

　　B. 未遵循随机化原则

　　C. 对照组样本含量太小

　　D. 只需进行自身治疗前后对照

　　E. 对照设立不当,应设立空白对照

31. 下列关于灵敏度和特异度的叙述,哪项是不正确的?(　　)

　　A. 灵敏度指的是能够反映某处理因素效应的程度

　　B. 灵敏度反映的是某指标检出真阳性的能力

　　C. 特异度反映的是某指标检出真阴性的能力

D. 特异度高的指标检可增大假阳性率

E. 灵敏度高的指标检可减少假阴性率

32. 以下关于实验效应的叙述,不正确的是(　　)

A. 观察指标有主观指标和客观指标之分,客观指标具有较好的真实性和可靠性

B. 观察指标的准确度指观察值与真值的接近程度

C. 精密度指对同一指标进行重复观察时,观察值与其均值的接近程度

D. 指标的灵敏度反映检出真阳性的能力

E. 指标的特异度反映其鉴别假阳性的能力

33. 实验组和对照组除了哪项外,要求其他条件必须齐同?(　　)

A. 系统误差 　　　　　B. 处理因素 　　　　　C. 年龄人口构成比

D. 个体因素 　　　　　E. 抽样误差

34. 实验设计时,受试对象如何分组,可使得组与组之间具有最好的可比性?(　　)

A. 多分几组

B. 将条件接近的分入同一组

C. 将条件接近的分入不同组

D. 将体质弱的分入对照组,强的分入实验组

E. 各组的例数相等

35. 按研究对象特征,即可能产生混杂作用的某些因素(如年龄、性别、种族、文化程度、居住条件等)先进行分层,然后在每层内随机地把研究对象分配到各处理组中去,属于下列哪种随机化类型?(　　)

A. 简单随机化 　　　　B. 区组随机化 　　　　C. 分层随机化

D. 分层区组随机化 　　E. 动态随机化

36. 下列关于重复原则的叙述,不正确的是(　　)

A. 重复是指在相同实验条件下重复进行多次观察

B. 重复是消除非处理因素的重要方法

C. 重复既可以表现为样本量的大小,又可以表现为重复次数的多少

D. 如果研究的重复度不够,结果将不稳定,检验效能会降低

E. 为研究某一药物的疗效,将同一批受试对象在多个不同时点进行重复测量,符合重复原则

37. 下列关于样本含量估计,不正确的是(　　)

A. 样本含量的估计需要考虑四个要素:检验水准、检验效能、总体间差值、总体变异

B. 假设检验 I 型错误概率 α 规定的越小,所需样本含量越大

C. 假设检验 II 型错误概率 β 规定的越小,所需样本含量越大

D. 两总体均数差值或两总体率的差值越大,所需样本含量越大

E. 组成总体的个体间变异越大,所需样本含量越大

38. 单盲临床试验中,始终处于盲态的是(　　)

A. 患者 　　　　　　　B. 医生 　　　　　　　C. 护士

D. 数据管理人员 　　　E. 统计分析人员

39. 对于小样本配对资料的符号秩和检验，按照配对的差值的绝对值进行编秩，正负号的秩和分别为 T_+ 和 T_-，$T_+ < T_-$，判断差异显著性的依据是（ ）

    A. T_+ 大于界值的上限   B. T_+ 小于界值的下限   C. T_+ 小于界值的上限

    D. T_- 小于界值的下限   E. 大于界值的下限

40. 两样本比较的秩和检验中，甲组数据中最小数据有 2 个 0.2，乙组数据中最小数据有 3 个 0.2，则数据 0.2 对应的秩次是（ ）

    A. 0.2   B. 1.0   C. 3.0

    D. 5.0   E. 2.5

配伍选择题

下列 41—45 题共用下列相同选项。

    A. $\mu_d = 0$ B. $M_d = 0$ C. $M_1 = M_2$ D. $\mu_1 = \mu_2$

    E. $B = C$ F. $\pi_1 = \pi_2$ G. $\beta = 0$ H. $\rho = 0$ I. $\mu = \mu_0$（已知）

41. 如果某项研究需要观察有无淋巴转移的胃癌患者的生存时间是否相同，经检验两个样本来自方差相等的非正态分布总体，则无效假设为（ ）

42. 某项干预研究致力于对 28 名轻度牙周炎疾病的成年人进行良好的口腔卫生保健，按照牙周情况好转程度分别给予 +3、+2、+1 的评分；牙周情况变差程度分别给予 −1、−2、−3 的评分；没有变化给予 0 分，各种程度对应的人数分别为 4、5、6、5、4、2、2。如果要对该干预措施进行评价，则无效假设为（ ）

43. 现有 198 份痰液标本，每份标本分别用 A 和 B 两种培养基培养结核菌，结果表述为：A 和 B 两种培养基均为阳性共 48 例，A 培养基阳性和 B 培养基阴性共 24 例，A 培养基阴性和 B 培养基阳性共 20 例，A 和 B 两种培养基均为阴性共 106 例，问 A 和 B 两种培养基的阳性培养率是否相等，则无效假设为（ ）

44. 某研究欲探讨某种代乳粉的营养价值，用大白鼠进行试验，得到大白鼠进食量和体重增加量之间存在线性相关关系，如果想用大白鼠的进食量来估计体重的增加量，则无效假设为（ ）

45. 以往通过大规模调查得到某地新生儿平均出生体重为 3.30kg，从该地难产儿中随机抽取 35 名作为样本进行研究，平均出生体重为 3.44kg，标准差为 0.42kg，问该地难产儿出生体重与一般新生儿出生体重有无差异，则无效假设为（ ）

下列 46—50 题共用下列相同选项。

    A. 空白对照   B. 安慰剂对照   C. 标准对照

    D. 实验对照   E. 自身对照   F. 相互对照

46. 研究某种药物抑制肿瘤的效果，将实验鼠染瘤后随机分为 2 组，一组采用有抑制肿瘤的饲料喂养，另一组采用无抑制肿瘤效果的饲料喂养（ ）

47. 某试验研究为了了解某种手术方法治疗的效果，试验组给予该手术操作，对照组采用了与该手术方法类似的假手术（ ）

48. 同一种药物治疗某种疾病不同剂量之间的比较（ ）

49. 为了克服研究者、受试者、参与疗效分析与评估人员由于心理因素造成的偏倚所采用的对照类型（ ）

50. 在某新药临床试验中,对照组采用目前疗效明确的某种药物(代表当时治疗方法的平均水平),试验组采用某种新药(　　　)

二、简答题(共 2 题,共 17 分)

1. 简述率的标准化的基本思想和注意事项。(7 分)
2. 简述多元线性回归的分析思路。(10 分)

三、论述题(共 1 题,共 18 分)

1. 论述完全随机设计、配对设计和随机区组设计的设计与分析要点、优缺点。(18 分)

四、计算分析题(共 1 题,共 15 分)

1. 某高校 14 名一年级女大学生的身高(cm)与体重(kg)数据表如表 B-1 所示,假定双变量服从正态分布。根据软件分析的结果进行下列问题的分析。

(1) 根据表 B-2 以及相关系数假设检验的公式,写出相关系数假设检验的基本过程。(3 分)

(2) 根据表 B-3 写出回归系数假设检验的基本过程。(3 分)

(3) 采用方差分析对回归方程进行假设检验,其假设检验的基本思想是什么?(4 分)

(4) 根据表 B-4 计算回归系数 95% 置信区间。(2 分)

(5) 根据表 B-5 对决定系数(R^2)进行解释。(3 分)

表 B-1　某高校 14 名一年级女大学生的身高与体重数据

身高/cm	159	160	163	170	162	165	166	164	171	158	167	160	173	172
体重/kg	50	53	55	60	54	55	56	55	62	48	58	54	65	64

表 B-2　相关分析结果

		身高	体重
身高	皮尔逊相关性	1	.966**
	显著性(双尾)		.000
	个案数	15	15
体重	皮尔逊相关性	.966**	1
	显著性(双尾)	.000	
	个案数	15	15

注:**. 在 0.01 检验水准(双尾);相关性显著,($t_r = 38.9830$)。

表 B-3　方差分析表ª

模型		平方和	自由度	均方	F	显著性
1	回归	396.988	1	396.988	182.070	.000ᵇ
	残差	28.345	13	2.180		
	总计	425.333	14			

注:a.因变量:体重;b.预测变量:(常量),身高。

表 B-4　系数ª分析结果表

模型		未标准化系数		标准化系数	t	显著性
		B	标准误差	Beta		
1	(常量)	−110.751	12.339		−8.976	.000
	身高	1.012	.075	.966	13.493	.000

注:a.因变量:体重。

表 B-5　模型摘要ª

模型	R	R 方	调整后 R 方	标准估算的误差
1	.966ᵇ	.933	.928	1.47662

注:a.因变量:体重;b.预测变量:(常量),身高。

试卷 C

一、选择题（每题 1 分，共 50 分）

1. 下列关于随机误差产生的主要原因的描述，哪项是正确的？（   ）

A. 随机误差可以描述为同一测量对象的多次结果存在差异

B. 随机误差是由各种偶然因素造成的

C. 随机误差是由生物体的自然变异和各种不可预知因素导致的

D. 随机误差没有固定的大小和方向，但具有一定的规律性

E. 随机误差不可避免，但可以通过多次测量求平均值对其进行准确地估计

2. 下列关于系统误差的描述，哪项是不正确的？（   ）

A. 系统误差是由某些固定的因素所引起的

B. 系统误差的方向通常较为恒定，呈现一定的方向性

C. 在临床试验中研究对象的选择不合适所导致的误差属于系统误差

D. 样本统计量于总体参数之间的差异是系统误差

E. 系统误差可以通过周密的研究设计和测量过程的标准化等措施加以消除或控制

3. 某地 630 名正常女性血清甘油三酯含量（mmol/L）的频数数据（频数）如下：0.10—0.40(27)、0.40—0.70(169)、0.70—1.00(167)、1.00—1.30(94)、1.30—1.60(81)、1.60—1.90(42)、1.90—2.20(28)、2.20—2.50(14)、2.50—2.80(4)、2.80—3.10(3)、>3.10(1)，请问下列哪个统计指标适合于描述该组资料的集中趋势？（   ）

　　A. 算术均数　　　　　　B. 几何均数　　　　　　C. 中位数

　　D. 百分位数　　　　　　E. 极差

4. 在描述一组数据的集中趋势或平均水平时，中位数和算术均数相比，其优点是（   ）

　　A. 都用来反映一组数据的集中趋势或平均水平

　　B. 中位数的确定取决于其在数据序列中的位置，而不是由全部观察值得出，因此不受少数特别大或特别小的极端值的影响

　　C. 在频数分布呈明显偏态或频数分布两端无确定数值时，使用中位数描述集中趋势或平均水平较为合理

　　D. 当变量呈对称分布，对于样本资料，由于算术平均数利用了所有的观察值，所以较中位数更为稳定

E. 中位数不利于统计分析,如根据两组数据的中位数无法计算出合并的中位数

5. 已知某男性动脉粥样硬化人群载脂蛋白 B 的含量(mg/dl)的频数数据(频数)如下:<43(23)、43—63(40)、63—83(23)、83—103(38)、103—123(30)、123—143(45)、143—163(30)、>163(30),请问下列哪个统计指标适合于描述该组资料的离散趋势?(　　　)

    A. 变异系数　　　　　　　　B. 极差　　　　　　　　　　C. 标准差

    D. 四分位间距　　　　　　　E. 方差

6. 某地调查 100 名男性中学生和大学生的身高,得到中学生的身高标准差为 40.5cm,大学生的身高标准差为 41.0cm,欲比较两者的变异程度,下面哪个结果是正确的?(　　　)

    A. 中学生的身高标准差变异度较大

    B. 大学生的身高标准差变异度较大

    C. 两者变异程度接近

    D. 由于两者变异程度差别很小,不能确定何者更大

    E. 由于其他方面的原因,两者变异程度不能直接比较

7. 已知某女性动脉粥样硬化人群载脂蛋白 B 的含量(mg/dl)的频数数据(频数)如下:<43(60)、43—63(80)、63—83(70)、83—103(50)、103—123(20)、123—143(15)、143—163(15)、>163(10),该组资料的特点是(　　　)

    A. 数据离散度较大　　　　　B. 数据离散度较小　　　　　C. 数值偏向较大的方向

    D. 数值偏向较小的方向　　　E. 数值分布不均匀

8. 欲比较某地成年男子的舒张压和收缩压的变异程度,应采用的指标是下列哪一个?(　　　)

    A. 变异系数　　　　　　　　B. 极差　　　　　　　　　　C. 标准差

    D. 四分位间距　　　　　　　E. 方差

9. 百分位数法适用于任何类型的资料,在应用百分位数法确定医学参考值范围时,当数据呈现明显的偏态时,需要的条件是(　　　)

    A. 数据服从正态分布　　　　B. 数据的变异较小　　　　　C. 不能有异常值

    D. 样本含量比较大　　　　　E. 方差

10. 正态分布曲线下右侧 5% 对应的分位点为(　　　)

    A. $\mu+1.64\sigma$　　　　　　B. $\mu+1.96\sigma$　　　　　C. $\mu-1.96\sigma$

    D. $\mu+2.58\sigma$　　　　　　E. $\mu-2.58\sigma$

11. 对 95% 医学正常值范围或者参考值的理解,不正确的是(　　　)

    A. 在此范围之外可能为异常

    B. 在此范围之内可能为正常

    C. 5% 的正常人在此范围之外

    D. 95% 的正常人在此范围之内

    E. 有 95% 的把握认为绝大多数人在此范围之内

12. 某地 1992 年随机抽取 100 名健康女性,算得其血清总蛋白含量的均数为 74g/L,标准差为 4g/L,则其 95% 的参考值范围为(　　　)

    A. $74\pm4\times4$　　　　　　　B. $74\pm1.96\times4$　　　　C. $74\pm2.58\times4$

    D. $74\pm2.58\times4/10$　　　　E. $74\pm1.96\times4/10$

13.已知正常成年男子的红细胞计数近似服从正态分布,已知 $\bar{x}=4.78\times10^{12}/L,s=0.38\times10^{12}/L,z=(4.00-4.78)/0.38=-2.05,1-\Phi(-2.05)=0.9798$,则理论上红细胞计数为(　　)

A.高于的成年男子占 97.98%

B.低于 $4.78\times10^{12}/L$ 的成年男子占 97.98%

C.高于 $4.00\times10^{12}/L$ 的成年男子占 2.02%

D.低于 $4.00\times10^{12}/L$ 的成年男子占 97.98%

E.在 $4.00\times10^{12}/L$ 至 $4.78\times10^{12}/L$ 的成年男子占 48.99%

14.下列关于标准正态分布曲线下的面积计算,不正确的是(　　)

A.$(-1.96,1.96)$ 区间曲线下的面积是 95%

B.$(1.96,2.58)$ 区间曲线下的面积是 2%

C.>1.645 曲线下面积是 2.5%

D.$(-1.96,-1.645)$ 区间曲线下的面积是 2.5%

E.>1.96 曲线下面积是 2.5%

15.甲县恶性肿瘤粗死亡率比乙县高,经标准化后甲县恶性肿瘤标化死亡率比乙县低,其原因最有可能是(　　)

A.甲县的诊断水平高

B.甲县的肿瘤防治工作比乙县好

C.甲县的老年人口在总人口中所占比例比乙县小

D.甲县的老年人口在总人口中所占比例比乙县大

E.甲县的人口比乙县多

16.下列关于假设检验的检验结果描述,正确的是(　　)

A.若 P 值大于 0.05,则不拒绝 H_0,此时可能犯 II 型错误

B.若 P 值小于 0.05,则不拒绝 H_0,此时可能犯 II 型错误

C.若 P 值小于 0.05,则拒绝 H_0,此时可能犯 II 型错误

D.若 P 值小于 0.05,则不拒绝 H_0,此时可能犯 I 型错误

E.若 P 值大于 0.05,则拒绝 H_0,此时可能犯 I 型错误

17.下列关于 I 型错误概率 α 和 II 型错误概率 β 的描述,不正确的是(　　)

A.当样本量确定时,α 越小 β 越大

B.当样本量确定时,α 越大 β 越小

C.欲减小犯 I 型错误概率,可取较小 α

D.欲减小犯 II 型错误概率,可取较大 α

E.若样本含量足够大,可同时避免犯这两类错误

18.以下不能用配对 t 检验方法的是(　　)

A.比较 15 名肝癌患者癌组织和癌旁组织中某基因的表达量

B.比较两种检测方法测量 15 名肝癌患者癌组织中某基因的表达量

C.比较早期和晚期肝癌患者各 15 名癌组织中某基因的表达量

D.比较糖尿病患者经某种药物治疗前后糖化血红蛋白的变化

E.比较 15 名受试者针刺膻中穴前后的痛阈值

19.若将配对设计的数据进行两独立样本均数 t 检验,容易出现的问题是( )

A.增加出现Ⅰ类错误的概率

B.增加出现Ⅱ类错误的概率

C.检验结果的 P 值不准

D.方差齐性检验的结果不准

E.不满足 t 检验的应用条件

20.对四种药物进行临床试验,计算显效率,规定检验水准 $a=0.05$,若需要进行多重比较,采用 Bonferroni 方法校正后的检验水准应该是,已知多个实验组间的两两比较,检验水准的校正公式为 $k(k-1)/2$;实验组与同一个对照组的比较,检验水准的校正公式为 $a/(k-1)$( )

A.0.017　　　　　B.0.008　　　　　C.0.025

D.0.005　　　　　E.0.013

21.某治疗糖尿病的临床试验,将研究对象分为试验组和对照组,从基线开始每隔 15 天监测血糖,观察血糖的动态变化和改善情况,为了直接显示两组血糖的平均变化情况,宜选用的统计图是( )

A.半对数线图　　　　　B.普通线图　　　　　C.箱式图

D.误差条图　　　　　E.百分条图

22.某研究欲比较正常血糖对象、糖尿病前期对象和糖尿病对象的血糖差异,分别抽取了 3 组对象各 50 例的静脉血进行测量,结果表明 3 组对象的血糖值呈偏态分布,适合描述该研究结果的统计图是( )

A.半对数线图　　　　　B.普通线图　　　　　C.箱式图

D.误差条图　　　　　E.百分条图

23.某研究对比 2 种药物治疗某种疾病的效果,有多项指标用于评价治疗效果(用有效率表示),适合描述该研究结果的统计图是( )

A.误差条图　　　　　B.普通线图　　　　　C.箱式图

D.复式条图　　　　　E.百分条图

24.某研究对比两种不同的传染性疾病近 10 年随着时间的变化的变化速度,应选择的图形是( )

A.半对数线图　　　　　B.普通线图　　　　　C.箱式图

D.误差条图　　　　　E.百分条图

25.某研究欲比较糖尿病患者和正常血糖对象的糖化血红蛋白值(%),资料已经整理为频数分布表,为了描述这两组对象的糖化血红蛋白值的分布情况,适合描述该研究结果的统计图是( )

A.误差条图　　　　　B.直方图　　　　　C.箱式图

D.复式条图　　　　　E.百分条图

26.某研究欲比较试验组和对照组治疗高血压 6 周后的血压变化情况,描述该研究结果的统计图是( )

A.误差条图　　　　　B.直方图　　　　　C.箱式图

D.复式条图　　　　　E.百分条图

27. 某研究欲比较有无淋巴细胞转移的癌症患者的生存时间的差异,已知两组对象的生存时间不满足正态分布,适合采用下面哪种假设检验方法?(　　)

　　A. 配对 t 检验　　　　　　B. 配对符号秩和检验　　　　C. 两独立样本 t 检验

　　D. 两独立样本的秩和检验　　E. H 检验

28. 某研究通过健康教育的方式指导 50 例有轻度牙周疾病的大学生进行良好的口腔卫生保健,3 个月后进行健康教育效果评价,如果牙周情况好转,则按照好转高低程度分别给予 +3、+2、+1 的评分;如果牙周情况变差,则按照变差程度分别给予 −1、−2、−3 的评分;没有变化的给予 0 分。资料整理成(频数)如下:+3(10)、+2(8)、+1(6)、0(6)、−1(12)、−2(4)、−3(4),如果要对干预的效果进行评价,适合采用下面哪种假设检验方法?(　　)

　　A. 配对 t 检验　　　　　　B. 配对符号秩和检验　　　　C. 两独立样本 t 检验

　　D. 两独立样本的秩和检验　　E. H 检验

29. 用高蛋白饮食和低蛋白饮食喂养两组雌性小鼠,实验时间从出生到 90 天,观察两组老鼠的增重情况,为判断两组老鼠的增重总体均数是否相等,对于来自方差齐性及正态分布总体的两个样本比较,可以进行 Wilcoxon 秩和检验,通过判断各总体分布的位置是否相同而判断各总体均数是否相等,与进行两独立样本均数的 t 检验相比,下面哪种说法是正确的?(　　)

　　A. 增加出现 Ⅰ 类错误的概率

　　B. 减小出现 Ⅱ 类错误的概率

　　C. 增加出现 Ⅱ 类错误的概率

　　D. 将同时增大犯两类错误的概率

　　E. 非参数检验的结果更准确

30. 某研究检测并比较了轻度、中度和重度慢性乙型肝炎患者血清某炎性标志物的水平,方差分析的结果提示轻度、中度和重度慢性乙型肝炎患者血清该炎性标志物的水平存在差异,如果希望进一步进行多重比较,采用 t 检验会(　　)

　　A. 增加出现 Ⅰ 类错误的概率

　　B. 减小出现 Ⅱ 类错误的概率

　　C. 增加出现 Ⅱ 类错误的概率

　　D. 将同时增大犯两类错误的概率

　　E. 使得结果更准确

31. 为研究正常、单纯型肥胖及皮质醇增多症三组对象的血浆皮质醇的含量是否存在差别,测量了三组对象各 10 人的血浆皮质醇水平,已知不满足方差分析的前提条件,因此考虑进行多个样本比较秩和检验,结果 $P<0.05$,则统计结论是(　　)

　　A. 多个总体均数全不相等

　　B. 多个总体均数不全相等

　　C. 这些样本所属总体都不相同

　　D. 这些样本并非来自相同总体

　　E. 这些样本所属总体分布都不相同

32.下列关于参数检验与非参数检验的描述,下列哪项为最佳选项?（　　）

A.非参数检验的主要优点是放宽了 t 检验和方差分析的正态分布的条件

B.如果满足参数检验的条件却采用非参数检验来做可能会降低检验效能

C.两样本的秩和检验对总体分布的形状差别不敏感,如果两样本来自的两总体均数相同,方差不等的正态分布,不能对其分布的形状进行推断

D.两样本的秩和检验的备择假设不能为总体分布不同,而只能表述为总体分布的位置不同

E.以上说法均正确

33.直线回归分析中,X 的影响被扣除后,Y 方面的变异可用下列哪项指标来表示?（　　）

A. $S_{x,y} = \sqrt{\sum(X - \hat{X})^2/(n-2)}$

B. $S_r = \sqrt{\sum(Y - \hat{Y})^2/(n-1)}$

C. $S_{y,x} = \sqrt{\sum(Y - \hat{Y})^2/(n-2)}$

D. $S_b = S_{xy}/\sqrt{\sum(X - \hat{X})^2}$

E. $S_{y,x} = SS_{剩}/(n-2)$

34.下列关于剩余标准差 $S_{y,x}$ 的解释,哪项为最佳选项?（　　）

A.是指当 X 对 Y 的影响被扣除后,Y 方面仍有变异,这部分变异与 X 无关,纯属抽样变异

B.剩余标准差可用于估计回归系数 b 的标准误、回归系数的区间估计和假设检验

C.剩余标准差可用于估计总体中当 X 为某一定值时,估计值 $\hat{Y}$ 的标准误

D.剩余标准差可用于估计总体中当 X 为某一定值时,个体值 Y 的标准差

E.以上说法均正确

35.在进行线性相关分析时,当 $n=12, r=0.767$,查 r 界值得:$\gamma_{0.001/2,10} = 0.823$,$\gamma_{0.002/2,10} = 0.795, \gamma_{0.005/2,10} = 0.750$,则 P 值的范围为（　　）

A. $0.001 < P < 0.002$　　　　B. $P < 0.001$　　　　C. $P < 0.002$

D. $P > 0.005$　　　　E. $0.002 < P < 0.005$

36.对同一资料进行直线回归与相关分析,回归方程为 $\hat{Y} = a + bX$,相关系数为 r,S_x 和 S_y 分别为自变量和因变量的标准差,则得到的 b 和 r 的关系是（　　）

A. $b = rS_x/S_y$　　　　B. $b = rS_y/S_x$　　　　C. $b = rS_xS_y$

D. $r = bS_xS_y$　　　　E. $r = bS_y/S_x$

37.下列关于回归分析和相关分析的描述,哪项为最佳选项?（　　）

A.作回归分析和相关分析时要有实际意义,不能把毫无关联的两种现象做回归、相关分析,必须对两种现象间的内在联系有所认识

B.在进行回归分析和相关分析之前,应绘制散点图,当观察点的分布有直线趋势时,才适宜做回归、相关分析。如果散点图呈明显曲线趋势,应使之直线化再进行分析

C.直线回归方程的应用范围一般以自变量的取值范围为限,若无充分理由证明超过自变量取值范围外还是直线,应避免外延

D.相关或回归关系不一定是因果关系,也可能是伴随关系,有相关或回归关系不能证

明事物间确有内在联系

    E. 以上说法均正确

38. 某项研究与评估咖啡因对运动员心肌血流量的影响,先后测定了 10 名男性运动员饮用咖啡前后运动状态下的心肌血流量,请问该研究属于何种设计类型?(　　)

    A. 完全随机设计　　　　　　B. 同源配对设计　　　　　　C. 异源配对设计

    D. 随机区组设计　　　　　　E. 重复测量设计

39. 某项研究为比较 3 种不同的药物治疗慢性肝炎的效果,将 60 例肝炎患者随机分为 3 组,随机分配 3 种不同的药物,1 个月后测量血液中谷丙转氨酶(ALT)的水平并进行比较,请问该研究属于下列何种设计类型?(　　)

    A. 单因素完全随机设计　　　B. 多因素完全随机设计　　　C. 配对设计

    D. 随机区组设计　　　　　　E. 析因设计

40. 某项研究与评估咖啡因对运动员心肌血流量的影响,先后测定了 10 名男性运动员饮用咖啡前后运动状态下的心肌血流量,如果前后数据对值符合正态分布,请问该研究的无效假设是什么?(　　)

    A. $H_0: \mu = u_0$　　　　　　　B. $H_1: \mu \neq u_0$　　　　　　C. $H_0: \mu_d = 0$

    D. $H_1: \mu_d \neq 0$　　　　　　E. $H_0: M_d = 0$

41. 现有 198 份痰液标本,每份标本分别用 A 和 B 两种培养基培养结核菌,结果表述为:A 和 B 两种培养基均为阳性共 48 例,A 培养基阳性和 B 培养基阴性共 24 例,A 培养基阴性和 B 培养基阳性共 20 例,A 和 B 两种培养基均为阴性共 106 例。问 A 和 B 两种培养基的阳性培养率是否相等,则无效假设为(　　)

    A. $H_0: \mu = u_0$　　　　　　　B. $H_1: \pi_1 = \pi_2$　　　　　　C. $H_0: \mu_d = 0$

    D. $H_0: \mu_d \neq 0$　　　　　　E. $H_0: B = C$

42. 以往通过大规模调查得到某地新生儿平均出生体重为 3.30kg,从该地难产儿中随机抽取 35 名作为样本进行研究,平均出生体重为 3.44kg,标准差为 0.42kg,问该地难产儿出生体重与一般新生儿出生体重有无差异,则无效假设为(　　)

    A. $H_0: \mu = u_0$　　　　　　　B. $H_1: \pi_1 = \pi_2$　　　　　　C. $H_0: \mu_d = 0$

    D. $H_0: \mu_d \neq 0$　　　　　　E. $H_0: B = C$

43. 研究双环醇对慢性乙型病毒性肝炎的降酶效果,共收治 200 例病例,其中 189 例有效,有效率达 94.50%,故认为该药有效,值得临床推广,该结论(　　)

    A. 正确

    B. 不正确,样本例数太少

    C. 不正确,未进行多中心试验

    D. 不正确,未设立平行对照

    E. 无法评价该结论

44. 为研究治疗偏头痛药物的有效性,研究者让一部分患者服用与研究药物外观、形状完全相同的淀粉片,其主要目的是(　　)

    A. 研究淀粉片的治疗作用

    B. 比较两种片剂的有效性

    C. 避免患者的心理因素影响

D. 减少选择性偏倚

E. 评价试验药物的安全性

45. 下列关于样本含量的估计,哪项描述是正确的?(　　)

A. 经济条件允许的情况下,越多越好

B. 时间允许的情况下,越多越好

C. 根据实际情况,能选多少是多少

D. 不必估计,调查整个总体最好

E. 保证研究结论具有一定可靠性的前提下确定的最少例数

46. 下列关于样本含量估计,哪项描述是不正确的?(　　)

A. 样本含量的估计需要考虑四个要素:检验水准、检验效能、总体间差值、总体变异

B. 假设检验 I 型错误概率 α 规定的越小,所需样本含量越大

C. 假设检验 II 型错误概率 β 规定的越小,所需样本含量越大

D. 两总体均数差值或两总体率的差值越小,所需样本含量越大

E. 组成总体的个体间变异越小,所需样本含量越大

47. 对某市儿童身体状况做调查,先按民族分类,然后从各类中进行随机抽样,则这种抽样方法是(　　)

A. 单纯随机抽样　　　　　　B. 分层抽样　　　　　　C. 系统抽样

D. 整群抽样　　　　　　　　E. 立意抽样

48. 在相同条件下抽样误差最大的方法为(　　)

A. 简单随机抽样　　　　　　B. 系统抽样　　　　　　C. 整群抽样

D. 分层随机抽样　　　　　　E. 雪球抽样

49. 一个年级有 12 个班,每个班有 50 名同学,随机编号为 1~50 号,为了了解他们的课外兴趣爱好,要求每班的 32 号学生留下来进行问卷调查,这里应用的抽样方法是(　　)

A. 分层抽样法　　　　　　　B. 抽签法　　　　　　　C. 随机数表法

D. 系统抽样法　　　　　　　E. 定额抽样法

50. 某工厂生产一批新冠疫苗,用速度恒定的传送带将产品送入包装车间之前,质检员每隔 3 分钟从传送带上特定位置取 1 件产品进行检测,这种抽样方法是(　　)

A. 简单随机抽样　　　　　　B. 系统抽样　　　　　　C. 分层抽样

D. 定额抽样　　　　　　　　E. 非随机抽样

二、简答题(共 1 题,共 10 分)

1. 简述完全随机设计、随机区组设计、直线回归系数的假设检验、多元线性回归模型和偏回归系数检验中方差分析的基本思想。(10 分)

三、论述题(共 1 题,共 20 分)

1. 多元回归分析与 logistic 回归的分析的联系(仅从用途上阐述)和区别(概念、回归模型类型、变量的特点、总体回归模型的公式表达、偏回归系数的含义、回归系数的估计方法、

回归模型和回归系数的假设检验）。（20 分）

四、综合分析题（共 1 题，共 15 分）

1. 某研究比较含有某种维生素的眼药水与生理盐水对沙眼的疗效，对采用两种治疗措施的各 200 例对象进行分析，结果如表 C-1 所示，请根据下述问题进行分析作答。（15 分）

表 C-1 维生素眼药水与生理盐水对沙眼的疗效比较

组别	例数	疗效			
		显效	有效	无效	变差
维生素眼药水	200	80	60	30	30
生理盐水	200	20	25	100	55
合计	400	100	85	130	85

注：（$\chi^2 = 95.457, P < 0.001; z = -8.270, P < 0.001$）。

问题 1：该研究的设计类型以及资料的类型是什么？（2 分）

问题 2：简述卡方检验的基本思想。（2 分）

问题 3：当进行卡方检验时，一般要求各单元格的理论频数不应小于 1，并且要求 $1 \leq T < 5$ 的格子数不宜超过格子总数的 1/5，如果出现单元格理论频数不符合检验这种要求的情况，该进行哪些处理？（3 分）

问题 4：如果研究者要比较两种眼药水的疗效构成差异，该进行何种类型的假设检验（请写出假设检验的过程）？（4 分）

问题 5：如果研究者要比较两种眼药水的疗效构成比差异，该进行何种类型的假设检验（请写出假设检验的过程）？（4 分）

试卷 A 参考答案

一、选择题(每题 1 分,共 50 分)

1	2	3	4	5	6	7	8	9	10
D	A	B	E	E	C	D	E	B	A
11	12	13	14	15	16	17	18	19	20
C	D	B	C	B	C	D	C	A	C
21	22	23	24	25	26	27	28	29	30
B	E	C	D	B	A	E	A	D	A
31	32	33	34	35	36	37	38	39	40
A	B	E	E	C	B	A	D	E	D
41	42	43	44	45	46	47	48	49	50
E	E	D	E	E	F	E	D	D	C

二、简答题(共 2 题,共 20 分)

1. 简述假设检验的概念、基本思想及检验效能(举例解释检验效能)。(8 分)

参考答案:

假设检验的概念:又称显著性检验,其目的是定性比较总体参数之间有无差别或总体分布是否相同。(2 分)

假设检验的基本思想:首先需要对所需要比较的总体提出一个无差别的假设,然后通过样本数据去推断是否拒绝这一假设。(2 分)

检验效能:当不同总体间确实存在差异时,按照规定的检验水准确实能发现其差别的概率,用 $1-\beta$ 表示。例如,当 $1-\beta=0.80$ 时,表示当 H_0 不成立时,进行 100 次试验,理论上有 80 次会拒绝 H_0。(4 分)

2.已知多元线性回归模型的一般表达式可表示为下列公式,请对该模型的系数及残差 ε 进行解释,并简要描述多元线性回归分析需要满足的条件。(12分)

$$Y = \beta_0 + \beta_1 X_1 + \beta_2 X_2 + \cdots + \beta_m X_m + \varepsilon$$

参考答案:

该模型表示因变量 Y 可以近似表示为自变量 $X_1, X_2, \cdots, X_m$ 的线性函数,其中 β_0 为常数项,$\beta_1, \beta_2, \cdots, \beta_m$ 为偏回归系数,表示在其他自变量保持不变时,X_j 增加或减少一个单位时 Y 的平均变化量。(4分)

多元线性回归分析需要满足的假设条件如下。(8分)

假设1:因变量是连续变量。

假设2:自变量不少于2个(连续变量或分类变量都可以)。

假设3:具有相互独立的观测值。

假设4:自变量和因变量之间存在线性关系。

假设5:等方差性,指的是对于任意一组自变量 $X_1, X_2, \cdots, X_m$,应变量 Y 具有相同方差,并且服从正态分布。

假设6:自变量之间不存在多重共线性。

假设7:不存在显著的异常值(离群值、杠杆值、强影响点)。

假设8:残差近似正态分布,指的是残差服从均数为0,方差为 σ^2 的正态分布。

三、论述题(共1题,共15分)

参考答案:

(1)t 检验与 F 检验(3分)

t 检验是对服从 t 分布的资料进行的假设检验,一般用于对两组数值变量资料的总体参数进行比较;F 检验是对服从 F 分布的资料进行的假设检验。F 检验的基本思想是将总体的变异按照变异的来源分为两部分(单因素的方差分析)或多部分(多因素的方差分析),然后用各部分的变异去除以组内变异(误差项),得到的比值就是 F 值。尽管 t 检验和 F 检验的基本思想不同,但是能回答同样的问题。比如完全随机设计的两组数值变量资料的比较,既可以采用 t 检验,又可以采用 F 检验,两者是等价的,但是,习惯上两组数值变量资料的比较还是优先考虑 t 检验,而多组比较采用 F 检验。

(2)t 检验、F 检验与线性回归(3分)

满足 t 检验和 F 检验的资料也可以用线性回归来处理。采用的方法是将数值变量定义为结局变量(Y 变量),将组别变量作为自变量建立线性回归模型,回归分析得到的关于组别的回归系数 B,其实就是两组试验效应的差值,对 B 系数的假设检验,其实就是对组间差异进行的检验。

(3)χ^2 检验与 logistic 回归(3分)

卡方检验是对两组或多组分类变量率或构成比的比较,而如果以分类或等级变量作为结局变量,将组别变量作为自变量建议采用 logistic 回归,也可以代替卡方检验。

(4)t 检验、F 检验和 x^2 检验是同一个层面的检验,只不过 t 检验和 F 检验用于比较计量资料的组间差异(t 检验只能进行两组比较,且分析因素只有一个,即分组因素;而 F 可以

进行多组比较,同时可以处理或分析多个因素),x^2 检验只能处理分类变量资料的组间差异。(3分)

(5)线性回归和 logistic 回归是比 t,F 和 x^2 检验更高一个层面的分析方法,可以用以解决 t 检验、F 检验和 x^2 检验需要回答的问题。(3分)

四、计算分析题(共 1 题,共 15 分)

参考答案:

(1)配对 t 检验的基本过程(根据表 A-2)

①建立假设,确定检验水准(1分)

$H_0 : \mu_d = 0$

$H_1 : \mu_d \neq 0$

$$\alpha = 0.05$$

②计算检验统计量(1分)

$$t = 10.020$$

③确定 P 值,作出结论(1分)

$P < 0.001$,接受 H_1,故认为静脉血和指间血存在差异。

(2)成组 t 检验的基本过程(根据表 A-3)

A:首先进行方差齐性检验

①建立假设,确定检验水准(1分)

$H_0 : \sigma_1^2 = \sigma_2^2$

$H_1 : \sigma_1^2 \neq \sigma_2^2$

$$\alpha = 0.05$$

②计算检验统计量(1分)

$$F = 0.039$$

③确定 P 值,作出结论(1分)

$P = 0.845$,接受 H_0,故认为静脉血和指间血所代表的总体方差齐性。

B:两独立样本 t 检验

①建立假设,确定检验水准(1分)

$H_0 : \mu_1 = \mu_2$

$H_1 : \mu_1 \neq \mu_2$

$$\alpha = 0.05$$

②计算检验统计量(1分)

$$t = 0.940$$

③确定 P 值,作出结论(1分)

$P = 0.355$,接受 H_0,故认为静脉血和指间血所代表的总体均数相等。

(3)上述两种假设检验的结果哪种更能回答本题目所提出的问题,为什么?(2分)

上述配对 t 检验更能回答本题目所提出的问题。(1分)因为该题目为配对设计类型。(1分)

（4）如果假设检验的方法用错了，可能导致第一类错误的风险增加还是第二类错误的风险增加，并解释假设检验的两类错误。（4分）

该题如果将配对 t 检验错误地采用完全随机设计的 t 检验来做，导致第二类错误的风险增加。（1分）

Ⅰ类错误：如果真实的情况与检验假设 H_0 一致，但是假设检验拒绝了 H_0，接受了 H_1，称为Ⅰ类错误。（1.5分）

Ⅱ类错误：如果真实的情况与检验假设 H_1 一致，但是假设检验拒绝了 H_1，接受了 H_0，称为Ⅱ类错误。（1.5分）

试卷 B 参考答案

一、选择题(每题 1 分,共 50 分)

1	2	3	4	5	6	7	8	9	10
B	E	C	C	D	B	E	D	A	C
11	12	13	14	15	16	17	18	19	20
C	E	D	A	B	D	D	B	A	E
21	22	23	24	25	26	27	28	29	30
A	C	D	C	B	D	A	B	A	B
31	32	33	34	35	36	37	38	39	40
D	E	B	C	C	E	D	A	B	C
41	42	43	44	45	46	47	48	49	50
C	B	E	G	I	A	D	F	B	C

二、简答题(共 2 题,共 17 分)

1.简述率的标准化的基本思想和注意事项。(7 分)

参考答案:

率的标准化的基本思想:在进行两组率(死亡率、发病率、治愈率)的比较时,如果两组个体的年龄、性别、病情等变量在两组内的分布存在差异,则不能直接进行比较,为消除两组个体其他变量分布不同的影响,首先需要对两组数据做标准化处理。(2 分)

率的标准化注意事项如下。(5 分)

①率的标准化只适用于某因素两组内部构成不同并有可能影响两组总率比较的情况,对于因其他条件不同而产生的不具有可比性问题,标准化不能解决。

②由于选择的标准不同,算出的标准化率也不同。因此,当比较几个标准化率时,应采用同一标准人口。

③标准化后的标准化率,已经不再反映当时当地的实际水平,它只表示相互比较的资料间的相对水平。

④两样本标准化率是样本值,存在抽样误差,比较两样本的标准化率,当样本含量较小时,还应该进行假设检验。

⑤各比较组的亚组率若出现明显交叉或呈现非平行变化趋势时,则不适合采用标准化法,宜分层比较各年龄组率。

2.简述多元线性回归的分析思路。(10分)

①检验数据是否满足多元线性回归分析需要满足的假设条件。(1分)

②多元线性回归方程的估计。(1分)

③模型检验:主要是通过方差分析检验因变量 Y 与 m 个自变量之间是否存在线性回归关系,如果假设检验的结果拒绝 H_0,则认为 m 个自变量 $X_1, X_2, \cdots, X_m$ 中至少有 1 个与因变量 Y 之间存在线性回归关系。(2分)

④偏回归系数的假设检验:回归方程具有统计学意义,只能说明整体的情况,并不能保证每个自变量都具有统计学意义,因此需要对每个自变量的回归系数进行假设检验,可采用 F 和 t 两种检验方法进行检验,结果等价。(2分)

⑤标准化偏回归系数的计算:如果要比较各自变量对因变量 Y 的相对作用的大小,由于回归系数会受到各自变量度量衡单位不同以及各自变量变异的影响,不能直接进行比较。为此,需要对回归系数进行标准化处理,以消除度量衡单位不同以及各自变量变异的影响,计算得到的标准化回归系数反映各自变量对因变量的影响程度。(2分)

⑥计算复相关系数和决定系数:复相关系数表示回归方程中的全部自变量 X 的线性组合与因变量 Y 的相关关系的密切程度,计为 R,$R = \sqrt{\dfrac{SS_回}{SS_总}}$。与简单相关系数不同的是,复相关系数取值总为正值。复相关系数的平方称为决定系数 R^2,反应的是线性回归方程在多大程度上解释因变量 Y 的变异性,$R^2 = \dfrac{SS_回}{SS_总}$。决定系数 R^2 决定了回归方程与数据的拟合程度,其值越接近 1,说明回归方程的拟合程度越好。(2分)

三、论述题(共 1 题,共 18 分)

1.论述完全随机设计、配对设计和随机区组设计的设计与分析要点、优缺点。(18分)

参考答案:

(1)完全随机设计

①设计与分析要点

设计要点:将来自同一个总体的受试对象不施加任何条件随机地分配到各处理组中去进行试验或观察研究,或者分别从不同总体中随机抽样进行观察比较。(2分)

分析要点:数值变量资料的两处理组间进行比较,可用 t 检验或非参数检验(秩和检验);多处理组间的比较主要采用方差分析或非参数检验(秩和检验);分类变量资料主要采用卡方检验。(2分)

②优点:设计简单,统计分析简单。(1分)

③缺点：对混杂因素的控制比配对或随机区组弱。(1分)

(2)配对设计

①设计与分析要点

设计要点：将受试对象按照配对条件一对一配成对子，然后将配成一个对子的受试对象随机分配到两个处理组中去。配对的因素应该是影响试验效应的非处理因素。(2分)

分析要点：数值变量资料可用配对 t 检验或非参数检验(秩和检验)；分类变量资料可用配对卡方检验。(2分)

②优点：可有效地控制混杂因素的影响，在相同检验效能的情况下不完全随机设计的样本量要少。(1分)

③缺点：配对条件如果过于严格可能会导致自身配对。自身配对实验设计只能用于短期或者急性试验。(1分)

(3)随机区组设计

①设计与分析要点

设计要点：是配对设计的扩展，将受试对象按照配对条件相同或相似配成一个区组，然后将配成一个区组的受试对象随机分配到三个及以上的处理组中去。配伍的因素应该是影响试验效应的非处理因素。(2分)

分析要点：数值变量资料可用随机区组设计方差分析或非参数检验(秩和检验)。(2分)

②优点：每个区组内的对象具有较好的均衡性，比完全随机设计更加能够分析出处理因素的效应，提高检验效能。(1分)

③缺点：由于每个单元格只有一个数据，不能分析因素间的交互作用；另外，当区组内的试验对象死亡或离队，则整个区组的数据都需要舍去，而且针对此类情况的统计处理方法较为麻烦。(1分)

四、计算分析题(共 1 题，共 15 分)

参考答案：

(1)相关系数假设检验的基本过程

①建立假设，确定检验水准(1分)

$H_0: \rho = 0$

$H_1: \rho \neq 0$

$$\alpha = 0.05$$

②计算检验统计量(1分)

$$t = \frac{|r|}{\sqrt{\frac{1-r^2}{n-2}}} = \frac{0.966}{\sqrt{\frac{1-0.996^2}{13}}} = \frac{0.966}{0.02478} = 38.9830$$

③确定 P 值，作出结论(1分)

根据表 B-2 得出 $P < 0.001$，故认为身高与体重之间存在相关性。

（2）回归系数假设检验的基本过程

①建立假设,确定检验水准(1分)

$H_0: \beta = 0$

$H_0: \beta \neq 0$

$$\alpha = 0.05$$

②计算检验统计量(1分)

$$F = \frac{396.988}{2.180} = 182.070$$

③确定 P 值,作出结论(1分)

根据表 B-3 得出 $P < 0.001$,故认为身高与体重之间存在回归关系。

（3）采用方差分析对回归方程进行假设检验,其假设检验的基本思想是什么？（4分）

如果两变量之间存在无线性回归关系,则 $SS_{回}$ 与 $SS_{残差}$ 仅包含随机因素对因变量的影响,因此 $MS_{回}$ 与 $MS_{残差}$ 应近似相等,如果两者差别很大,并超出了能够用随机波动解释的程度,则认为回归方程具有统计学意义。其基本思想也可以表示为:$SS_{总} = SS_{回} + SS_{残差}$; $v_{总} = v_{回} + v_{残差}$

（4）根据表 B-4（回归系数分析结果表）计算回归系数 95％置信区间。（2分）

回归系数 95％置信区间的下限:$1.012 - 1.96 \times 0.075 = 0.865$

回归系数 95％置信区间的上限:$1.012 + 1.96 \times 0.075 = 1.159$

回归系数 95％置信区间为 $(0.865, 1.159)$

（5）根据表 B-5（模型概要）对决定系数（R^2）进行解释。（3分）

决定系数（R^2）表示回归平方和在总平方和中所占的比重,越接近1,说明回归效果越好。应用决定系数,还可以从回归的角度对相关系数进行解释。

试卷 C 参考答案

一、选择题(每题 1 分,共 50 分)

1	2	3	4	5	6	7	8	9	10
C	D	C	B	D	E	D	A	D	A
11	12	13	14	15	16	17	18	19	20
E	B	E	C	D	A	E	C	B	B
21	22	23	24	25	26	27	28	29	30
B	C	D	A	B	A	D	B	C	A
31	32	33	34	35	36	37	38	39	40
D	E	C	E	E	B	E	B	B	C
41	42	43	44	45	46	47	48	49	50
E	A	D	C	E	E	E	C	D	B

二、简答题(共 1 题,共 10 分)

1.简述完全随机设计、随机区组设计、直线回归系数的假设检验、多元线性回归模型和偏回归系数检验中方差分析的基本思想。

参考答案:

(1)完全随机设计方差分析的基本思想(2分)

$$SS_{总} = SS_{组间} + SS_{组内}$$

$SS_{组间}$:反映了研究因素对结果的影响,同时也包含随机误差

$SS_{组内}$:反映了随机误差项

$$\nu = \nu_{组间} + \nu_{组内}$$

(2)随机区组设计的方差分析的基本思想(2分)

$$SS_{总} = SS_{组间} + SS_{区组} + SS_{组内}$$

$SS_{组间}$:反映了研究因素对结果的影响,同时也包含随机误差

$SS_{区组}$:反映区组因素对结果的影响,同时也包含随机误差

$SS_{组内}$:反映了随机误差项

$$\nu = \nu_{组间} + \nu_{区组} + \nu_{组内}$$

(3)方差分析应用于回归系数的假设检验的基本思想(2分)

在对回归系数的假设检验中,将因变量 Y 的变异($SS_{总}$)分解为可以用 y 与 x 的线性关系解释的部分($SS_{回归}$)和不能用 y 与 x 的线性关系解释的部分($SS_{剩余}$),即 $SS_{总} = SS_{回归} + SS_{剩余}$,自由度也进行了相应的分解,即 $\nu_{总} = \nu_{回归} + \nu_{剩余}$。如果两变量间直线关系确实存在,回归的均方($MS_{回归}$)应大于残差的均方($MS_{残差}$),大到何种程度可以认为具有统计学意义,需要进行假设检验。

(4)方差分析应用于多元线性回归模型假设检验的基本思想(2分)

在多元线性回归分析中,方差分析用于检验因变量 Y 与 m 个自变量之间是否存在线性回归关系。在有多个自变量的情况下,因变量离均差平方和($SS_{总}$)分解为回归平方和($SS_{回归}$)和残差平方和($SS_{残差}$)两部分,即 $SS_{总} = SS_{回归} + SS_{残差}$,自由度也进行了相应的分解,即 $\nu_{总} = \nu_{回归} + \nu_{残差}$。回归模型假设检验的结果如果拒绝 H_0,则认为 m 个自变量之中至少有一个与因变量之间存在线性回归关系,即回归方程具有统计学意义。

(5)方差分析应用于多元线性回归系数假设检验的基本思想(2分)

在多元线性回归分析中,回归方程具有统计学意义,只能说明整体的情况,并不能保证每个自变量都具有统计学意义,因此需要对每个自变量的回归系数进行假设检验。可以利用方差分析进行回归系数的假设检验。在进行回归系数的假设检验时,首先建立含有 m 个自变量的回归方程,并计算回归平方和($SS_{回归}$)与残差平方和($SS_{残差}$),然后将拟检验的自变量(X_j)从回归方程中剔除,重新建立含 $m-1$ 个自变量的回归方程,并计算不包含 X_j 的回归平方和($SS_{回归(-j)}$),则得到 $U_j = SS_{回归} - SS_{回归(-j)}$,则 U_j 为自变量(X_j)单独引起的回归平方和的改变量,称其为偏回归平方和,最后计算其检验统计量 F 值,若假设检验的结果拒绝 H_0,则认为自变量(X_j)具有统计学意义。

三、论述题(共 1 题,共 20 分)

1.多元回归分析与 logistic 回归的分析的联系(仅从用途上阐述)和区别(概念、回归模型类型、变量的特点、总体回归模型的公式表达、偏回归系数的含义、回归系数的估计方法、回归模型和回归系数的假设检验)。

两者的联系如下。(4分)

都是用于研究一个因变量与多个自变量之间的线性回归关系,都可以对自变量的作用进行评价,也可以通过自变量对因变量进行预测以及判别分析。

两者的区别如下。

(1)概念上(2分)

多元线性回归模型可视为简单直线模型的直接推广,具有两个及两个以上自变量的线性模型即为多重线性回归模型。

logistic 回归属于概率型非线性回归,是研究二分类(可扩展到多分类)观察结果与一些

影响因素之间关系的一种多变量分析方法。

（2）分类上（2分）

多元线性回归模型仅有一种类型。

logistic 回归包含多种类型：①应变量为二分类非条件 logistic 回归（调用 binary logistic 回归分析模块）；②条件 logistic 回归（调用 COX 回归分析模块）；③应变量为多分类无序 logistic 回归（调用 multinomial logistic 回归分析模块）；④应变量为有序 logistic 回归（调用 ordinal logistic 回归分析模块）。

（3）变量的特点（2分）

多元线性回归模型：①应变量只有 1 个，要求为数值变量（正态分布）；②自变量为 2 个及 2 个以上，最好是数值变量，也可以是无序分类变量、有序变量。

logistic 回归：①应变量只有 1 个，要求为二分类变量（二项分布）、无序/有序多分类变量；②自变量为 2 个及 2 个以上，可以是数值变量、二分类变量、无序/有序多分类变量。

（4）总体回归模型（2分）

多元线性回归模型：$\hat{Y} = \beta_0 + \beta_1 X_1 + \beta_2 X_2 + \cdots + \beta_m X_m$

logistic 回归模型：$\mathrm{Logit}(P) = \ln\left(\dfrac{P}{1-P}\right)$

$$= \beta_0 + \beta_1 X_1 + \beta_2 X_2 + \cdots + \beta_m X_m$$

（5）偏回归系数的含义（2分）

多元线性回归模型：表示在控制其他因素或扣除其他因素的作用后（其他自变量固定不变的情况下），某一个自变量变化一个单位时引起的因变量的平均改变量。

（6）logistic 回归模型：表示在控制其他因素或扣除其他因素的作用后（其他自变量固定不变的情况下），某一个自变量变化一个单位时引起的平均改变量。（2分）

（7）回归系数的估计（参数估计）（2分）

多元线性回归模型：采用最小二乘法估计。

logistic 回归模型：采用最大似然比法估计。

（8）回归模型和回归系数的假设检验（2分）

多元线性回归模型：采用方差分析、t 检验。

logistic 回归模型：可采用似然比检验、Wald 检验、比分检验。

四、计算分析题（共 1 题，共 15 分）

问题 1：该研究的设计类型以及资料的类型是什么？（2分）

参考答案：

该研究为完全随机化设计（1分），资料的类型为分类资料（1分）。

问题 2：简述卡方检验的基本思想。（2分）

参考答案：

卡方检验的卡方值实际上反映的是样本的实际观测值与理论频数之间的偏离程度，实际观测值与理论频数之间的偏离程度就决定卡方值的大小。若检验假设 H_0 成立，实际观测值与理论频数之间的偏离程度较小，卡方值越小；若检验假设 H_0 不成立，实际观测值与理论频数之间的偏离程度较大,卡方值越大。

问题3:当进行卡方检验时,一般要求各单元格的理论频数不应小于1,并且要求$1 \leq T < 5$的格子数不宜超过格子总数的1/5,如果出现单元格理论频数不符合检验这种要求的情况,该进行哪些处理?(3分)

参考答案:

通常的处理方法:(1)增加样本量,从而增加理论频数;(2)根据专业知识考虑删除或合并理论频数太小的行或列;(3)改用行列表的确切概率法。

问题4:如果研究者要比较两种眼药水的疗效差异,该进行何种类型的假设检验(请写出假设检验的过程)?(4分)

参考答案:

①建立假设,确定检验水准(1分)

H_0:两种眼药水的疗效无差异

H_1:两种眼药水的疗效有差异

$$\alpha = 0.05$$

②计算检验统计量(1分)

$$z = -8.270$$

③确定 P 值,作出结论(2分)

$$P < 0.001$$

拒绝 H_0,接受 H_1,说明两种眼药水的疗效存在差异。

问题5:如果研究者要比较两种眼药水的疗效构成比差异,该进行何种类型的假设检验(请写出假设检验的过程)?(4分)

参考答案:

①建立假设,确定检验水准(1分)

H_0:两种眼药水的疗效构成比无差异

H_1:两种眼药水的疗效构成比有差异

$$\alpha = 0.05$$

②计算检验统计量(1分)

$$\chi^2 = 94.457$$

③确定 P 值,作出结论(2分)

$P < 0.001$,接受 H_1,两种眼药水的疗效构成比存在差异。

参考文献

[1]李晓松.医学统计学[M].北京:高等教育出版社,2020.

[2]孙振球,徐勇勇.医学统计学[M].北京:人民卫生出版社,2015.

[3]李康,贺佳.医学统计学[M].北京:人民卫生出版社,2021.

[4]李晓松.统计方法在医学科研中的应用[M].北京:人民卫生出版社,2015.

[5]陈平雁,黄浙明.IBM SPSS 19 统计软件应用教程[M].北京:人民卫生出版社,2012.

[6]赵耐青.卫生统计学(医学试题精编丛书)[M].上海:复旦大学出版社,2009.

[7]郝元涛.医学统计学实习指导教程[M].广州:中山大学出版社,2008.